国家卫生和计划生育委员会全科医生培训"十三五"规划教材

中华医学会全科医学分会、中国医师协会全科医师分会推荐用书

供全科医生规范化培训、转岗培训、农村订单定向医学生培养使用

全科医学师资培训指导用书

第2版

主　编　贾建国　谢苗荣

副主编　毕晓明　方力争　郭　媛

U0208122

编　者（以姓氏笔画为序）

丁　静　首都医科大学附属复兴医院月坛社区卫生服务中心	郁正亚　首都医科大学附属北京同仁医院
王　颖　北京大学第一医院	胡海鹰　首都医科大学附属复兴医院月坛社区卫生服务中心
王亚军　首都医科大学宣武医院	贾建国　首都医科大学宣武医院
方力争　浙江大学医学院附属邵逸夫医院	夏　天　四川大学华西医院
毕晓明　哈尔滨医科大学继续教育学院	郭　媛　山东大学齐鲁医院
曲仪庆　山东大学齐鲁医院	葛彩英　北京市丰台区方庄社区卫生服务中心
吕　琳　昆明医科大学第二附属医院	
李伟明　昆明医科大学公共卫生学院	谢苗荣　首都医科大学附属北京友谊医院
陈鸿雁　重庆医科大学第一附属医院	樊　洁　首都医科大学宣武医院

编写秘书（以姓氏笔画为序）

王亚军　首都医科大学宣武医院

陈　超　首都医科大学宣武医院

人民卫生出版社

图书在版编目（CIP）数据

全科医学师资培训指导用书/贾建国,谢苗荣主编.—2版.
—北京:人民卫生出版社,2017
国家卫生和计划生育委员会全科医生培训规划教材
ISBN 978-7-117-25037-5

Ⅰ.①全… Ⅱ.①贾…②谢… Ⅲ.①家庭医学－职业
培训－教材 Ⅳ.①R499

中国版本图书馆 CIP 数据核字（2017）第 205337 号

人卫智网	www.ipmph.com	医学教育、学术、考试、健康,
		购书智慧智能综合服务平台
人卫官网	www.pmph.com	人卫官方资讯发布平台

全科医学师资培训指导用书
第 2 版

主　　编：贾建国　谢苗荣
出版发行：人民卫生出版社（中继线 010-59780011）
地　　址：北京市朝阳区潘家园南里 19 号
邮　　编：100021
E - mail：pmph @ pmph.com
购书热线：010-59787592　010-59787584　010-65264830
印　　刷：北京虎彩文化传播有限公司
经　　销：新华书店
开　　本：787×1092　1/16　　印张：18
字　　数：438 千字
版　　次：2013 年 5 月第 1 版　　2017 年 9 月第 2 版
　　　　　2023 年 5 月第 2 版第 8 次印刷（总第12次印刷）
标准书号：ISBN 978-7-117-25037-5/R·25038
定　　价：49.00 元
打击盗版举报电话：010-59787491　E-mail：WQ @ pmph.com
（凡属印装质量问题请与本社市场营销中心联系退换）

出　版　说　明

　　为了落实习近平主席在全国卫生与健康大会上的讲话，按照李克强总理在《2016年国务院政府工作报告》中加快培养全科医生的指示，以及国务院《全国医疗卫生服务体系规划纲要（2015—2020年）》（国办发〔2015〕14号）中加强全科医生和住院医师规范化培训，逐步建立和完善全科医生制度的要求，进一步落实"全国医学教育改革发展工作会议"及2017年7月国务院《关于深化医教协同进一步推进医学教育改革与发展的意见》（国办发〔2017〕63号）中关于加强以全科医生为重点的基层医疗卫生人才培养的精神，在国家卫生和计划生育委员会科教司的领导和支持下，人民卫生出版社在"卫生部全科医生转岗培训规划教材"（2012年出版）和"卫生部全科医生规范化培训规划教材"（2013年出版）两套教材的基础上组织修订出版了"国家卫生和计划生育委员会全科医生培训'十三五'规划教材"第2版。

　　本套教材共10本，由国内全科领域一线专家编写而成，在编写过程中紧紧围绕培养目标；注重教材编写的"三基""五性""三特定"原则；注重整套教材的整体优化与互补。本套教材采用纸数一体的融合教材编写模式，在传统纸质版教材的基础上配数字化内容，以一书一码的形式展现，内容包括PPT、习题、微课、视频、图片等。

　　本套教材的培养目标是为基层培养具有高尚职业道德和良好专业素质，掌握专业知识和技能，能独立开展工作，以人为中心、以维护和促进健康为目标，向个人、家庭与社区居民提供综合性、协调性、连续性的基本医疗卫生服务的合格全科医生，本套教材可供全科医生规范化培训、转岗培训、农村订单定向培养等各类全科医生培训使用。

国家卫生和计划生育委员会全科医生培训"十三五"规划教材
评审委员会

国家卫生和计划生育委员会全科医生培训"十三五"规划教材
教 材 目 录

序号	教材名称	主编、主审	副主编
1	全科医学（第2版）	主审 曾益新 主编 梁万年 路孝琴	卢祖洵 王永晨 董卫国 王 敏
2	全科医生临床实践（第2版）	祝墡珠	江孙芳 李海潮 于德华 王 爽
3	全科医生基层实践（第2版）	杜雪平 席彪	陈冬冬 李宁秀 丁 静
4	全科医生科研方法（第2版）	施榕 郭爱民	刘殿武 袁兆康 万崇华
5	全科医生临床操作技能训练（第2版）	于晓松 王 晨	冯 玫 李双庆 杜兆辉
6	全科医学师资培训指导用书（第2版）	贾建国 谢苗荣	毕晓明 方力争 郭 媛
7	全科医学案例解析	杜雪平 王永利	潘志刚 孙艳格 易春涛
8	社区护理	赵 红	杨 丽 杜文建
9	全科医生手册（第2版）	方力争 贾建国	刘力戈 赵光斌 陈周闻 王子明
10	全科医生练习题集（第2版）	胡传来	王以新 任菁菁

第1版序

全科医生是一类重要的复合型医学人才,被称为居民健康的"守门人"。目前,我国合格的全科医生尚十分匮乏,远远不能满足基层医疗卫生服务的迫切需求。为加快培养全科医生,2011年,国务院印发《国务院关于建立全科医生制度的指导意见》,提出着眼长远,逐步建立统一规范的"5+3"全科医生培养模式。

为做好全科医生规范化培训,卫生部组织制定了培训大纲,在卫生部教材办公室组织协调下,人民卫生出版社组织有关专家在充分调研的基础上,认真总结经验,针对全科医生规范化培训的特点,通过顶层设计,组织编写了与规范化培训大纲相配套的"卫生部全科医生规范化培训规划教材",为全科医生规范化培训提供教材支撑。

目前,经过全国相关专家的共同努力,《全科医学》《全科医生临床实践》《全科医生基层实践》《全科医生科研方法》《全科医生临床操作技能训练》和《全科医生规范化培训——师资培训手册》共6种教材即将出版。该套教材紧紧围绕全科医生规范化培训的特点与要求,面向基层,面向教学与实践;强调"早临床、多临床、反复临床",特别是社区实践的重要性,科学整合并有机衔接理论培训与临床实践,注重临床思维、临床路径和案例实践的训练;文字简明,深入浅出,一目了然。其针对性、指导性、可操作性、可读性强,符合当前规范化培训实际,有利于立体教学,我十分支持这项非常重要的工作。希望该套教材能够为贯彻落实《国务院关于建立全科医生制度的指导意见》、大力培养合格全科医生发挥应有的作用,并在使用中不断完善。

陈　竺

2013年2月

序

全科医学引入我国已经有 30 多年了，经过各方努力，已经初步形成了全科医学教育和服务体系。国务院办公厅印发的《全国医疗卫生服务体系规划纲要 (2015—2020 年)》中提出：到 2020 年，每千常住人口基层卫生人员数达到 3.5 人以上，在我国初步建立起充满生机和活力的全科医生制度，基本形成统一规范的全科医生培养模式和"首诊在基层"的服务模式，全科医生与城乡居民基本建立比较稳定的服务关系，基本实现城乡每万名居民有 2~3 名合格的全科医生，全科医生服务水平全面提高，基本适应人民群众基本医疗卫生服务需求。《国务院办公厅关于推进分级诊疗制度建设的指导意见》中也提出：通过基层在岗医师转岗培训、全科医生定向培养、提升基层在岗医师学历层次等方式，多渠道培养全科医生，逐步向全科医生规范化培养过渡；加强全科医生规范化培养基地建设和管理，规范培养内容和方法，提高全科医生的基本医疗和公共卫生服务能力，发挥全科医生的居民健康"守门人"作用。

为了培养和发展全科医生队伍，在国家卫生计生委的领导下，人民卫生出版社组织全科领域一线专家，在"卫生部全科医生转岗培训规划教材"和"卫生部全科医生规范化培训规划教材"第 1 版的基础上，经过充分论证，根据全科领域学科的发展情况进行修订出版第 2 版，共 10 种，期望能够满足当前全科医生多种方式培养的需求。这是值得称赞的举措。

医疗卫生是关乎民生的头等大事，而人才队伍建设又是医疗卫生事业发展的基础，其中尤以大力培养我国欠缺的全科医学专业人才为当务之急。全科医生只有养成良好的职业素养、掌握扎实的专业技能、具备足够的沟通协调能力，才能担当起家庭签约服务团队的带头人，为社区、为居民提供更为优质、更为广泛的医疗保健服务，真正落实"预防为主"的理念，实现对居民全生命周期的照护。希望本套教材能够助力我国全科医学人才的培养，为推进"健康中国"建设提供人才保障。

曾益新

2017 年 7 月

主 编 简 介

贾建国

 教授,主任医师,博士生导师,首都医科大学宣武医院副院长,首都医科大学全科医学和继续教育学院第一临床学系系主任。同时担任中华医学会全科医学分会副主任委员、中国医师协会全科医师分会副会长、教育部医学教育临床教学研究中心副主任、北京医学会全科医学分会主任委员、北京医学教育协会副会长。

 1998 年从事临床医学教育管理工作,积极参与首都医科大学《外科学》课程建设和临床技能培训考核中心建设,积极组织进行课程体系和教学方法的改革与研究,承担了多项教学改革研究课题,作为负责人或主要成员参与人获得北京市教育教学成果4项、国家级教学成果奖1项;发表论文30余篇,主编或副主编教材、专著6部。

主 编 简 介

谢苗荣

主任医师,教授,医学博士,急诊医学、全科医学硕士研究生导师。现任首都医科大学附属北京友谊医院副院长,中华医学会急诊分会委员,北京医学会急诊分会常委,首都医科大学急诊医学系副主任,北京友谊医院急危重症救治中心主任,首都医科大学全科医学院第二临床学系主任,北京市全科住院医师培训基地主任,北京友谊医院全科医学教研室主任。曾任北京友谊医院门诊部主任兼急诊科主任、医务部主任兼急诊科主任。长期从事急诊医学管理及全科医学教育研究,主编著作、教材 5 部,主译 1 部,副主译 1 部,承担省部级课题 3 项,发表学术论文 62 篇。

副主编简介

毕晓明

社会医学与卫生事业管理专业博士,研究员,哈尔滨医科大学教务处处长。从事医学教育教学管理工作20余年。担任教育部临床医学专业认证专家、第四届中国高等教育学会教学研究分会理事、中国医药教育协会整合医学教育分会理事、首届中国医学模拟教学联盟理事、黑龙江省高等教育学会常务理事、黑龙江省高校优质课程联盟副理事长、《高校医学教学研究(电子版)》常务编委。

方力争

主任医师,硕士生导师,浙江大学医学院附属邵逸夫医院全科医学科主任,教研室主任。中国医师协会全科医师分会副会长,浙江省医学会全科医学分会候任主委,中国医师协会专科医师规范化培训制度专家委员会委员,中国医师协会全科医生教育培训专家委员会副主任委员,吴阶平基金会家庭医学部副主任委员,中华医学会全科分会委员,国家卫计委"社区卫生人才培养专家指导组"委员,浙江大学全科医学学位点负责人,浙江省医学会内科医学分会副主委,浙江省全科医学技术指导中心常务副主任,浙江省基层卫生协会常务理等,《中华全科医师杂志》等编委。

从事临床、教学工作30余年。临床经验丰富,在多器官、多系统疾病、心脑血管疾病及老年病、慢性病有非常深入的研究及诊治经验。主编及副主编2部国家卫生计生委全科医学规划教材。近5年来连续4次主持省医药卫生重点科研项目,发表SCI及核心期刊论文40余篇。近3年获浙江省医药卫生科技奖二等奖1项,2015年获浙江省医药卫生科技奖三等奖1项,浙江省教育厅教学成果一等奖1项,浙江省科学技术进步奖二等奖1项。并荣获国家卫计委、中国总工会联合颁发的突出贡献奖和中国医师协会"住院医师心中好老师"荣誉称号。

副主编简介

郭　嫒

山东大学齐鲁医院全科医学科主任、主任医师，山东大学全科医学系主任、教授、博士生导师，山东省住院医师规范化培训中心副主任。兼任中国医师协会全科医学分会常委、国家毕业后医学教育委员会执行委员，山东省医师协会常务理事、全科医学分会主任委员，山东省医学会全科医学分会主任委员，人民卫生出版社"住院医师规范化培训规划教材编写委员会委员""全国全科医生教育教学与教材建设指导委员会委员"。从事临床、科研、教学工作 30 余年，住院医师规范化培训相关工作近 20 年。近些年承担国家自然科学基金、省自然科学基金、科技发展计划等课题 9 项，发表学术论文 20 余篇，其中 SCI 收录 9 篇，培养硕博士研究生 20 余名。主编、副主编多部住院医师、全科医生规划教材及指导用书。

前　言

随着经济发展和人民生活水平的提高,城乡居民对提高健康水平的要求越来越高;同时人口老龄化和疾病谱变化也对医疗卫生服务提出了新要求。为了深入贯彻国家医药卫生体制改革的精神,《国务院关于建立全科医生制度的指导意见》(国发〔2011〕23号)和《关于建立住院医师规范化培训制度的指导意见》(国卫科教发〔2013〕56号)先后颁布。全科医生是综合程度较高的医学人才,主要在基层承担预防保健、常见病和多发病的诊疗和转诊、患者康复和慢性病管理、健康管理等一体化服务,是居民健康的"守门人"。我国总体目标是到2020年,基本形成统一规范的全科医生培养模式和"首诊在基层"的服务模式,基本实现城乡每万名居民有2~3名合格的全科医生。由于多年来我国基层医疗卫生人才队伍建设相对滞后,合格的全科医生数量严重不足。为了培训具有基层卫生服务能力的全科医生,全科医生培养的基地建设是重点,而基地建设中师资队伍建设是核心。优秀的全科医学师资既要掌握全科医学的基本理论知识和技能,又要了解全科医学带教重点和带教方法;既要熟悉全科医生培养体系和培养模式、全科医生岗位职责要求和工作特点,又要掌握全科医学的临床思维模式。

本书的使用对象主要为全科医生规范化培养的带教老师,包括临床基地师资和基层医疗机构的基层实践基地带教师资。临床基地的带教师资大多为专科师资,需要对全科医学理念、全科医生的功能定位与作用、工作方式、诊疗思维模式、教学重点、带教方法等方面深入了解,统一认识。基层实践基地的师资重点是对全科医学基本理论深入和系统的了解,提升临床知识、规范服务方式,补充教育教学基本知识,丰富带教经验。所以本书第一章简述了全科医学的基本概念,便于带教老师对全科医学有一个最基本的认识。国家关于建设全科医生培训制度的相关文件作为政策依托贯穿全书,将其列入参考文献中以供全科带教老师参考学习。本书围绕临床教学中所应用的教学基本理论、基本教学方法、最常用的教学手段展开编写,力争在每章节中尽可能有一个相关内容的案例,围绕案例重点介绍相应的教学方法与教学手段的使用。全科医生的培训是一个系统工程,需要在临床专科医院强化临床诊疗能力,在基层医疗机构学习掌握特有的岗位基本能力,如慢性病管理、健康档案管理及公共卫生管理等。全科医学的师资队伍覆盖临床医学的所有学科,其教师队伍应组成为特有的教学团队,是一个系统建设工程,需要带教教师系统了解全科医生培训的内容和方法,在第二章中对此进行了介绍。临床医学学科的实践性非常强,既需有丰富的理论基础,又需有娴熟的实践操作能力;全科医生面对着不同人群,需要具有更多的人文知识,良好的沟通交流能力,第三至五章作为本书的核心内容,按照临床理论教学、实践教学过程介绍了临床医学教学的方法、手段,特别是在社区实践教学中,介绍了实践技能教学和适宜技术的教学,并通过案例教学的形式将医学知识与临床实践能力教学有机地结合起来,展现知识和技能的传授方法,使教师能更快地掌握教学方法与基本技能。全科医生培训教师作为团队,在实施教学过程中常常是分别独立开展教学活动的,而临床大部分教师又都是兼职从事教学工作,在这个意义上讲,每位教师必须具备组织教学和教学管理的能力。在每一个教学活动后,都面临着评估教学过程和考核评价学员对传授的知识与能力掌握情况,所以第六至八章介绍了教学评价和教学管理。接诊能力是评价全科医生岗位胜任力的重要核心指标,应用全科医生接诊能力评估工具可以综合评定培训效果,第七章对此做了着重介绍。

本书邀请了国内十余所知名大学长期从事全科医生教学工作的管理专家、临床师资和基层实践基地师资参加编写,以保证本书的内容和质量。其中朱文华、江敏、周舟三位专家对本书中部分章节的内容进行补充完善,我们在此表示感谢。

由于我们接受系统的教学培训时间及经验有限,书中可能存在缺点和错误,寄望各位同仁及读者提出宝贵意见,并不吝指正,以便于本书能够得到不断完善。

贾建国　谢苗荣

2017 年 7 月

目　　录

第一章 全科医学发展现况与全科医生定位

第一节　我国全科医学发展现况

一、基本概念

全科医学（general practice）是20世纪60年代末在欧美兴起的一门综合性的临床医学二级学科。随着现代医学科学的不断发展，全科医学在西方整个医疗体系中已成为重要的临床医学学科。从20世纪80年代末引进我国以来，我国全科医学经历了快速的发展。随着我国新医改方案的提出，建立全科医生培养制度成为新医改的一个重要标志，从而为全科医学及全科医生在我国的发展奠定了基础。

对于全科医学的定义，至今还没有统一、确切的说法。参考国内外文献，全科医学是一门整合了预防、临床、康复以及社会行为学为一体的综合性医学专业学科，是一个临床二级学科，其工作涵盖了各种年龄阶段、性别、各个器官系统以及各类疾病，强调以人为中心、以家庭为单位、以社区为范围、以人的全生命周期及人群整体健康的维护与促进为方针的长期综合性、负责式照顾，并将个体与群体健康照顾、防和治有机地融为一体。

二、历史沿革

1966年英国及英联邦国家启动了全球第一个全科医学住院医师培训项目。随后加拿大、美国也启动了全科（家庭）医学住院医师培训项目。1968年美国家庭医学委员会成立，1969年全科医学被批准为美国第20个医学学科，这是全科医学发展在世界范围内重要的里程碑。1971年美国家庭医师学会成立，全科医生有了自己的专业实体。我国香港1985年开始全科医学专科医师培训。我国台湾地区1987年开始办理家庭医学专科医师甄审及家庭医学专科医师培训评定。2000年有56个国家或地区组织了全科（家庭）医学住院医师培训项目。经过四十多年的发展，全科医生的地位和作用已被世界上越来越多的国家所认识和重视，全科医疗服务已被越来越多的公众所欢迎和享受。世界医学教育高级会议——爱丁堡宣言提出："一个效率高、成本效益好的卫生体制必须有全科医生对患者进行筛选，解决大多数人的常见健康问题，而只把很小一部分转给专科医生"。

中国大陆地区正式引入全科医学是在20世纪80年代后期。1989年北京医学会率先成立全科医学分会，同年，首都医科大学成立了全科医学培训中心。1993年11月中华医学会全科医学分会的成立，标志着中国全科医学的诞生；1995年，我国成为世界家庭医生组织（WONCA）的正式会员。随着学科的不断发展，1996年5月首都医科大学部分教师从预防医学系的社会医学教研室独立出来，成立了全科医学教研室。1997年，《中共中央国务院关于卫生改革与发展的决定》明确提出要"改革城市卫生服务体系，积极发展社区卫生服务,逐步形成功能合理、方便群众的卫生服务网络",要求"加快发展全科医学,培养全科医生"。北京市丰台区方庄社区卫生服务中心挂牌成立,成为国内第一家社区卫生服务中心。1999年,北京市启动"全科医学培训工程",从医院、社区卫生机构选取部分卫生人员进行全科医学知识培训和岗位培训。2000年中国原卫生部颁发《关于发展全科医学教育的意见》,明确全科医学教育以毕业后教育为核心,出台了《全科医师规范化培训试行办法》《全科医师规范化培训大纲(试行)》,京、津、沪、浙等地先后开始了毕业后全科医生规范化培训,全科医学作为18个普通专科之一纳入国家专科医师培训试点。首都医科大学于2000年7月成立了原卫生部直属的第一个全科医学培训中心,肩负着为全国培训全科医学师资和完成相关学术、信息交流等任务;首都医科大学于2004年10月正式建立了公共卫生与家庭医学学院全科医学系。此外,中华医学会全科医学分会与国家医学考试中心共同制定了全科医生任职资格和晋升条例,这表明我国的全科医生培训逐渐步入正轨。2009年3月17日通过的《中共中央国务院关于深化医药卫生体制改革的意见》提出,要通过发展全科医学解决老龄化社会带来的严峻的老年人口保健医护照顾问题。为适应我国经济社会发展新阶段,不断满足城乡居民日益增长的健康需求,在全面总结我国全科医生队伍建设工作的基础上,2011年7月,国务院制定印发《关于建立全科医生制度的指导意见》,国家相关部门联合印发了《以全科医生为重点的基层医疗卫生队伍建设规划》,明确到2020年,通过各种途径培养30万名全科医生,逐步形成一支数量适宜、质量较高、结构合理、适应基本医疗卫生制度需要的基层医疗队伍。医教协同加快构建以"5+3"为主体、"3+2"助理全科医生为补充的全科医学人才培养体系。2012年,原卫生部与教育部联合印发《全科医生规范化培养标准(试行)》《助理全科医生培训标准(试行)》,对全科医生培养培训的内容、方式、时间等做出具体要求。2013年底,国家卫生计生委等7部门共同制定印发《关于建立住院医师规范化培训制度的指导意见》,将全科作为34个医学专业之一,纳入住院医师规范化培训制度予以推动,并陆续制定完善了相关的配套政策。国家卫生计生委会同财政部等制定《全科医学师资培训实施意见(试行)》,加强师资队伍建设。

三、学 科 内 涵

全科医学,并不是全面治疗的意思,不是"万金油"、包治百病的意思,也不是简单地各个学科累加。它要求一名全科医生,对内科学、外科学、医药学等学科有一个比较基本的认识与把握。它要求全科医生在基本医疗方面,有一个很好的把握,对患者在未出现某一方面的重大疾病之前,就进行积极的干预和预防,并在出现某些重大疾病的时候,能及时地识别并及时地转出,送往临床医学中心,即专科医院,同时在患者的病情得到遏制,可以出院回家治疗时,全科医生能及时地进行陪护治疗及健康管理。他们所要做的工作就是:事前的干预,事中的沟通(与专科医生)、事后的陪护医疗及健康管理。

1. 从服务内容上,涉及临床医学中各二级学科的相关内容,涉及的相关知识、技能较其他专科相对较浅,除临床医学外,还涉及心理学、行为科学、预防医学、医学哲学等学科领域的服务内容。

2. 从学科的知识体系上,全科医学理论精髓包括了基本医疗的初级医疗、公共卫生、预防医学、心理、社会科学的基础知识，还涵盖初级卫生保健服务所需各个学科的基本技能、能力和服务工具。

3. 从临床思维方法上，除传统经验医学所需要的整体论方法外，还需要以现代医学的成果来解释发生患者身上的局部和整体变化，具有科学基础的整体论，同时注重将循证医学的研究结果应用于诊疗实践。

全科医学不再把患者看成是一个生物（患病的生物），而是一个社会上的人，患者不再是被动接受治疗，而是和医生互动，医生不仅要了解患者的病情，还要了解他的家庭、心理、行为等，把社区卫生院看成是一个家庭医院，医患的关系是一种互动、和谐的关系，而不是以前的对立、漠视。全科医生要提供第一线的基础医疗服务，为社区居民提供全面、连续、人文、全程的医疗保障服务，从而更好地分配和合理使用医疗资源。

四、发 展 展 望

2011 年以来，有关全科医学事业发展的一系列喜讯不断传来。2011 年 6 月 22 日，国务院总理温家宝主持召开的国务院常务会议上，决定建立全科医生制度；7 月 1 日，《国务院关于建立全科医生制度的指导意见》（以下简称《意见》）印发；7 月 15 日，中华医学会和中国医师协会联合召开贯彻《意见》座谈会。《意见》指出，到 2020 年在我国初步建立起具有生机和活力的全科医生制度，基本形成统一规范的全科医生培养模式和"首诊在基层"的服务模式，基本建立全科医生与城乡居民比较稳定的服务关系，并将全科医生培养逐步规范为"5+3"模式。为了推动《意见》的贯彻落实，中华医学会和中国医师协会向全国医务人员倡议，希望广大医务人员为创建中国特色的全科医生制度作出积极的贡献。原卫生部部长、中华医学会会长陈竺在座谈会上指出，目前我国全科医生的培养和使用尚处于起步阶段，全科医生数量严重不足。建立全科医生制度，逐步形成以全科医生为主体的基层医疗卫生队伍，是医改的重要内容，对于提高基层医疗卫生服务水平，建立三级诊疗制度，实现基层首诊、双向转诊、急慢分治、上下联动卫生服务模式，形成小病在基层、大病进医院、康复回基层的人民群众就医新格局，同时降低医疗费用具有重要意义。

基层首诊要求基层医疗形成以全科医生为主体的基层人才队伍体系，全面提升基层诊疗服务能力，特别是积极推进家庭医生签约服务，让家庭医生成为人民群众的健康守护人，促使患者留在基层就诊。急慢分治要求根据技术能力提供医疗服务，不得推诿也不能逞强，科学配置医疗资源。双向转诊、上下联动，要求上下级医疗机构之间通力协作。基层医疗机构主要接受常见病、多发病、慢性病的诊疗任务，主动接受康复期患者。分级诊疗需要基层医疗机构加快信息化建设，建立医疗系统信息共享大平台，实现电子健康档案和电子病历的连续记录以及不同级别、不同类别医疗机构之间的信息共享，提高优质医疗资源可及性和医疗服务整体效率。

基层医疗服务的主体是全科医生。全科医生作为综合程度较高的医学人才，作为在基层承担预防保健、常见病多发病诊疗和转诊、患者康复和慢性病管理、健康管理等一体化服务的主要力量，是需要我们善待的健康"守门人"。这就需要国家相关部门从规划培养、工资待遇、晋升机制，尤其是荣誉感和成就感方面给予关注，树立全科医学、全科医生应有的地位。只有这个岗位有足够的吸引力，才能留住和吸引高素质的人才。

第二节　全 科 医 生

一、基 本 概 念

现代医学模式已由单纯的生物医学模式转变为生物 - 心理 - 社会医学模式,医生的功能已超越了疾病诊治本身,医生在与患者及其家庭的交往中,需同时扮演朋友、教育者、咨询者的角色,这就需要掌握更广泛的社会科学方面的知识和技能。全科医生是接受过全科医学专门训练的新型医生,是执行全科医疗的卫生服务提供者,是为个人、家庭和社区提供优质、方便、经济有效的、一体化的医疗保健服务,进行生命、健康与疾病全方位负责式管理的医生。

二、全 科 理 念

全科医学在我国作为一门较为年轻的学科,其中"全人照顾"的理念尤为凸显,因而比起专科医学更为关心医学模式中人的心理与社会部分。"全人照顾"强调四个主要方面的服务:全面照顾完整的人,全面的家庭照顾,提供连续性照顾和多学科的照顾。具体理解就是关心患者的疾病和不舒服的感受,同时深入了解患者(包括除疾病本身以外的心理、家庭、环境、社会等背景资料)的基础上,就治疗计划寻找医生和患者共同的立场,在诊疗过程中渗透预防保健和健康促进的观念,加强医患关系,最终为患者提供实际可行的治疗。

这一理念更注重人与环境互动过程中的社会联系,追求个体层面或群体层面的社会功能的提升,通过特定的方式、方法,舒缓人在进行社会互动中产生的个人、家庭、社区等方面的问题,最终达到促进人与环境的适应性平衡,发挥社会与心理治疗功能的目的。相对传统医学理念则更加注重诊疗过程中的艺术,将调整人的社会功能作为提升医疗服务质量的重要辅助手段,把修复人的社会功能作为最终目的。

长期负责制的社区健康管理照顾就是体现了这一理念。"长期"是跟踪治疗,"负责"体现了全科医生的关爱照料,医生不单纯看生理上的疾病,还要解决患者的心理疾病。医生在疾病治疗的过程中更多的是要得到患者的配合,告知患者基本的保健知识和其必要性。

三、思 维 模 式

临床思维是医生依据临床资料对疾病进行分析、判断,从而得到临床诊断,选择相应治疗方案,最后作出决策的重要思考、逻辑推理方法。

全科医学作为一个独立的临床二级学科,其主旨是强调以人为中心、以家庭为单位、以社区为基础、以整体健康的维护与促进为方向的长期负责式照顾,并对个体与群体健康全面关注。其思维方式与传统医学有较多不同之处。如全科医生在收集病史时绝不是简单地听患者讲述和记录,也不仅仅是按照某种表格的顺序做老一套的询问和填写。收集病史的过程中医生应该充分运用自己所有的知识,调动自己的全部感知能力,注意从患者的体型、姿态、面色、语调、表情和近日生活等诸多方面,筛取各种可能有意义的病情资料,进行及时分析思考。诊断疾病本质上是一种探索的过程,在了解病史过程中,医生可以产生某种诊断印象,但又不能因而成为既定的框框。随着对患者情况的进一步了解和新情况的掌握,必须及时修正自己原有的想法;如在查体时,常常带着询问病史中的疑问,积极寻找相应的客观证据。全科医生的任务就是要对患者进行全面而有重点的检查,从而为患者是否需要继续去上级医院看病作出判断。而诊断的结束并不意味着全科医生工作的完结。全科医生诊疗不能就事论事,而应考虑到事物的发生发展,要有整体的思考。如果是急性病,要考虑是否有向慢性病转化的可能,急性病容易治疗,但"小病不补,大病吃苦",没有治愈就很可能发展为慢性病,一定要叮嘱患者用药直到病情完全治愈才能停用,以免造成病情的反复。同时应指出,一些患者因身体不适前来看病,虽然没有病理上的问题,但可能功能上已经受到了损害,在心理上已经产生担忧。这时,医生可以引入预防保健知识,在看病时将防病意识告诉患者,和患者一同分析疾病风险,消除不健康的生活方式。通过心理层面的交流,患者就会越来越信任医生,医生才能了解到患者更多的经历、知识和情感问题,这将有助于医生知道如何帮助患者,理解他们的行为,从而帮助他们战胜疾病。

　　全科医生的临床思维绝不是脱离实际的苦思冥想。其正确与否,与医生本人具备的知识有明显的关系。但在具体应用于某一患者的诊断时,则首先取决于医生通过询问病史和生活情况以及查体等方式所得到的信息是否确实可靠。从患者那里直接获得的第一手资料,是医师进行临床思维的根据。只有通过反复的临床实践才能逐渐积累提高,获得比较正确的临床思维能力。

四、岗 位 职 责

　　1. 承担社区卫生服务中内、外、妇、儿等相关学科初级临床诊疗任务,双向转诊任务及传染病发现及报告任务。

　　2. 承担以高血压、糖尿病、心脑血管疾病、恶性肿瘤等为主的慢性非传染性疾病的防治。

　　3. 组织传染病的预防与控制工作。

　　4. 主持社区诊断的完成,根据本社区主要卫生问题,制订以健康教育行为干预等为手段的健康促进工作方案,并组织实施,完成评估总结。

　　5. 组织社区健康人群与高危人群的健康管理,包括疾病的筛查与咨询。

　　6. 进行社区卫生服务科研课题的设计、争取立项,并组织实施。

　　7. 承接医疗保健服务合同工作。

　　8. 组织并指导社区护理、社区康复、社区计划生育技术指导等项社区卫生服务工作。

　　9. 运用中西医适宜技术开展社区疾病的预防与控制工作。

　　10. 组织建立并使用社区居民健康档案(病历)。

　　11. 组织开设家庭病床,开展家庭卫生服务。

　　12. 组织对社区重点人群的保健(包括老人、妇女、儿童、残疾人等)。

　　13. 配合精神科医生开展基本的精神卫生服务,包括初步的心理咨询与治疗。

　　14. 了解本年度社区防、治、保、康、健、计综合社区卫生服务工作内容及工作重点,协调各方面工作。

第三节 全科医生培养模式简介

一、国外全科医生培养模式

在美国,全科医生占医生总数的 40%~50%,美国的全科医生培养非常规范、严格与完善,已经形成包括医学院校内全科医学教育、毕业后全科住院医生培训、全科医学继续教育这种连续的终身教育模式。

在英国,医学院本科教育开设全科医学必修课和选修课,使学生尽早了解全科医学,毕业后,可以选择全科医学的毕业后培训项目进行规范化培训,培训方法主要包括医院轮转(临床培训)、社区医疗(社区培训)和长期穿插性社区实践学习三种形式。

澳大利亚在全科医学教育方面有着比较丰富的经验,全国 11 所医学院校按国家要求都开设了 6~8 周的社区医学课程,使医学生在校学习期间就对全科医学和社区卫生工作有初步了解,毕业后必须经过毕业后教育培养,考试合格才能取得全科医生执业资格。澳大利亚全科医生培训计划非常严格,从沟通、临床技能、公共卫生、组织管理、法律道德等五个角度,规定了全科医学培训内容,培训时间为 3~4 年,对已取得资格执业的全科医生必须接受继续医学教育。

法国全科医生培养也是通过高等医学教育实现的,凡是顺利通过全科医学的理论学习,通过大学医院和大学外医院的"全科住院医师职务"学习与训练,学校授予"全科医学国家医学博士"和"全科医师资格书",成为合格的全科医生。

二、我国全科医生培养模式

现阶段,我国全科医生的培养包括毕业后教育、岗位培训(转型教育)、成人学历教育、学历教育和继续教育等几种模式。

1. 毕业后教育(规范化培训) 培训对象为应届医学本科毕业生,经过 3 年的全科医学规范化培训后,成为合格的全科医生。其优势在于与国外培养全科医生相似,以全科医生规范化培训为核心,培养医、教、研骨干;培养对象具有较扎实的医学基础知识,经规范化培训后知识面较宽,业务能力较强,能胜任社区医疗工作。从长远目标看,无疑是一种最佳的培养模式。由于我国全科医学刚刚起步,全科医学人力资源严重匮乏,该模式培养的全科医生数量远不能满足现在的社区卫生服务需要;同时,部分医学院校本科毕业生缺乏对全科医学的正确认识,没有看到其发展的前景,因此大多数优秀毕业生不愿成为全科医生;而且,教育经费不足,受训者的工资、福利、待遇等经济问题的影响,使全科医生的规范化培训(5+3 模式)目前还没有形成规模。

2. 转岗培训 对拟从事或即将从事社区卫生服务的专科医生(在基层工作多年或已通过规范化的住院医师培训的专科医生),采取 1 年期脱产的全科医生岗位培训,达到全科医生的岗位要求。对于在基层工作多年的基层医师的培训,其优势在于对基层医生服务的性质、任务、范围以及服务对象对他们的需求都与全科医生十分相近,有利于功能的转变,有利于培养留得住、用得上的全科医生;受训者边工作、边学习,既充实了知识,又基本不影响工作,保证了培训工作的持续性与可行性;能在较短时间内获得全科医学的知识和技能,以满足社区卫生服务的需要。对于已通过规范化的住院医师培训的专科医生的转岗培训,主要是以内科医生为主,通过模块化的培训方式在较短时间内获得全科医学的知识和技能,以满足社区卫生服务的需要。这是解决目前全科医学人才紧缺的最有效方法。但其困难的点是目前在基层从事防疫保健工作的社区医生,基础知识业务水平大多较低,转型后难以胜任今后"小病去社区、大病上医院"的就医模式;大医院的专科医生自主选择去基层社区从事全科医生工作的内在动力不足。

3. 成人学历教育 对现有基层医疗岗位的医生开展全科医学大专或本科学历的成人教育。其优势在于有利于提高现有全科医生的学历层次和自身素质,缓解基层医疗单位引进高学历人才难的压力;既保证单位正常工作的开展,又稳定了队伍,提高社区卫生服务的质量和内涵;创造了一种有利于用人制度改革和竞争的环境。近年来,开展的"3+2"助理全科医生规范化培训,为农村地区乡镇卫生院培养"用得上、留得住"的助理全科医生人才培养初见端倪,但由于数量有限目前还没有形成规模。

4. 学历教育 在高等医学院校设立全科医学必修课和选修课,使医学生了解全科医学的思想、内容及全科医生的工作任务和方式,并为将来成为全科医生打下基础。其优势在于有利于改变基层医疗单位的学历层次结构;培养的全科医生具有较扎实的医学专业知识,发展后劲强。目前仍有部分高等医学院校没有开设全科医学课程,部分学校设置"点单定向"临床医学专业仅停留在教育专业上的调整,缺乏以新医学模式为特征的全科医学的理念;医学毕业生从理论到实践对全科医学及社区卫生服务的了解有限,毕业后直接参加社区卫生服务工作还需要一段较长时间的了解和熟悉过程。

5. 全科医学继续教育 对具有中级及中级以上专业技术职务的全科医生,通过多种形式,开展以学习新知识、新理论、新方法和新技术为内容的继续医学教育,使其适应医学科学的发展,不断提高技术水平和服务质量。此为适应医学发展的终身教育,旨在保证全科医生素质的不断提高,为社区卫生服务的深入发展提供人力和知识上的保证。

因此,全科医学教育培训在我国尚无成熟的模式可以借鉴,面对大量的培训需求,如何在较短时期内弥补全科医学人才的不足,是我国全科医学教育培训面临的一个重要课题。

(贾建国)

第二章 全科医学师资的类别及其角色定位

培养合格的全科医生,取决于有一套规范化的培养体系。其中,带教师资的素养在相当大程度上决定了培养质量。全科带教师资应当首先具有全科医学理念,同时具备扎实的理论基础、精良的医术、高尚的医德、和谐的人际关系以及良好的社会适应能力。

全科医学师资是医学教育师资中的一个特殊类别。由于我国全科医学起步较晚,全科医生队伍的学术水平还比较低,社区卫生服务的工作模式还不够成熟,从事全科医生工作的师资尚不能完全胜任全科医生的培养任务。因此,全科医生的培养就目前而言,还需要高校、综合医院及社区共同完成。高等院校教师、综合医院临床医生、公共卫生专业人员、康复医生、社区医生都有可能成为全科医学师资的一部分。这些不同来源的师资必须互相协作,才能完成对全科医生的全方位培养。

目前认为,全科医学师资主要有三种类型,即理论师资、临床师资和社区师资。理论师资主要由高等医学院校全科医学及相关学科教师组成,讲授全科医学概论、全科医学理念、社区卫生服务政策与管理等;临床师资主要由医院及社区临床医生组成,教授全科医学工作所涉及的相关疾病的诊疗知识和实践技能;社区师资主要由社区卫生服务专业人员组成,主要任务是对全科医生进行社区卫生服务实践培训,主要任务是社区临床实践、社区卫生服务运作、组织及管理等方面的培训。

因为我们培养的全科医生主要在社区为群众服务,所以熟悉社区卫生服务、基本医疗及基本公共卫生工作的社区全科医学师资应该是这个团队的核心。随着我国全科医学的不断发展,在综合医院全科医学科和社区工作的全科医生应该逐渐成为全科医生培养的师资主体。

第一节　教师基本素质与要求

教师一词有两重含义,既指一种社会角色,又指这一角色的承担者。广义的教师泛指传授知识、经验的人。狭义的教师系指受过专门教育和训练,并在教育(学校)中担任教育、教学工作的人,向学生传递人类科学文化知识和技能,发展学生的体质,对学生进行思想道德教育,培养学生高尚的审美情趣,把受教育者培养成社会需要的人才的专业人员。

教师是学生的楷模。古人云:"师者,范也,言行动静,皆可为式。""师者,所以传道、受业、解惑也。"古人把传道是放在第一位,可见教师所承担的社会责任有多大。教师的身教重于言教,"近朱者赤,近墨者黑",教师的言行会在学生心灵深处打下烙印。教师是否具有崇高的职业道德,直接关系着学生的世界观、人生观、价值观的形成。作为教师,应该处处以身作则,做到为人师表,躬身实践,以教师职业道德标准严格要求自己,提高自身素质。

一、必须具备过硬的政治素质和良好的师德

教师是人类灵魂的工程师,教师的职业更具有其示范性、公众性和教育性。教师职业的这种特点要求教师应该具备更高、更严格的职业道德修养。作为教师,首要素质就是政治素质。政治理论过关,政治素质合格,这是最低的要求。政治素质在一个人的素质结构中起着方向性和激励性的作用。具备过硬的政治素质,一个人就能将自己的工作与社会主义建设的伟大事业结合起来,将自己的言行与社会文明、进步联系起来,作风派正、严于律己,时刻严格约束自己的行为。"以身立教,为人师表",全心全意做好本职工作。

作为一名教师,一定要有崇高的职业理想,必须自觉地做到对学生负责、对学生家长负责、对教师集体负责、对社会负责。教师还必须有主人翁的责任感,具有从事教育劳动的光荣感与自豪感,要有肯于吃苦的精神,要忠诚于人民教育事业,献身教育事业,并在实践中不断提高完善自己。

二、要有高深的专业知识和广博的文化科学知识

首先,教师应当精通所教授学科的专业知识。马可连柯说过:"学生可以原谅老师的严厉、刻板,甚至是吹毛求疵,但不能原谅他的不学无术"。苏霍姆斯基也指出:"只有教师的知识面比学校教学大纲宽广得多,他才能成为教学过程中的精工巧匠"。对每一个教师来说,不仅要熟悉教材的基本内容,形成完整的知识体系,还要加强交流和不断学习,跟踪学科的学术动态,了解新观点,掌握新信息和新技能,不断更新知识,站在学科前沿,才能更好地引导学生开拓思路,启发学生的创造力。

其次,教师应当博学多才。古语云:"木无本则枯,水无源则竭。"教师要想给学生一杯水,自己必须有一桶水。随着科学技术的发展,信息传播渠道越来越多,广播、电视、报刊、杂志、网络……学生随时提出的问题,会使教师的权威性受到空前的挑战。教师要适应这一时代特点,就必须树立终身学习的观念,要多读书、常"充电",使学习成为习惯。教师不仅要精于所教学科的知识,而且还应努力学习经济建设、自然科学、社会科学、边缘科学以及新兴相关的科学知识,还要了解历史、地理、文学、艺术等广博的基础知识,甚至要积累一些故事、幽默、笑话等。只有这样,才能在课堂上引经据典,妙语连珠,给学生以知识的充实和心灵的震撼。一个称职的教师,一个永不落伍的教师,必定是一个具有终身学习能力的教师。

三、要有较强的教学能力

所谓较强的教学能力就是教师不仅要有丰富的知识,而且要能够将科学知识传授给学生,并能够启发学生的创造能力和开拓性思维。要教会学生如何学习,培养学生们的自学能力。"学者未必是良师"。一个优秀的教师,除了要具有精深的专业知识,教育科学知识外,还必须具有相应的教育、教学能力。在传授知识中培养学生的科学态度、科学精神,发展创新能力。教师应具备的能力包括:

(一)钻研教材的能力

掌握教材是提高教学质量的基本条件。教材是教学的依据,教师能否正确地掌握教材,关系到教学大纲能否得到贯彻,教学质量能否保证。

首先,要能够从总体上把握。对教材的编写意图、体例安排、知识结构,梳理得一清二

楚,做到心中有全局。其次,要能够把握单元组合的规律,弄清楚每一单元的内部组合以及单元与单元之间的关系。只有吃透了教材,才能提炼出关键的知识点,才能保证教学工作重点突出。

(二)进行教学设计的能力

教学活动须有目的、有计划地进行,切忌随意性。教学缺少切合学生实际的计划,就会顾此失彼,贻误学生学业。根据教学大纲制订合理的设计教学活动是教师应该具备的能力之一。

教学设计要从学生的实际出发。要研究学生的实际水平,学习的主要心态,学习的方法与能力。同时还要深入理解教学大纲,弄清基础知识的具体内容,把要求和内容按由易到难、由简到繁的顺序分解到各堂课中,既循序渐进,又适当重复,增强训练效果。教师还应该随时评估教学的效果,对教学计划进行适当的调整,不断改进教学,使教学活动取得更好的效果。

(三)良好的组织能力

组织能力是一名教师取得教育和教学成功的有力保证。缺乏组织能力的教师,无论其知识如何广博,都难以完成教育教学任务。教学过程应是师生共同参与的一个脑力劳动过程,教师的脑力劳动应当跟学生的脑力劳动相结合,而最终目的是激励学生开展积极的脑力劳动,因此,教师和全班学生在课堂教学中应该有合理的关系。教师通过"教"向学生传授知识,通过鼓励和启发调动学生学习的积极性,使整个教学过程形成思想、知识、情感、能力交流的网络。教师能激发学生学习兴趣,集中学生的注意力,活跃课堂教学气氛,控制教学环境,引导学生积极思维,发展学生的创新能力。

学生所接受的教育活动,不仅仅局限于课堂,很多时候,需要走出去,参加类似于讲座、讲演、展览、表演、制作、考察、竞赛、社会实践活动等,教师应有能力组织并指导这些活动,使之形成人人参与、自己动手、发挥特长、凸显个性的开放式学习氛围。

(四)教学指导能力

我们培养的是有创造能力的新一代接班人,这就要求我们的教师一定不仅要向学生传授知识,还要指导学生如何学习。俗话说"师傅引进门,修行在个人",教师一定要教会学生如何去学,指导学生在规定的课程以外阅读大量的书籍及文献,培养学生自学的能力。

四、出色的科研能力

科学研究是高等院校重要的职能之一。著名科学家钱伟长曾经说过,"你不教课,就不是教师;你不搞科研,就不是好教师。"教师不仅要做好教学工作,还要通过教育研究掌握教育规律和教育技巧,主动探究出现的问题,找出新的解决办法,形成独到的见解、新颖的教学方法、新思维和民主意识。因此,就要求高校教师具有较强的科研能力。教师应具备的科研能力应该包括两个方面。

(一)研究教育科学规律的能力

教育既是一门科学,有其基本规律。教师除了具有精深的专业知识和科学文化修养外,还必须研究和掌握教育科学,懂得教育规律和教育技巧。

教师要想更好地完成教学任务,不能被动地等待运用别人的研究成果,或者生硬地照搬照学,而应该以研究者的心态,置身于自己的教育教学活动中去,认真分析教育教学中,出现的各种问题,反思自己的教育教学行为,对出现的问题进行探究,找出新的解决方法。同时依据时代要求,善于吸收最新的教育科研成果,并把它创新地应用于自己的教育教学实践中,最大限度地提高课堂教育教学效率。教师的创新包括:独到的见解、新颖的教学方法、创新的思维、凸现的个性、探索的精神、民主的意识,等等。只有教师具有了创新意识和创新能力,教师才会持续地发展,教育教学水平才会稳步提高。

(二)研究科学技术的能力

高等院校是探究未知世界的场所。高等院校已经或正在成为各国知识创新的中心和推动科技成果向现实生产力转化的重要力量。

由于高等学校教师担负着为国家培养高级专门人才、发展科学技术文化、参与学校管理、服务于社会的多重任务,要完成这些任务,教师需要不断更新和充实本学科的基础理论知识,不断改善知识结构,不断探索寻求、发现当代科技发展的新思路、新动向,不断为人类社会提供更新、更高水平的科技成果,这一切的一切都要求高校教师具备较强的科研能力。

五、应当具有浓厚的人文精神

医生面对的不仅仅是疾病,而是患者。医生应当更懂得社会,更了解人。因此,医学教育不仅要教会学生"诊断和治疗",同样重要的是要培养医学生良好的职业道德素养和医学人道主义精神,而实现这一目标的关键在于教师自身的素质。这就要求教师自身要有人文精神,有高尚的师德,有对生命的敬畏感、爱伤观念,有医学人道主义精神。

第二节　教师职责

高等医学院校的基本职能有三个:培养人才、发展科学、为社会服务。高校的三个职能主要通过教师来实现。因此,高等院校教师应该是历史文化的传承者、高级人才的培养者、科技文化创新的实现者及文明建设的推动者。

(一)教书育人,传授知识

教师是履行高等教育职责的专业人员,承担着教书育人、培养创新人才和提高民族素质的使命。高等院校最基本的职能是教学。没有教学,就不能称其为高等院校。教师是知识的化身,是学问的人格化,是引导学生进入一个学科体系的引路人。

"师者所以传道、授业、解惑也"。教师首先具有传递社会传统道德、正统价值观念的使命,传承文化的使命。这里所说的"道",除了一般的社会道德外,也包括做人之道、为业之道、治学之道,要给学生传授爱国主义思想,要使学生有强烈的社会责任感。授业就是要给学生传授科学和人文知识及技能,努力培养杰出人才。解惑就是当学生遇到问题的时候,老师要用生动、活泼、耐心、细致的方式解惑释疑,使学生对所学的东西真正做到理解和融会贯通。教师必须不断研究其教学对象、教学内容和手段,不断学习与反思以使自己的工作圆满应对接踵而至的各种挑战,不断提高教学质量,为国家培养合格的有用人才。

(二)科学研究,探求真理

著名科学家钱伟长曾说过:"你不教课,就不是教师;你不搞科研,就不是好教师。"高校教师一般都受到过较为严格系统的科学研究训练,是某一学术领域的专家。高校教师同时具有教学者和研究者双重身份。高等院校的教师不同于一般的教师,他的工作不是简单地把已有的知识转授给学生就够了,还要在知识传授中培养学生的科学态度、科学精神,促进创新能力的发展,应该将自己原创性的研究成果结合到讲授中去,并将学生带到一个学科的前沿。这就需要科研来支撑。古希腊哲人普罗塔戈说:"大脑不是一个要被填满的容器,而是一个需要被点燃的火把"。今天的教师必须在传递知识过程中发展和提升能力,引导学生积极探求,把知识应用于解决实际问题的过程中去,从而使研究能力的培养蕴含于探究式的教学过程中。

(三) 服务社会,促进发展

所谓高等院校的社会公共服务,是指高等院校有责任为公民提供有用的知识和正规的学术研究训练,为国家培养合格公民和各类人才,为经济增长、科技创新及社会进步做出重要贡献。高校的社会服务是以教学和研究活动为基础,主要有:继续教育服务、决策咨询服务、社会批判与监督、科技推广服务、科技培训服务、资源共享服务、兴办知识企业,等等。

科研和社会服务是高等院校教学的活水源头,没有科研和社会服务支撑的高校就不成其为高校,没有科研和社会服务支撑的教师是不够格的高校教师,没有科研和社会服务支撑的教学是远离科学前沿和社会实践的、也是没有生命力的。

第三节　全科医学教师培训与教师队伍建设

全科医生是医疗卫生体系中重要的组成部分,全世界已有 50 多个国家和地区实施了全科医生制度,全科医生占医生总数的 30%~60%。我国在 10 年内需要培养 30 万名全科医生,使每万名居民中有 2~3 名全科医生。但是目前每万人只有 0.73 名全科医生,数量和质量都严重不足。面临如此艰巨的全科医生培养任务,建设一支素质过硬、结构合理、数量充足的全科医学师资队伍,对推动全科医学向深层次发展具有决定性作用。

一、全科医学教师队伍现状

我国的全科医学师资队伍除了数量不足外,还存在专业化和规范化方面的问题。

(一) 专业的全科医学师资缺乏

国外全科医学培训已经形成了一套比较完善的体系,其全科医学师资队伍的知识结构和实践经历较为合理。相比之下,我国的全科医学教育和培训体系还不完善,全科医学师资的专业背景、学科和专业发展空间等均与发达国家存在着较大的差距。真正从事全科医生工作出身的师资力量无论数量还是质量都远远不能满足需求,全科医生的培养还需要来自高等院校的理论师资、来自综合医院的临床师资及来自社区的师资共同完成。其中,理论师资主要教授全科医学概论、全科医学理念、社区卫生服务政策与管理、预防保健知识和技能等;临床师资主要教授全科医学工作所涉及的相关疾病的诊疗知识和实践技能,主要任务是临床实践带教;社区师资主要任务是对全科医生进行全科医疗临床实践、基层卫生服务运作和管理等培训。现实情况是所谓理论师资和临床师资由于并不从事全科医学的工作,对社区卫生服务工作内容和模式缺乏了解,故其很难真正以全科医学的思维去教学;而社区师资由于基础较差,在教育教学能力方面还有较大差距,故全科医生的培养很难有实质性的提高。因此,一方面要加强对全科医学师资的规范化培训,以解决目前全科医学师资匮乏的窘况;另一方面要加强全科医学的学科建设,使更多合格的全科医生成为全科医学师资。

（二）师资规范化培训不足

据调查,各省、市全科医学培训中心的师资约有近20%未受过省级以上培训中心的培训。在接受过省级培训中心培训过的师资中,44.4%的培训中心师资培训时间不满1个月,有的培训时间甚至不足1周,这与理论课师资需经过600学时的培训,临床师资400学时的理论培训,至少50学时的全科医学基本概念培训,社区师资需经过600学时的培训的要求相距甚远。此外,由于医学师资培训尚无明确的目标,培训内容也没有统一的标准,考核机制不完善,师资认证制度未建立。因此造成各地全科医学师资水平参差不齐,影响了全科医学培训的质量。

二、全科医学师资培训的内容

许多国家的全科医学培训是通过学徒式教育方式,让全科医生培养全科医生,使学员掌握全科医学实践的本领,有能力提供基本的、预防的、患者为中心的、综合的、连续的、在社区提供的服务。在我国由于全科医生的培养仍需大学的理论师资、医院的临床师资及社区师资共同承担,对不同类别的师资培训的内容应该有所侧重。培训的具体目标是:通过培训掌握全科医学的基本理论和知识、全科医疗的基本技能、临床带教技巧,初步掌握常用的教学方法和了解课程设计。

（一）教师基本素质及要求

作为教师必须具备过硬的政治素质和良好的师德,要有高深的专业知识和广博的文化科学知识,要有较强的教学能力,出色的科研能力及应当具有浓厚的人文精神等。教师职责应该是教书育人,传授知识;科学研究,探求真理;服务社会,促进发展等。目的是明确教师工作的重要性,明白教师所承担任务的艰巨性和对教师的要求,使之不断完善和提高自己,做一名称职的全科医学教师。

（二）全科医学基本知识

包括全科医学产生的背景、全科医学理念、全科医学思维模式、全科医学发展现状、健康教育、社区慢性病管理、社区卫生服务管理、人际关系与交流技巧、社区康复和社区常见的健康问题及处理、社区医疗卫生服务工作模式等。目的是使全科教师能够真正从全科医学的角度出发考虑问题,将全科的理念融入教学之中,用全科医疗的临床思维指导学生,使培训的效果与目标相吻合。

（三）全科医学教育教学基本知识

如课堂教学法、临床及社区实践教学方法、教案编写、PBL教学法、案例教学、教学查房等,以及教学评估、教学工具的使用、教学管理等方面的知识。目的是补充拟成为全科医学师资的大学教师、临床医生及社区全科医生在教育教学方面知识和技能的缺陷,提高他们的教学能力和水平。

（四）人文教育

加强对全科学员在培训期间的人文关怀是带教老师另一个值得关注的方面。医学是一门具有深厚人文底蕴的科学,医学科学精神与医学人文精神是人类医学必不可少的内在组成部分,也是人类医学实践不可或缺的精神动力。全科医学作为一个面向社区与家庭,整合临床医学、预防医学、康复医学及人文社会科学相关内容为一体的综合性医学专业学科,以人为中心、以社区为范围、以家庭为单位的服务对象既决定了其服务领域的特殊性,也表明了全科医学是相当人性化的学科。全科医学专业人才既是基本医疗保健服务的提供者,也是健康与疾病咨询的服务者、教育者,更是社区居民的朋友。他们必须具有广博的专业知识、精湛的专业技能和深厚的人文素质。因此,加强和改进全科医学人文素质教学已成为全科医学教育中一项重要的研究课题。

三、全科医学师资培养的方法

我国目前尚不能做到全部由全科医生出身的师资来培养全科医生。医学院校的老师、医院的专科医生依然是全科医学不可缺少的师资力量。理论教师、临床教师、社区教师分别从全科医学知识、临床技能及全科医生工作方法及思维三个方面对全科医生进行培训,共同完成对全科医生培训的全过程。因此,现阶段全科医学师资的培养仍然是要对这三个来源的教师本着"缺什么,补什么"的原则。既要兼顾到其本职工作,同时还要考虑到培训的效果。"理论课脱产、医院轮转和社区实践半脱产"是一种比较好的培养形式。所有全科医学师资均应经过教学理论和实践培训,但不同的师资有所侧重。在三类师资中,临床师资在全科医学的教学中起着至关重要的作用。大型综合医院中不乏临床经验丰富、带教能力强的医师,只是他们对全科医学真正了解的却不多。只要对他们加强在全科观念、思维方式及整体化方法的训练和强化,形成全科医学独特的思想、观念和方法,就能够在短时间内成为较为合格的全科师资。

培训的方法主要还是课堂教学,同时要强调实践,强调学习的实用性。小组讨论、案例讨论、角色扮演、PBL 等成人教育方法及技能培训也是全科医学师资重要的培训方法。

对于理论授课的师资,课堂教学是主要的培训方式。此外,还应安排一定的时间进行社区医疗卫生工作实践,了解社区工作的内容和流程,这对于理论授课师资加深对全科医学的理解具有非常重要的意义。

临床师资培训的主要内容是全科医学理念、临床思维及全科带教的方法。这些师资在培训期间应安排一定的时间到社区从事全科医生工作,以便加深对全科医学理念的认识。

社区师资除了学习全科医学基本知识外,重点应该是到全科医学培训基地进行临床轮转和到全科医学技能培训中心接受基本技能培训。

四、全科医学师资队伍管理

建立一支高质量的师资队伍,只有培训是不够的,还要加强管理,建立一系列的相关制度,完善教师的教学和工作环境。只有这样,才能使师资队伍不断提高,稳定发展。

(一)建立医教研相结合的教学基地

在大学附属医院及综合医院中建立全科医学科,选定条件较好的社区卫生服务中心作为教学基地。形成大学、附属医院及社区卫生服务中心一体化的全科医学教研室,为全科医学师资提供一个工作实践的场所和教学、科研及经验交流的平台。

(二)规范全科医学师资培训

制订全科医学师资培训大纲,规范培训内容、培训学时、培训方式和考核方式。规范师资来源、保证师资质量;加强师资的继续教育,提高师资水平;规范培训内容、学时和评价方法,以保证教学培训质量。

(三) 规范全科医学师资培训基地

建立全科医学师资培训基地的标准,对培训机构定期进行评估,实行动态管理。培训基地需要建立以能力为导向、社会和业内专业人士认可的全科医生人才培训评价体系。培训基地应该制订全科医学住院医师考核细则,明确不同模块的考核内容、考核要求和考核方法。主要考核方法包括日常考核、出科考核、年度考核和结业考核。培训方法可以借鉴国外全科培训的成熟经验,强调全科培训的特点,改变单一的课堂讲授,教学方法应努力涵盖课程讲授、小组讨论、角色扮演、自学与作业,甚至录像等多种方法。

(四) 建立准入制度

首先是建立师资资格认证制度,制订师资准入标准。全科医学师资准入制度应包含职业背景、教育背景、专业技术职称、临床履历和社区履历等内容。准入的门槛应适当,若准入门槛过高,则会导致师资意愿下降和师资规模不断减小;而若师资准入门槛过低,则会严重影响全科医学教学的质量。要定期举行师资资格综合考试,为取得认证资格的人员颁发师资聘书。定期进行师资综合水平的再评估,实行师资的动态管理。

(谢苗荣)

第三章 课堂教学

课堂教学是教师按照教学大纲和教材要求,运用一定的教学方法,针对特定的教学对象进行知识传授的过程。课堂教学主要以教师讲授为主要形式,系统地向学生传授科学知识、传播思想观念、启发学生的思维、发展学生的智力,学生通过听课、理解、思考等过程掌握所传授的知识。

第一节 课堂教学教师基本要求

1. 授课教师在课堂教学中应以教书育人为己任,热爱教育教学工作,教学态度认真,作风严谨。

2. 授课教师在专业技术职称和学位方面要求应具有较高的专业技术职称和一定的学历或学位。

3. 授课教师课前应做好充分准备,依据因材施教的原则,学习和运用先进的教学方法和教学手段,不断提高教育教学质量和水平。

4. 授课教师应严格遵守教学纪律,按照教学计划安排,准时进行课堂教学。教务管理老师和教研室教学干事/秘书负责执行授课"三提醒"制度(学期开始前下发教学任务授课表、授课前一周、授课前一天分别进行三次授课提醒)。教师要遵守上课时间,不迟到、不早退、不无故缺课、不任意拖延授课进度,出现迟到或早退按教学差错处理,出现缺课按教学事故论处。

5. 授课教师着装可着正装,临床教师也可选择白大衣,因为它象征着职业的神圣。

第二节 备 课

为了保证课堂教学的质量,课堂教学前应进行详细的备课,授课教师应预先了解授课对象的学习阶段和知识基础,明确授课目标,熟悉教学计划要求和教学大纲,阅读相关教材、专著及参考文献,确定授课内容的难易程度、深度、广度、重点和难点,确定所采用的教学方法和教学手段。

1. 备课形式 备课形式包括个人备课、集体备课、多学科或多医院联合备课等形式。

(1)个人备课:是教师根据教学计划和教学大纲,按照相关教材内容,参照专著和参考文献,制订体现教学内容、教学进程、教学重点及难点、所采用的教学方法和教学手段的教案,按照教案进行个人备课。

(2)集体备课:在授课教师个人备课的基础上,由教研室主任组织相关教研室人员进行集体备课,对授课内容、所采用的教学方法和教学手段、PPT课件和授课组织设计进行讨论和点评,针对教师个人备课之不足提出补充、修改或调整意见,规范课堂教学的内容和形式,确保课堂教学的正确性、严谨性和规范性。

(3)联合备课:包括多学科联合备课和多医院联合备课。多学科联合备课,是指授课内容涉及相关的学科,针对学科融合、相关知识关联及内容衔接问题,避免各学科之间教学内容重复而进行的备课。多医院联合备课是指授课内容需统一规范而组织多家医院联合备课。

2. 备课内容

(1)熟悉大纲:根据教学大纲要求,确定教学目的和目标,了解深度和广度方面的要求,明确掌握、熟悉、了解的具体内容,从每一单元或每一节课的教学过程围绕教学目标进行。

(2)精选教材:按照教材内容,将基础知识、基本理论和基本技能传授给学生。同时要注重将新概念、新知识、新进展、重点和难点知识教给学生。

(3)了解学生:了解学生特点、智力水平、知识基础、心理特征和认知规律,包括情感、精神、个性差异、成长需求等方面情况,构思整个教学过程,通过集中授课、师生互动和启发式教学方法,激发学生的学习兴趣。在与学生接触中学会理解、倾听、激励、赏识、期待、热爱、尊重学生,注重学生的素质教育,善于挖掘学生的潜能,激发学生的创造性。一句体贴的话语,一个激励的眼神,一次信任的微笑,都能唤醒学生的意识和潜能,使学生们铭记终生。

(4)运用教学方法:根据教学内容,选用适当的教学方法,可以多种教学方法并用,展现教学内容的科学性、思想性、趣味性,引导学生思考、分析和解决问题,具体教学方法包括讲授法、讨论法、PBL教学、案例教学法、演示法、角色扮演法等。展开讲解过程应是教师和学生共同参与的认知过程,认真研究和合理应用教学方法是此阶段的关键,也是上好一堂课的根本所在。

(5)选用教学手段:根据教学内容和课程特点,可以选用多种教学手段,包括PPT课件、视频、音频、现代多媒体技术、VCD、幻灯、录像、板书、投影、实物、标本、挂图、模型、资料、网络、远程资源,运用好的教学手段,可取得事半功倍的效果。

第三节 说 课

1. 说课定义 说课是指授课教师在备课之后讲课之前面对同行或评委系统深入地分析某一教学内容,并说出对这一内容的教学设计及其理论依据的一种教学活动,就是把教材、教法、学法、授课程序等方面的思路和自己怎样进行备课、备课时进行的教学设计、教学安排设想等对同行进行演示的过程,然后由听者评说的一种教学活动,说课主要体现教师备课的思维过程,不仅要说出"教什么"、而且要说出"怎样教",更重要的是说清"为什么要这样教",即说出具体的理论依据,达到互相交流、共同提高的目的。

说课活动可分为课前说课和课后说课两种形式,不论是课前说课还是课后说课上述内容必须阐述清楚。课前说课还应说疑点,说明在备课中自己拿不准的疑点,求教于其他教师。课后说课还应包括"学生学得怎样"的教学效果评估。

2. 撰写说课稿

(1)撰写说课稿目的:要说好课,就必须写好说课稿,这是说课取得成功的前提,是教师提高业务素质的有效途径,说课稿撰写不必拘泥于固定、呆板的模式。另外,在语言表述上,既要把问题论述清楚,又切忌过长,避免陈词滥调,泛泛而谈,力求言简意赅,文词准确,语言针对性强。要做到这些,并非易事,还需要认真学习,深入研究,多下苦功。

所谓说清"为什么这样教",就是平常我们所讲的找理论依据。理论依据从哪里找？一是《大纲》中的指导思想、教学原则、教学要求等,这是指导确定教学目标、重点、难点、教学结构以及教法、学法的理论依据;二是《教参》中的编排说明、具体要求等,这是指导我们把握教材前后联系和确定具体教学目标、重点、难点的理论依据;三是《教育学》《心理学》中的许多教学原则、原理、要求和方法等,这也可以作为我们确定教法、学法的理论依据;四是根据教材内容和学生实际,对教材中的知识点进行切合实际的考虑。

（2）撰写说课稿的步骤

1）简析教材:教材是进行教学的评价依据,是学生获取知识的重要来源,内容包括:一是教材内容部分要求说明讲稿内容的科目、册数,所在单元或章节;二是教学内容是什么？包含哪些知识点;三是本课内容在教材中的地位、作用和前后的联系;四是教学大纲对这部分内容的要求是什么;五是教学目标的确定,一般从知识目标、智能目标、德育目标几个方面来确定;六是教学的重点、难点和关键的确定,教学重点是教材中起决定作用的内容,它的确定要遵循大纲、教学内容和教学目的。教学的难点是学生学习时困难所在,它是依据各学科特点和学生的认识水平而定。

2）阐述教法:教师在熟悉教材的前提下,怎样运用教材,引导学生搞好学习,这是教法问题。教学得法往往是事半功倍。在撰写说课稿时应简要地说明:教法的总体构造及依据;具体采用了哪些教学方法、教学手段及理由;所用的教具、学具。

教学实践证明,一堂课根据教材特点综合选用几种不同的教法,可增强教学效果。指导学法包括"学习方法的选择""学习方法的指导""良好的学习习惯的培养"。

在拟定时应突出地说明:学法指导的重点及依据;学法指导的具体安排及实施途径;教给学生哪些学习方法,培养学生的哪些能力,如何激发学生学习兴趣、调动学生的学习积极性。

3）概说教学程序:这部分内容实际就是课堂教学设计,但要与流水账式的条款罗列区别开,既要有具体步骤安排,又要把针对性的理论依据阐述融会其中。

4）科学地阐述:课前预习准备情况;完整的教学程序（主要是:怎样铺垫、如何导入、新课怎样进行、练习设计安排、如何小结、时间如何支配、如何通过多媒体辅助教学加大课堂的密度、强化认知效果）;扼要说明作业布置和板书设计;教学过程中双边活动的组织及调控反馈措施;教学方法、教学技术手段的运用以及学法指导的落实;如何突出重点、突破难点以及各项教学目的的实现。

在撰写时应重点讲清楚每个环节安排的基本思路及其理论依据,还要做到前后呼应,使前三个方面内容落实到实处。

5）教学效果分析:对学生参与教学活动的主动性、深广度的估计,学生达成教学目标状况的估计。

3. 说课的基本模式 说课的模式有"三说""四说""五说""六说""七说"五种,目前多用的是"七说"模式,即"说教学目标""说教材的重点和难点""说教法""说学法""说教学手段""说教学评价""说教学程序"。

（1）说教学目标:教学目标是教学设计时确定的本节课教学所要达到的目标,是对课堂教学评价的重要依据。教学目标须包括知识目标、能力目标、情感目标三类。教学目标的确定必须要符合课程标准的要求,并密切联系学生情况,同时尽量紧扣现实生活。

（2）说教材的重点和难点:教材重点是教材内容表现出来的地理事物的内在联系或本质。教师在教学中应弄清一般教学和重点突出的部分,其确定的依据主要从课程标准和教材内容、教学目标等方面来说明。教学难点是由教材内容本身和学生特征所决定的,因此教学难点确定的依据要从造成学生难以理解的原因来分析。学生难懂的原因从教材内容来看,一是内容较深、抽象性强,对学生的想象能力要求偏高;二是综合性较强,需要具备的基础知识广泛;三是分散性较大,对学生的归纳能力要求偏高。从学生来看,一是年龄和心理特征;二是原有知识基础。

（3）说教法:是指教学方法,即说怎样教的问题。

教法的选用要根据学生的年龄特征、个性特征、教学内容的特点等来确定。一节课选用的教法一般以 1~2 种为主,1~2 种为辅。教法不宜过多,否则就成了教法的展示课,同时学生在一节课有限的时间内也难以适应。

说课时先概括地说教法的类别,再具体阐述选用的理由,然后在说教学程序时穿插进去具体介绍怎样运用。

（4）说学法:是指学生获取知识,形成能力的方法。说课中说的学法,严格意义上讲,实际上是指学法的指导,就学习的方法而言,它包括学习的态度、法则、程序、手段等等。教师可根据课标要求、教材内容和学生特点的实际情况,在合作学习、自主学习、探究学习这三种学习模式的大前提下具体进行学法指导,并在说课时解释清楚进行某些学法指导的做法和原因。

（5）说教学手段:教学手段是指教师在教学中具体选用了哪些教教具,采取了什么样的组织形式,通过哪些评价方式来激励和调动学生的参与热情,等等。对于选用的教学手段,都需要说清楚其目的性何在。

（6）说教学评价:教学评价直接影响学生对课堂活动的参与度,应该以激励为主。教学评价有针对学生群体的评价,也有针对学生个体的评价。其主要方式有教师评价、学生自评和学生互评等等,最常见的是教师评价。教师评价通常又有语言评价、行为评价、软件评价、制度评价（操行）等方式。说教学评价时,既要说明采用的评价方式,又要简单介绍其操作办法,并着重解释其好处。

（7）说教学程序:即教师利用教学课件或其他辅助教学用具、媒体,向同行展示自己的教学过程。在叙说教学程序时,需将设计的每个教学环节的目的解释清楚,并说明整体设计的好处和理由是什么。

第四节 教　案

1. 教案定义　是教师根据教学大纲和课程计划进度,在课前为教学进行准备而编写的课堂教学必备的实施方案,是教师以书面形式对课堂讲授内容和课堂教学实施的设想,是对教学大纲、教材、专业知识的理解,体现了教师的教学思路、逻辑性、临床教学经验和水平,编写教案是制订教学方案、进行课前备课的一个重要步骤,是把备课的结果书面化。

2. 编写教案要求

（1）教案以一次课堂教学为基本单元,通常以一至四学时的时间分配比较合理,尽量避免一个教案包含十个及以上学时的教学内容。

（2）根据授课章节的教学目的、教学要求和教材体系，理清授课的基本内容、结构，确定考试内容，进行质量监控。

（3）按照因材施教原则，因层次对象不同，教案中要体现不同的难易程度、深度、广度、重点、难点、教学方法、教学手段，重点内容要突出，难点部分应力求阐述透彻。

（4）教师要进行教学设计，要复习旧课，导入和讲解新课，进行小结，适当介绍新进展，可应用双语或全英文授课。

（5）为了便于教学对象理解和掌握知识，要采用适当的教学方法和教学手段，充分调动学生的积极性、主动性，切忌照搬教科书或讲义。

3. 教案包括内容

（1）一般项目：课程名称、授课题目、学时、教师姓名、职称、学生班级、授课时间。

（2）教学目的：依据教学大纲制订的教学目的和目标，设计教学过程，循序渐进地完成教学任务。要求目标明确，符合大纲要求，注重学生全面发展，明确掌握、熟悉、了解内容。实现认知目标，掌握知识体系；实现技能目标，达到能力培养；实现德育目标，达到教书育人。

（3）教学重点：是指关键性的知识点。

（4）教学难点：是指学生不容易理解、容易误解的部分，从学生心理特征和认知规律出发解决问题，使复杂问题变简单，抽象问题变直观。

（5）教学方法：包括讲授法、讨论法、PBL教学、案例教学法、演示法、角色扮演法等。

（6）教学手段：是指PPT课件、视频、音频、现代多媒体技术、VCD、幻灯、录像、板书、投影、实物、标本、挂图、模型、资料、网络、远程资源等。

（7）学科进展和参考资料：包括学科进展资料、参考书（应有3本以上）和参考文献，参考文献按论文文献引用格式书写。

（8）教学内容：根据教学目的设计的教学内容，是教案的主体部分，教学内容主要依据教材、著作、参考文献，应是得到普遍认可的知识和理论，要理论联系实际，运用实例帮助学生理解，根据学生已有的知识结构和理解力，选用恰当的教学方法，讲清基本概念、基本知识、基本原理，演示实验到位。教学内容要具有科学性、先进性、系统性，内容顺序安排要符合专业学科逻辑，知识量要合适，符合学生特点，要设计讲解教学内容所采用的教学方法和教学手段。所用时间分配合适。要复习旧课、导入新课、讲解重点和难点。要将教书育人和素质教育融入授课的全过程中。

（9）提问、思考题、小结：为巩固所学知识，应设计课堂提问。教师对授课主要内容和知识点要进行系统归纳和小结。

（10）布置思考题或作业：布置课后思考题（需要思考的问题，而非问答题），布置课后练习题、作业、撰写调研报告、读书报告等，达到复习和巩固所学知识的目的。

（11）组织集体备课：由教研室主任组织本科室或相关科室人员进行备课。

（12）教研室主任意见：教研室主任对备课情况提出具体意见和建议，并签署意见。

4. 教案的管理　教案应作为教学文件进行管理，全部教案均应于试讲和授课前完成，并由教研室主任审阅签字，确保电子版教案和纸质版教案完全一致，新教师开课前应同时准备讲稿。

第五节 课 件 准 备

根据授课内容、教学对象和教案,可设计制作课件,包括 PPT 演示课件、多媒体课件、纸质课件和实物课件等。

1. PPT 演示课件 PPT 演示课件有利于教学对象理解和掌握教学内容,版面应为提纲式,尽量避免大篇幅文字,可采用概括性、提炼性的短句或词组,词组间结构对称,单张幻灯片切忌文字过多,使用的语言可为中文、英文、中英文,要合理选用字体、字体颜色、字号,避免种类过多或频繁变换,通常字体、字体颜色以不超过三种为宜,建议使用 40、32、28 三级字号,版面颜色宜醒目,背景与文字对比要明显,图片与文字比例要适当,根据需要合理使用动画和穿插视频,但应避免过度应用导致喧宾夺主,表格中行或列以不超过 8 个为宜。

2. 多媒体课件 多媒体课件是一种根据教学目标设计,展示特定教学内容,体现一定教学策略和思路的计算机教学程序。先从总体上对信息进行分类组织,然后把文字、图形、图像、声音、动画、影像等多种媒体素材在时间和空间两方面进行集成,使其融为一体并赋予充分展示,从而制作出各种精彩纷呈的多媒体课件。

(1)多媒体课件制作原则

1)目标性原则:多媒体课件制作要符合教学目标、教学大纲和教材讲义的要求,是一种新的直接为教学服务的教学媒体。

2)辅助性原则:现代多媒体教育技术与传统教学方法不是取代关系而是优势互补的关系,使用多媒体是为了辅助课程教学,要处理好多媒体课件与文字教材和其他教学手段的关系,避免出现书本搬家而简单地将文字搬到网上或课堂投影银幕上的现象。

3)准确性原则:课件中使用的教学内容应该准确,这是最基本的原则。

4)直观性原则:课件必须具有丰富而精练的内容、方便而有效的表现形式和生动悦目的画面,吸引学生,提高学生的兴趣,减少学生的厌学情绪。

5)恰当性原则:课件应避免文字教材和素材的简单再现,应充分利用多媒体的优势,尽量采用各种精心设计的画面、动画和声音效果,实现传统教学方式难以达到的教学效果。所选用的文字颜色与背景色反差要大,文字的字号不能太小,应使用粗体字,便于所有的学生看清。

(2)多媒体课件制作工具:制作单机版课件的常用工具有 Powerpoint 和 Authorware 等,制作网络课件的常用工具有 Frontpage、Dreamweaver 等,处理图片的工具有 Photoshop,制作动画的工具有 Flash、Director 等,制作三维动画的工具有 3DMax、Maya,制作流媒体课件的工具有课件梦工厂、PowerCreator 等。制作课件时最好选择功能强大、容易上手、兼容性好的多媒体课件创作工具。

3. 纸质课件和实物课件 纸质课件包括纸质讲义、纸板多媒体课件、图表、纸质参考资料等。实物课件包括实物及模型等。

第六节 试 讲

在完成个人备课和集体备课后,至少应有两个层面的试讲,每次一般为 50 分钟左右。

第一个层面是教研室(科室)层面,由教研室主任组织本科室部分专家和骨干老师听课、讨论并提出修改建议,通过科室层面试讲后方可进入到第二个层面即教学管理部门组织的院级试讲,两次试讲分别要对授课内容、教学方法、教学手段、授课技巧、教学课件等方面进行把关,并提出修改意见,试讲时要填写试讲记录。

1. 试讲步骤　试讲是要按照抽到的内容,在规定的时间里,把教案写好,和平时上课一样,按照抽到的内容,面对考官进行讲课,按一节课45分钟准备,同时要准备板书,注意与学生进行互动,把重点和难点讲解清楚,声音洪亮,克服紧张情绪。

2. 试讲与说课的共同点和不同点

(1)二者的共同之处是主题相同,试讲是对教学方案的具体实施;说课是对课堂教学方案的探究说明。

(2)二者的不同之处包括以下几方面,试讲主要是解决教什么? 怎么教? 要模拟课堂真实情景进行课堂教学,而说课要解决教什么? 怎么教? 还要说出为什么这样教等问题? 试讲前写的是教案,而说课前写的是说课稿,说课稿有固定的模板,要把所有方面都写出来,然后向评价者表达,还要叙述学科方面的知识和教师应具备的能力和知识,说课内容包括:说教材、说教法、学法、说教学过程等。

第七节　授课方法

授课方法是教学过程中教师与学生为实现教学目的和教学任务要求,在教学活动中所采取的行为方式的总称,体现了特定的教育教学的价值观念。授课方法受特定的教学目标要求,受教学内容和具体的教学组织形式的影响和制约。在教学目标、教学任务、教学内容确定以后,教师能否恰当地选用教学方法,就成为其能否完成教学任务、实现预期目标的决定性因素。教学效果的影响因素除了教师的知识水平和教学态度外,关键是教学方法的选择,同样的教学内容采用不同的教学方法会产生截然不同的教学效果,许多教师在授课过程中取得的突出成就,大都受益于他们对教学方法创造性的运用和孜孜不倦的探求。用什么样的教学方法,不仅影响学生对知识和技能的掌握情况,而且对学生智能和个性的发展有重大的影响。教师的教学方法不科学,就很难使学生养成科学的思想及掌握科学的学习方法。因此对于医学生来讲,最重要的是学会学习,而对于临床教师来说,最重要的是教学生学会学习。素质教育的主阵地是在课堂教学中,课堂教学的培养目标是培养学生主动获取知识的能力,所以我们应该由"授之以鱼"变成"授之以渔",在重视教法研究的同时注重学法指导的研究。

1. 授课方法种类　授课方法可以根据教学内容和教学对象灵活掌握,具体方法包括讲授法、讨论法、PBL教学(problem-based learning,PBL)、案例教学法、演示法、角色扮演法等。可以采用单一的授课方法,也可以综合运用多种授课方法。

(1)讲授法:是指教师运用语言讲授知识,其基本要求主要体现在授课教师能够科学地组织教学内容,教学语言应具有清晰、精练、准确、生动等特点,教师要善于提出问题,激发学生的求知欲望和积极主动的思维活动。如今这种授课方法仍然是应用最多的方法,此方法是一种"以教师为中心"的教学方法。在课堂上教师始终是主角,他的思想、学识、举止成为一种权威主宰着课堂,他是灌输知识的主体,而学生只是被动的接受者。

（2）讨论法：是指教师本人或引导学生提出问题，在教师组织和指导下，通过学生比较独立的探求问题的答案而获得知识的方法，包括问题教学法、探究教学法和发现教学法等。运用讨论法时，应注意努力创设一个有利于学生进行讨论的良好的教学情境，选择和确定讨论的问题与过程，有序组织教学，积极引导学生的研讨活动。讨论法的实施基本步骤包括：创设问题的情境、选择与确定问题、讨论与提出假设、实践与寻求结果、验证与得出结论。

（3）PBL 教学法：详见第五章第四节。

（4）案例教学法（case analysis method）：是把临床工作中出现的典型病例作为案例，带领学生进行病例分析，培养学生的分析能力和解决问题等综合能力。

具体方法为：①由授课教师按照教学目的、内容、范围选择恰当的病例作为分析案例；②制订授课计划安排，撰写教案；③案例的范围视培训对象而定；④确定时间和地点；⑤在案例分析中所处的背景、使用的方法及应注意的问题；⑥印制书面案例材料；⑦将学生分成3~4 个小组，每组学生 8~10 名，任命组长，由组长主持讨论，找出解决问题的策略，挑选出最理想、最恰当的策略由各组代表发言；⑧教师进行总结，指出案例分析法应用时应注意的问题和所达到的效果。

（5）演示法：是指教师在课堂展示各种直观教具、实物、物体图、多媒体演示、现场操作或示范实验，使学生获得事物现象及内在联系的感性认识的方法。由于演示法的视觉直观性，它在信息技术教学中具有重要意义，其他学科的教学也时常使用。演示可以使学生获得丰富的感性认识，加深对知识的理解。演示法实施中把理论与所展示的教具或实验演示结合起来，能使学生形成正确的概念，同时可以激发学生的学习兴趣，集中注意力，使学生学到的知识得以巩固，所以鼓励在教学过程中恰当应用演示法。

演示法包括以下五种类型：①挂图演示；②表格演示；③幻灯、录音、录像、教学电影等声像资料的演示；④现场实验演示；⑤电脑多媒体演示。五种演示法各有特点，在教学过程中应根据实际情况合理采用。

（6）角色扮演法：是一种情景模拟教学方法，是情景模拟活动应用得比较广泛的一种方法，角色扮演法要求被试者扮演一个特定的角色，通过观察被试者的多种表现，了解其心理素质和潜在能力的一种测评方法，同时通过情景模拟，要求其扮演指定行为角色，并对行为表现进行评定和反馈，这是提高行为技能最有效的一种培训方法。角色扮演法具有两大功能，即测评功能和培训功能。

角色扮演法具有高度的灵活性，可在培训情景下给予受训者角色实践的机会，使受训者在真实的模拟情景中，体验某种行为的具体实践活动，包括沟通、冲突、合作训练等，适用于医患沟通能力培训、临床技能培训、管理能力培训等，帮助他们了解自己，增加实践训练，提高综合能力。

角色扮演过程中，需要角色之间的配合、交流与沟通，因此可以增加角色之间的感情交流，培养学生的人际沟通、自我表达、相互认知等社会交往能力。尤其是学生之间共同接受培训进行角色扮演时，能够培养集体荣誉和团队精神，为受训者提供广泛的获取多种工作经验、锻炼能力的机会。

2. 授课方法选择　在世界医学教育标准和现代教育理论的引领下，要熟练地掌握各类授课方法的特性，综合考虑各种授课方法的相关要素，科学而合理地选择和有效地运用授课方法，首先教师应当根据具体教学的实际，合理地选择适宜的授课方法并能进行优化组合和综合运用;其次,无论选择或采用哪种授课方法,要以启发式教学方法为主。教师在运用各种授课方法的过程中,还必须充分关注学生的参与性。

(1)依据教学目标选择教学方法:不同领域或不同层次的教学目标的有效实现,要借助相应的教学方法和教学手段。教师可依据具体的可操作性目标来选择和确定具体的教学方法。

(2)依据教学内容特点选择教学方法:不同学科的知识内容与学习要求不同,不同阶段、不同单元、不同课时的内容与要求也不一致,要求教学方法的选择具有多样性和灵活性。

(3)根据学生实际特点选择教学方法:学生的实际特点直接制约着教师对教学方法的选择,要求教师能科学而准确地研究分析学生的上述特点,有针对性地选择和运用相应的教学方法。

(4)依据教师的自身素质选择教学方法:任何一种教学方法,只有适应了教师的素养条件,并能为教师充分理解和把握,才有可能在实际教学活动中有效地发挥其功能和作用。因此教师在选择教学方法时,应根据自己的实际优势,扬长避短,选择自己最适合的教学方法。

(5)依据教学环境条件选择教学方法:教师在选择教学方法时,要在时间、条件允许的情况下,最大限度地运用和发挥教学环境条件的功能与作用。

第八节 授 课 技 巧

1. 语言表达技巧

(1)基本要求:语言是一门艺术,是表达教学内容的工具,善于表达就会给课堂教学增色添彩。掌握语言表达技巧,其基本要求既要丰富而生动、又要符合所讲的实际内容。语言不丰富,讲解就单调;语言不生动,讲解就枯燥;而不合内容、不切需要,就会离题万里,反而弄巧成拙。

教师的语言是言语的典范,要使用正规语言,通常指普通话,语法要规范,教师讲课的语言应清楚流畅、精练朴实、通俗易懂、幽默风趣,吐字清晰,表达生动,条理清楚,逻辑性强,可适当幽默风趣,要"脱稿"讲课而不是"念课",声音洪亮,语气抑扬顿挫,绘声绘色,克服语病,避免"口头语"和与身份不符的语言,用词不能随心所欲,语音、语调应高低有致,避免平淡单一,否则成为催眠曲,使学生昏昏欲睡。要控制语速,语速适中,有间歇,特别是不要越讲越快或越讲越慢,授课节奏有张有弛,前后一致,进度适中,否则给听者一种草草收场的感觉。要始终与学生的思维协调合拍,对重点内容及知识点应加重语气,力求集中学生的注意力,调动学生的积极性。

(2)语言表达技巧应具备"六性":①叙事说理,条理清楚,言之有据,全面周密,具有逻辑性;②描述人和事,有声有色,情景逼真,细腻动人,具有形象性;③范读谈话,情真意切,平易流畅,真挚感人,具有感染性;④借助手势,穿插事例,比喻新颖,生动有趣,富有趣味性;⑤发音准确,吐字清晰,措词恰当,寓意贴切,富有精确性;⑥举一反三,弦外有音,留有余地,循循善诱,富有启发性。

(3)肢体语言:是无声的语言,如变化自己站立的位置,运用手势,或轻轻的一划,或重重的一点,动作自如而不做作,达到无声胜有声的境界。表情自然、富于变化的表情使教师具有亲和力。

2. 时间分配的技巧　授课时间,应心中有数,重点和难点需要时间要长,讲的力度要深,切忌主次不分,重点不清。时间分配要讲究科学性,切忌反反复复、絮絮叨叨,把精讲变成了繁讲,以致前松后紧或前紧后松影响教学效果,造成任意删减授课内容,"草率收兵"或"随意拖堂"都是不良的教学习惯,应努力克服。

3. 开篇的技巧　教师授课时一般先有开篇,即导言或导入,教师通过运用导入技巧,可采用不同形式的开场白,展示课程内容提纲,如自我介绍、提问、实例和悬念等,目的在于吸引学生们的注意力、激发学生们的求知欲和学习兴趣,明确学习目的、建立知识联系,逐步展开讲解,最后小结。

导入的方法不胜枚举:开门见山,巧设悬念,故事吸引,名人名言,日常生活以及当今前沿知识等,凡是能引起学生注意力高度集中的方法,都可以加以灵活运用。导入的目的从根本上说,是为了有效地吸引学生的注意力,把注意力引入课堂授课内容之中。但它毕竟不是授课的重点,要符合教学的目的和教学内容的要求,要具有简洁性、科学性、新颖性,富有趣味性,又要符合学生的专业、知识水平和接受能力。导入仅仅是一个引子,一块抛砖引玉的"砖",绝不能喧宾夺主。因此,故事要精选,导入"点到为止"。

课程大纲可以思维导图的形式,使学生对要讲授的内容框架一目了然,有一个整体印象。

4. 课堂举例的技巧　适时穿插一些妙趣横生的实例,往往会将平淡的一堂课变得生动,富有情趣。课堂上一个好的例子,可以达到一箭双雕的目的,不但使学生们学得懂、记得牢,而且还活跃了课堂气氛。但举例也不能太随意,以免得到相反的效果。

5. 课堂提问的技巧　课堂提问是启发学生积极思维的有效方法,是比较常用的互动形式,教师在教学过程中与学生的沟通互动,让学生积极参与非常重要,要给学生留下思维的空间,设计的问题必须保持逻辑性、系统性,要注意深浅程度,既不能冒进,也不能保守。提问的数量和方式,讨论的题目和范围都需要课前精心设计,要预想到互动的效果。

教学过程中要与教学对象进行提问、讨论和互动,避免"填鸭式"教学,应注意控制课堂节奏。课堂提问可分为以下三种:

(1) 为讲新课铺路的提问:这种提问可创设一些悬念,激发学生的求知欲,从一开始就抓住学生的注意力,为讲清新课内容铺平道路。

(2) 为突出重点难点而有意创设的提问:通过提问,启发学生独立思考,使他们自觉地接受、掌握课堂知识。教师在讲授新内容时如果遇到了旧的知识,不要直接应用,而应采取提问的方式,让学生回答,从而加强教学的系统性和巩固性。

(3) 总结式的提问:这种提问一般在每节课的小结中进行,老师可以了解学生对所学知识掌握的程度,最后,还可以请几名学生到黑板上作示范以便纠正学生们普遍存在的问题。

6. 情感表达的技巧　激情既是情感在行为上的流露,也是教师所具爱心在教学上的一种表现,因此,在教学过程中,教师的激情至关重要。就具体而言,一旦走上讲台,教师就要进入角色,进入状态,尽可能站在讲台前,应面对教学对象,注意与听课者的目光交流,仔细观察听课反应,以便调整讲课方式,不要只盯着屏幕,切忌背对教学对象照本宣科。根据教学内容可以采用肢体语言,表情不能呆板,声音尽可能激昂。要把课程内容熟记在心,如同表演,教学才会有声有色、有情有趣,也才会有感染力,才能把学生吸引到课堂上来。只有当学生把枯燥、陌生的理论教学当成是知识性的文娱表演或知识演讲,并作为一种享受,才会产生浓厚的兴趣,迸发出极高的学习热情。

7. 授课小结的技巧 当课程即将结束的时候,应当对所讲的内容及时地进行回忆、重复、串联、归纳、整理,把繁多的知识串成一个思路清晰的知识链,提纲挈领、画龙点睛地进行课堂小结。科学成功的课堂小结,不仅可以对教学内容起到梳理概括和提炼升华的作用,而且能延伸拓展课堂教学内容,使学生保持旺盛的求知欲望和浓厚的学习兴趣,从而取得"课尽而趣无穷、思未尽"的效果。在结束一堂课时,大体要经过以下四个阶段:第一是简单回忆,对整个教学内容进行简要回顾,整理认识的思路;第二是提示要点,进一步强化指出重点、关键内容,有必要时做进一步具体说明;第三是巩固应用阶段,把所学知识变式地、全面地、综合地应用到新的情景中去,解决新问题;第四是拓展延伸,开阔视野,不但把前后知识联系起来形成结构,而且抓住知识触角,把课题内容向有关系统或学科联系扩展。当然小结方法不可千篇一律,应"因地制宜",依据内容采用不同的方法进行,哪种方法对学生掌握、记忆知识有利就采用哪种方法。顺口溜,顺口、押韵,易于记忆,课堂小结时,对便于用顺口溜进行表达总结的,可以把它编成顺口溜,让学生轻松记忆掌握。总结性图表概括性强,条理分明,一目了然,直观易懂,易于分析比较和记忆。

8. 其他技巧 要预先设计板书并合理采用,适当穿插图片或实物等,加深印象;激光笔点到为止,切忌来回画圈或晃动,课堂教学结束的方式可根据情况选择小结、思考题及作业等多种形式。适当应用双语教学,可以用英文课件进行中文讲授,也可以应用英文题目、英文重点专业词汇或英文小结等。

讲课的技巧是多方面的,注意上述几方面的有机结合,取他人之长,补自己之短,就会得心应手,水到渠成,形成具有特色的讲课方法。

按照世界医学教育全球标准,在医学教育领域中实现教学方法和教学模式的改革,就要从"以教师为中心"的教学模式转变为"以学生为中心"的教学模式,这一直是医学教育领域不断探讨和实践的问题。要实现这样的目标,最重要的是进行教学理念的更新,突破传统教育观念,以培养学生们的实践能力和创新精神为核心,实现如下四个转换,即教师由讲授者变为学生学习的指导者、组织者;学生由接收者变为主动学习者;媒体从演示工具变为学生认知的工具;教学过程从传统的分析讲授转变为学生发现问题、探究问题的过程。

总之,要想成为一名在课堂上深受学生欢迎和爱戴的教师,就要经过长时间课堂教学的磨炼、日积月累地积累知识、不断实践和总结经验,也应该认识到,作为教师,每讲一堂课,就要让学生有一节课的收获,一节课的成功就是学生向科学前进了一步。

(樊　洁)

第四章 实践教学及不同实践教学方法

第一节 临床实践教学法

一、临床带教

全科医学是一门整体性、实践性很强的综合性医学学科,全科临床实践是医学理论转化为全科临床应用的必经途径,是培养医生实际工作能力,并向全科专业化转换的重要环节。全科医生规范化培训对于刚出校门的年轻医师,在专业知识的学习、临床工作能力的培养和职业道德的形成,都是一个十分重要的时期。

规范化培训的全科住院医师在经过本科教育的临床实习已经具有最基本的临床思维和临床操作能力,但尚未真正实现从医学生向临床医生的角色转换,也没有建立良好的全科理念。尤其是临床思维上存在很多问题,表现在以下几个方面:①临床思维的被动性:本科教育中传统的、灌输式教学方法使部分学生在临床实践中对知识接受仍呈被动的和不积极的状态。②临床思维的混乱性:思考问题缺乏条理和思绪杂乱,对一个问题的回答逻辑性、层次性不够,是零星的和松散的片面;询问病史没有条理,缺乏系统性,极易遗漏。③临床思维的片面性:进行病例分析时,不能全面细致地对病史、临床表现、体格检查进行分析,过度依赖辅助检查结果,而忽视系统分析。④全科临床思维的缺失性:由于本科阶段缺少全科医学理论教育及临床实践训练,因此普遍缺乏生物 - 心理 - 社会全科医学模式的整体观,尚不能从全人的角度进行综合性临床问题的分析。

全科住院医师规范化培训是医学本科毕业后的职业教育,其目的是训练成为有高尚职业道德和良好专业素质、掌握专业知识和技能、能独立开展工作,以人为中心、以维护和促进健康为目标的高素质全科住院医师。全科住院医师临床实践包括综合性医院的临床实践和社区服务中心的社区临床实践。

(一) 全科医学临床教学的重点及方法

全科医学师资在指导全科住院医师临床实践的重点应围绕其核心能力。参照世界家庭医生组织(World Organization of National Colleges,Academies and Academic Associations of General Practitioners/Family Physicians,WONCA)及美国医学毕业后教育认证委员会(Accreditation Council for Graduate Medical Education,ACGME)提出的全科医生核心能力的培养要求,结合我国国情,归纳全科医生临床核心能力及重点教学要求,具体见表4-1。

1. 全科医学专业素养

(1) 突出全科医学理念培养:临床带教时强调在案例中应用和体验以人为中心,以生物 - 心理 - 社会医学模式为基础,以整体健康维护与促进为方向的长期连续性医疗,提供人性化、连续性、整体性服务;要求掌握全科医学基本理论的运用能力,重点强调把以人为中心的理念,作为全科临床带教的先导,贯穿在整个全科医学的临床带教过程中。

(2)强化医学人文思想培养:灵活运用医学人文社会科学的理论和方法,将社会医学相关的问题、伦理相关问题及心理相关问题有意识地结合到疾病案例的诊疗及管理之中;指导全科医生与患者进行深入交流,要求站在患者的角度思考,结合心理、社会、伦理的综合情况,提供关怀、帮助等人文治疗。

表 4-1 主要培训的全科临床核心能力及其重点

序号	核心能力	培训重点
1	全科医学专业素养	突出全科医学理念培养 加强医学人文思想培养
2	以人为中心的执业技能	以人为中心的技能培训 医患交流与沟通技能培训
3	全科临床思维能力	全科临床思维能力训练 全科急诊识别能力培训
4	全科临床决策能力	全科临床决策能力培训 全科转诊能力培训
5	慢性病整体管理能力	慢性病预防能力培训 慢性病的综合性管理能力培训
6	全科临床拓展能力	以问题为导向的拓展能力培训 全科临床科研能力的培训

2. 以人为中心的执业技能

(1)以人为中心的技能培训:运用以人为中心的全科医学综合理论及方法进行教学指导,训练住院医师的接诊能力、采集病史能力、全面体格检查能力、诊断分析能力、健康问题及疾病干预能力,采取带教指导—即时考核—反馈指导的循环培训方式,以全面提高和巩固全科医生的基本技能。

(2)医患交流与沟通技能的培养:在带教时结合医患沟通基本技能的培养,包括语言交流与非语言交流,沟通途径的建立、特殊人群沟通的技巧等培训。强调建立以患者为中心的交流模式,将用心倾听作为有效交流的重要前提,不但要倾听话语还要观察非语言性的身体动作和姿态;向患者详细说明病情、诊断、治疗方法的选择、药物与非药物治疗;对诊疗方法的理解、认同及异议,对医护方提出建议及对治疗方案的认同和选择权等。

3. 全科临床思维能力

(1)全科临床思维能力培训:是全科医生师资在培训全科住院医师中的重中之重。在基层卫生保健服务中,大部分健康问题尚处于早期未分化阶段(undifferentiated stage),绝大多数患者都是以症状(问题)而不是以疾病就诊,并且绝大多数的症状都是由于自限性疾病引起(或一过性的),往往无需也不可能作出病理和病因学诊断,而有些症状根本就是由于心理 - 社会因素引起的。因此,以患者为中心,问题为导向(problem oriented/based)的诊疗思维非常重要。这也是全科与专科诊疗的最大区别。采用澳大利亚五步诊断法(什么是最可能的诊断？哪些是不能漏诊的重要疾病？哪些是经常被漏诊的疾病？这位患者是否患有能伪装其他病情的疾病？该患者就诊是否还有另外一层原因？），在训练中运用临床推理法、假设演绎法、症状三联诊断法等诊断指导方法，以进一步提升全科医生的临床思维及应诊能力。

（2）全科急诊识别能力培训：师资必须强调某些症状可能指示着一种严重的病症，指导全科住院医师对疑难及重危患者及时识别，掌握疾病发展过程的变化特征，并注意警惕新的问题——并发症的发生，提高急危重诊的即时评估能力。

4. 全科临床决策能力

（1）全科临床决策能力培训：主要包括全科医疗涉及的常见病、多发病、多系统疾病的诊治策略；尤其注重全面系统地指导及运用全科临床综合技能，开阔全科医生的视野，避免专科知识的单纯叠加和只依赖现代技术设备、见物不见人，忽视人的社会属性，忽视医学事业的人道主义本质。同时指导培训全科医生运用循证医学的方法提高全科诊疗的决策水平，拓展全科临床诊疗的综合运用能力。

（2）全科转诊能力培训：训练全科住院医师对疑难及重症的临床判断能力，明确疾病转诊指征，包括需不需要转？什么时间转？往哪里转？转诊前需做何处理？谁有资格接诊？照顾责任如何连续等，同时训练社区与综合医院之间的双向转诊能力。

5. 全科医学慢性病整体管理能力（详见第六节）

（1）慢性病预防能力培训：主要包括健康教育、健康评估、健康管理能力的培养。从健康教育、健康干预等方面进行培训，结合运用三级预防的方法，进行疾病的预防及干预指导。

（2）慢性病综合管理能力培训：运用全科医学的理念及方法制订慢性病管理计划，重点进行慢性病管理实施路径、诊断性评估、连续性管理、慢性病综合干预、随访管理、健康教育、康复训练等技能培训。

6. 全科临床拓展能力　全科医学临床拓展能力对我国全科医学的长远发展至关重要，主要培养内容包括：①以问题为导向的拓展能力培养：从全科临床问题出发，重点培训全科医生解决问题的能力、探索新的问题的能力、自我学习及自我发展的能力。通过读书报告、文献检索能力的培训，培养更广阔的研究视野，拓展研究能力。②全科临床科研能力的培养：以全科医学临床发展方向为目标，通过科研设计、科研统计及科研实施能力的培训，提升临床科学研究工作创造性和实用性，为进一步提高全科医生的培养质量提供更好、更宽广的教学平台。

（二）教学环节

全科医生的临床带教一般按病房教学、门诊教学及社区教学三个环节进行。

1. 病房教学　首先从病房教学开始进行教学指导与实地训练，以全面系统地培养全科临床理念、全科医生的基本技能、临床思维能力、临床决策能力及全人管理能力。围绕常见症状、未分化疾病及临床常见疾病、多发疾病，开展教学活动，通过教学查房、教学讲座、病例讨论、临床实地训练等方法，不断培训全科医生的临床思维的运用能力，指导全科临床问题处理方案及常见疾病管理方法等，同时采用以问题为基础的 PBL 教学法、网络辅助教学法、实践技能模拟训练法，进一步加强全科病房教学的教学效果。

2. 门诊教学及社区教学　在病房教学的基础上进行门诊教学及社区教学，通过以患者为中心、问题为基础、社区为导向开展门诊为主体的教学，全面训练全科医生的岗位胜任力。

门诊教学及社区教学特点及方法见本节第二、三部分。

（三）教学硬件

全科医学教学设备应符合国家卫计委制定《住院医师规范化培训基地认定标准（试行）》全科医学细则中的各项要求。其中全科医学的科室设置齐全，有全科医学门诊、病房、全科医学示教室、网络教学设施，有临床技能模拟训练中心，具备可满足教学、实践操作等使用的临床技能模拟训练设备（具体见本节门诊带教部分）。社区教学必须配备教室、图书室、黑板、投影仪、计算机等必需教学设备条件，具备一定的计算机信息检索功能。

二、社 区 带 教

1. 社区卫生服务的特点　社区卫生服务有两个显著特点：一是广泛性，即服务对象的人群广泛性。二是社区卫生服务的综合性，即预防、治疗、康复和健康促进相结合；院外服务与院内服务相结合；卫生部门与家庭社区服务相结合。社区卫生服务的对象包括健康人群、亚健康人群、高危人群与重点保护人群、患者。

2. 社区常见健康问题的临床特点　社区常见健康问题的临床特点与综合性医院的区别主要表现在：①大部分健康问题尚处于早期未分化阶段；②常伴随大量的心理、社会问题；③急性问题、一过性或自限性疾患出现的比例较高；④慢性疾患多，出现的频率较高、持续时间长，对健康影响大，影响人们的正常生活；⑤社区人群的就诊疾病与医院就诊人群大不一样；⑥健康问题具有很大的变异性和隐蔽性；⑦健康问题的成因和影响通常是多纬度的和错综复杂的；⑧处理社区常见健康问题的基本策略不同于专科医疗。

3. 社区教学的重点及要求　社区教学除了延续和巩固综合性医院的全科医学基本理论、执业技能、临床思维能力和决策能力等外，重点是要以社区应用为导向，向个人和家庭提供医疗、预防、保健、慢性病管理，为居民提供连续协调、方便可及的综合性的主动服务的能力。主要内容为：①社区基本医疗服务能力：重点指导一般常见病、多发病的诊疗，慢性病治疗、家庭治疗、社区现场急救、转诊服务等能力；②社区公共卫生服务能力：重点进行慢性病连续管理、传染病防治、康复保健、临终关怀、健康教育、预防接种、卫生信息管理等。

同时特别注重传授在社区具体条件下可行的诊治适宜技术，如规范有效的急救处置能力、融洽沟通的应诊技巧等。以全科医生的社区急救技能培养为例：对于消化道出血患者的急救，在医院偏重用仪器检查患者的血红蛋白、监护血压、急诊胃镜或手术止血等措施，但在社区则应该把教学重点放在如何通过观察皮肤黏膜的颜色、手背等部位血管的充盈程度来判断失血量，如何根据患者平时的健康档案来评估对这次失血量的耐受能力和预后，选择可行的急救方案，是否需要转诊等。

三、门 诊 教 学

全科医疗的重要特征是以全科门诊为主体，而全科门诊具有工作量大、病种变化多等特点。这就要求门诊医师必须反应敏捷，在短时间内能迅速而正确地作出诊断，确定正确的治疗方案。尤其是全科医生需运用全科理念向病员进行大量的解释和说服工作，因此门诊医师不仅要应用娴熟的医学技术正确地诊治患者，还须用通俗易懂的语言进行医患沟通，做到患者与医生密切配合，以期达到提高治愈率、降低复诊率的目的。

全科门诊教学是教育和培养中很重要的环节。门诊教学不同于病房教学（表4-2），是以门诊诊间为场所,通过相关的教学方法,将本身所具备的诊疗经验及技巧,有效地传递给住院医师,使被指导的住院医师能透过观察及实际参与诊疗行为的过程,学到门诊诊疗所应具备的基本知识与技能。门诊教学的重点是通过被指导的住院医师与患者直接交流的方式,进行病历书写、辅助检查、鉴别诊断、药物治疗、医患互动及沟通技巧等方面给予详尽的指导,提高其短时间内的全科医疗判断和决策能力,提升交流能力与技巧,巩固全科医学专业知识,积累临床医疗经验,从而提高临床诊疗能力。

表 4-2 门诊与病房疾病处置的区别

疾病	门诊	病房
类别	不分科、精神社会问题	亚专科、疾病为主
病史	未整合	已整合
期别	早期	晚期
严重度	较轻	较重
看病技巧	注重病史及物理检查	实验室及影像检查
检验资料	初诊时大都没有	住院时已有一些
初步诊断	完全未知、依靠病史	大多已知、靠病历
医患关系	长期、朋友关系	短期、治疗关系

1. 全科门诊与专科门诊的差异 为某类疾病专门设立的门诊,称为"专科门诊"。全科医学属临床二级学科,全科门诊的服务范围、疾病种类、服务模式、人群对象、接诊地点、医学观点、提供服务的内容、借助的医疗设施、手段、医患地位及关系都与专科有明显的不同(表 4-3)。

表 4-3 专科门诊与全科门诊的区别

项目	全科门诊	专科门诊
医疗范围	1~2 级预防为主	2~3 级预防为主
疾病分类	常见多发病、以症状学为主的早期未分化疾病,身心疾病较多	疑难重症,身心疾病较少
医疗模式	生物 - 心理 - 社会医学模式	生物医学模式
人群对象	普通人群	性别、年龄、病种人群
接诊地点	各种医疗保健场所	医院
医学观点	注重人	注重疾病
提供服务	所有疾病及健康问题连续性服务	专科疾病
所需设置	简单医疗仪器	全套医疗仪器
诊断手段	临床技能为主	仪器依赖性为主
医患地位	平等合作式,通常和患者一起制订治疗计划	权威指导式,由医生作出治疗决定
医患关系	密切、朋友关系、协约式	松散、临时关系

全科医生培训需要以问题为基础的方式进行学习而不是以疾病为基础的方式。在解决临床实践过程中，全科医生遇到临床问题大多情况下是不确定性的，挖掘其概率和将危险边缘化，而专科医生遇到临床问题大多情况下相对集中在专科问题，因此专科医生以减少不确定性，挖掘其可能性和将错误边缘化。认识这两种医疗模式下诊疗过程的差异，可能为全科医生培训提供一些有意义的线索，是每个学习者在未来的医学实践中加以注意的关键。

全科门诊的工作应提供连续性服务，并体现可及的、协调的、综合的全人全程的临床医疗实践活动。注重持续质量改进，运用循证实践，强化全科住院医师从个人到群体观念的执业管理。

2. 专科门诊的工作模式及主要解决的问题　专科门诊是针对相关专科疾病所设立的门诊。患者根据不同的年龄、性别及不同的组织、器官疾病，就诊于不同的专科门诊。大多数患者有较明确的专科症状和疾病。专科医生接诊关注的是以生物医学观作为理论基础，把人作为生物机体进行解剖分析，致力于寻找疾病特定的病因、病理生理变化，作出疾病的诊断，并给予相应的生物学治疗方法。因此，专科医生强调的是寻找病因，主要解决的是器官的疾病，医生与患者的关系是医生主导患者，医患关系相对较疏远。

3. 全科门诊的工作模式及关注的要点　全科医生的工作重点以门诊为主，培训中重点是培养全科住院医师的门诊思维和接诊能力，并注重把全科理念融入门诊工作中。带教的教师根据门诊的工作特点，有目的、有意识地结合临床的具体病例，系统地指导全科住院医师活学活用，帮助住院医师实现从理论到实践，再从实践到理论的转变，这是一个循环往复的过程。培养住院医师在患者多、病种多的情况下运用全科医学的诊疗思维及工作方法快速准确地分析、诊断、治疗患者，沉着敏捷地进行操作，并要求他们每天总结及反思当天所接诊的典型病例，整理临床笔记，对照书本进一步分析总结，从中找出规律。

4. 全科门诊教学的重点　全科医生采用生物-心理-社会医学模式进行医疗活动，其主要任务应作为全科门诊教学的重要内容。

（1）确认并处理现患问题：正确诊断、处理患者现患问题是全科门诊的核心任务。患者就医时，既有健康问题的性质及其对患者的影响，又有患者自己对问题的看法、顾虑和对医生的期望。因此，在教学中要指导全科医生除了要像其他临床医生一样收集与生物学问题相关的资料外，还要确认患者有无生物学问题以外的就诊原因和健康问题。在确认现患问题以后，要按照生物-心理-社会三维的诊疗模式，为患者制订适当的处理计划。该计划除药物处方外，还应做到：①与患者就其相关健康问题的达成共识，并清楚地向患者解释其病情；②与患者沟通医疗处治计划的细节，让患者参与医疗决策过程；③告知患者实施医疗处治相关方面，患者应承担的相应责任，提高患者对服务的满意度及治疗的依从性。

（2）应用连续性服务的技能：通过训练全科医生的连续性服务技能可以进一步明确疾病早期、未分化疾病及常见疾病的诊断，从而制订有效的诊治计划并连续观察疗效和药物的不良反应。全科医生对患者的健康负有长期、全面的责任，在应诊的任务中除正确诊断和处理现患问题外，还要关注患者那些已知的长期慢性健康问题，这样将会有效地提高患者对医生的信任与合作程度，并改善和促进对慢性病的管理。

（3）掌握预防服务的技能：全科医生的接诊是医生向患者提供有针对性的生活方式改善建议和疾病早期干预（即一级预防和二级预防）的机会。强化训练预防为导向的服务技能,如给育龄妇女作子宫颈防癌涂片,给35岁以上的所有就诊者测量血压等,指导全科医生为患者提供预防服务。

(4)改善患者的就医及遵医行为:在接诊过程中,全科医生应有针对性地对患者进行教育,包括两个方面:一是适当利用医疗服务;二是提高患者对医生的依从性,即遵医行为。教学中需强调全科医生对每个患者及其家庭的遵医行为都应进行管理,这在疾病的管理中是一个十分关键的指标和环节。

5. 全科教学门诊的建立

(1)全科教学门诊诊室的硬件:独立的诊间和教学门诊观察室(提供一个独立空间以便指导老师观察住院医师的表现)。诊间的设备包括:诊察桌、医师椅、患者椅、听诊器、体温计、血压计、五官镜、压舌板、检查台(床)、体重计、洗手台、电脑、诊疗床等,有条件时可配备单面镜或摄像机,为视频法教学提供基础。

(2)全科教学门诊的患者:教学门诊的患者可以是初诊或复诊患者。如初诊患者通过完整病史询问,训练住院医师完整的问诊技巧;病史尚未分化,可训练鉴别诊断的能力,并培养住院医师建立良好医患关系的能力。复诊患者以自己接诊的初诊患者为宜,通过复诊了解自己对患者处置的疗效评估,积累经验。教学门诊的患者需知情告知(见教学案例4-5:门诊教学的知情同意书)。

(3)全科门诊的教学方式:每次教学门诊都应有固定的带教老师指导,不提倡只是坐在带教老师旁跟诊。因此教学门诊的指导医师可通过以下方式进行全科门诊教学:①可以直接在现场,观察住院医师整个看诊的过程,即时指导;②可间接通过有单面镜或摄像机在隔壁诊间进行直接观察,但需要有好的设备及大的空间;③不在场而依靠住院医师的病史报告及病历记录指导的方法,但无法知道问诊过程实际发生的问题。住院医师接受门诊教学最好全年度每月都有安排,要有一定量的初诊及随诊患者,为教学提供保障。

(4)全科门诊教学流程:①向患者说明教学门诊的整个看病流程。请患者进入诊间,指导医师确认患者并自我介绍,说明看诊过程,住院医师自我介绍。②培训的住院医师进行病史询问及体格检查。询问主诉、现病史、过去史、家族史,体格检查包括测血压、头颈部检查、胸腹部检查等全面的体格检查。③向患者说明已看完诊,请患者在诊室等候。④指导医师与培训的住院医师讨论看诊过程。⑤指导医师亲自诊察病患,作必要的补充病史及体格检查,以确定诊断。⑥确定诊治计划并向患者说明及实施。⑦指导医师与培训的住院医师作最后讨论,包括看诊要领,看诊的技巧,自我学习的重点,注意事项等。⑧反思性教学:住院医师接诊后进行自我反思,总结存在问题及进一步改进的内容,老师进行反馈评价。

将以上的门诊教学流程归纳为全科门诊四步法教学,即单独接诊-汇报分析-指导诊疗-总结反思;同时将反思性教学方法运用于全科门诊教学,促进住院医师在自我反思、自我评价过程中实现自我专业发展,以达到提高教学质量、促进住院医师进步的目的。

(5)门诊教学应注意的事项:每次看诊前对服装仪容要特别注意;态度要严肃中带轻松;应使患者获得最正确的诊断与最佳的治疗;使住院医师在最短的时间内学到最多;注重病史询问、体格检查以及沟通能力;重点应该放在如何学习鉴别诊断的要领;合理应用各项检查及药物治疗;要多鼓励患者并安慰患者的遭遇;建立指导医师与培训的住院医师的情感。

(方力争)

教学案例 4-1 临床教学案例

病例摘要:患者,男,65 岁,因间歇胸闷、胸痛半年,加重 1 周入院。患者半年前登楼时出现胸部闷痛,主要位于胸骨中下段偏左侧,程度不剧,持续数分钟,休息后好转,无黑矇晕厥,无恶心呕吐。半年来胸痛间歇发作,有时伴胀闷感,活动后明显,性质同前,持续 3~5 分钟,经进食、休息后可自行缓解,曾在当地社区门诊就诊,考虑"食管炎?",给予服制酸药,未见改善,进一步行心电图检查,提示"下壁 ST-T 轻度改变",予"麝香保心丸"治疗,症状较前缓解。1 周前,患者外出活动劳累后再次出现胸部闷痛,性质加剧,约 20 分钟后胸痛缓解,6 小时前胸痛再次发作,性质同前,现转来本院门诊就诊。

既往有反复头晕、有高血压 10 年史、糖尿病史 20 余年,用药不规律。有烟酒嗜好。

查体:体温 36.5℃,脉搏 78 次 / 分,呼吸 20 次 / 分,血压 158/96mmHg,神清,口唇无发绀,两肺未闻及干湿性啰音。心界无扩大,心律齐,心前各瓣膜区未闻及病理性杂音。腹平软,无压痛、反跳痛,肝脾肋下未及,移动性浊音阴性。

辅助检查:血常规无明显异常。甘油三酯 2.31mmol/L,总胆固醇 6.52mmol/L,空腹血糖 10.21mmol/L,HbA1c 10.00%。心肌酶谱无明显异常,心电图提示 Ⅱ、Ⅲ、aVF 导联 ST 段压低,T 波倒置。腹部 B 超:肝胆胰脾未见明显异常。

一、案例教学目标

1. 运用全科医学基本理论及执业技能进行全科医疗的规范接诊及综合评估。

2. 建立全科医学临床思维,分析胸痛的诊断思路及鉴别诊断方法。

3. 综合分析冠状动脉粥样硬化性心脏病的发病机制、诊断标准、治疗措施。

4. 运用全科医学基本技能归纳多系统疾病的预防方法、随访管理及研究内容。

二、案例教学问题设计

1. 如何运用全科医学的理念及基本技能进行规范接诊及评估?

2. 综合运用全科医学的临床思维方法进行冠状动脉粥样硬化性心脏病的诊断分析。

3. 运用全科医生的临床决策对冠状动脉粥样硬化性心脏病进行进一步诊治。

4. 怎样用全科医学技能进行医患沟通及人文关怀?

5. 根据全科医学疾病管理的方法进行多系统疾病的随访管理及指导。

6. 结合本教学案例,怎样拓展全科培训医师的研究能力?

三、案例分析

1. 运用全科医学理念及基本技能进行规范接诊及评估 教师运用全科医学以患者为中心的理念及基本技能指导规范接诊及全面评估(包括临床、心理、社会因素的评估);全科培训医师收集补充病史、进行体格检查操作训练,同时进行初期评估;由教师纠正培训医师的不规范操作行为并进行综合评估分析。

(1)运用全科医学的理念和规范接诊方法询问病史,并进行评估。

1)病史询问:运用以人为中心的全科医学理念,用关切、理解的态度及方式进行病史询问。

补充现病史:从胸痛、胸闷的常见症状为切入点,询问患者胸痛的情况、与鉴别诊断相关的伴随症及整体情况。

既往病史:追问高血压病史、糖尿病史及服药和控制情况等。

2)个人背景:患者长期经商,有吸烟饮酒嗜好,饮食不规律。

3)家族背景:母亲有糖尿病史。

4)心理因素:进入患者的内心世界、进一步了解心理因素;患者1月前新增经商项目,精神负担加重,每晚睡眠4~5小时,感心情焦虑和急躁。

5)环境因素:患者经常出差,工作负担重,环境多变。

(2)运用全科医学的技能指导进一步规范查体评估。

1)系统体格检查:注意全身系统检查,包括一般检查、头颈、皮肤、浅表淋巴结、心肺腹部、关节四肢、神经系统等的检查。

2)重点规范进行心脏、肺部及腹部检查:根据患者出现逐渐加重的胸闷、胸痛情况,重新规范进行心脏、肺部、腹部的视、触、叩、听的检查,注意训练全科培训医师的临床基本功。

2. 综合运用全科医学的临床思维进行冠状动脉粥样硬化性心脏病的诊断分析　教师指导启发全科培训医师先提出临床问题,提示该患者以胸闷、胸痛等症状入院,强调运用全科医学综合临床思维,以常见症状为切入点进行分析;再由培训医师进行小组讨论,分析诊断、诊断依据及鉴别诊断,经教师指导并进行分析修正,同时指导学生如何对多系统临床问题进行分析。

(1)在带教中首先请全科培训医师分析病史特点,列出诊断及诊断依据,目前主要考虑:

1)冠状动脉粥样硬化性心脏病,不稳定型心绞痛。诊断依据:①患者男,65岁;间歇胸闷胸痛半年,加重1周入院。胸痛在活动后出现,持续数分钟,伴胸闷,休息及服药可改善缓解。1周前劳累后再次出现胸痛,持续时间延长。②查体:血压:158/96mmHg;心律齐,各瓣膜区听诊未闻及杂音。③心肌酶无明显异常。当地医院心电图提示下壁ST-T轻度改变。本院心电图提示Ⅱ、Ⅲ、aVF导联ST段压低,T波倒置。

2)2型糖尿病。诊断依据:①有糖尿病史20余年,成年起病,目前用降糖药物治疗。②入院后空腹血糖10.21mmol/L;HbA1c 10.00%。③有糖尿病家族史。

3)高血压很高危。诊断依据:①高血压史;②血压:158/96mmHg;③既往有糖尿病史。

4)高脂血症。诊断依据:①甘油三酯2.31mmol/L;②总胆固醇6.52mmol/L。

(2)鉴别诊断:结合教材、教学及文献资料,指导全科培训医师进行讨论,分析胸痛的鉴别诊断及依据,从患者的临床表现特点中,首先分析最可能的病因,重点列出各鉴别的疾病及其支持点与不支持点及排除该疾病需要做的相关检查。

1)主要排除的疾病为心源性胸痛——急性心肌梗死:根据患者的病史特点分析支持点:男性65岁,胸痛逐渐加重,持续性20分钟,伴胸闷。分析不支持点:急性心肌梗死疼痛性质更加剧烈,持续时间长,数小时或1~2天,用药无明显效果,血压常降低,血清心肌酶谱增高,心电图有特征性和动态性变化。排除检查:进一步动态观察心电图、心肌酶谱、测定肌钙蛋白等进行鉴别诊断。

2)用同样临床思维方法指导专科培训医师分析及排除主动脉夹层、肺部疾患(如肺栓塞)、消化系统疾病(如胆结石、消化性溃疡、反流性食管炎)等列出支持点与不支持点,注意对全科培训医师进行常见疾病鉴别诊断的反复临床思维强化训练。

3)针对以上结果进行分析,指导学生进一步运用全科临床综合思维,如何避免误诊,如何全面评估,为进一步诊治提供依据。

（3）根据患者的临床特点提出需要做的进一步检查项目:结合本病临床表现特征、进一步发生发展及并发症发生的情况,请培训医师列出进一步检查的项目。

1）主要进行监测及检查的项目为:监测血压、血氧饱和度、心电监护;血尿常规、生化、心肌酶谱、肌钙蛋白及血气分析等,必要时进行冠状动脉造影。

2）鉴别诊断中需排除疾病的检查,包括进一步动态观察心电图、心肌酶谱、测定肌钙蛋白、心脏超声等;必要时进行胸部 CT、胸部 CTPA 等。

3. 运用全科医生的临床决策对冠状动脉粥样硬化性心脏病进行进一步诊治　教师指导全科培训医师查找教材及文献,分析冠状动脉粥样硬化性心脏病的病因及发病机制,并运用循证医学的方法提出治疗原则、措施及依据,通过训练提高全科培训医师的临床分析水平、全科诊疗决策水平。

（1）结合该病例的临床表现分析病因及发病机制:指导全科培训医师结合患者情况分析病因:本例为男性,65 岁,属高危人群;有吸烟嗜好;有劳累史;有甘油三酯升高、胆固醇增高;有高血压史、糖尿病史。

病理及发病机制:动脉粥样硬化累及冠状动脉则产生冠状动脉粥样硬化性心脏病,逐渐引起管腔狭窄,影响心肌血供,发展缓慢时出现心绞痛,发展迅速时在诱因作用下产生心肌梗死及心力衰竭等。

（2）给出治疗原则、措施及依据:教师指导培训医师依据指南,根据冠状动脉粥样硬化性心脏病的发病机制,结合患者临床表现及疾病发生发展的特征,列出治疗原则及依据;反复训练全科培训医师的临床决策能力。

1）患者立即卧床休息,镇静,减轻心肌耗氧。

2）针对冠状动脉粥样硬化,即刻开始抗心肌缺血治疗,改善冠状动脉血供。药物治疗包括:硝酸酯类制剂,β 肾上腺素能受体阻滞剂,钙离子拮抗剂等。

3）降血脂治疗,高血压药物治疗,糖尿病药物治疗,以抗动脉硬化治疗。

（3）转诊指征:①如患者出现持续胸痛,或反复发作胸痛:转专科进行冠状动脉造影检查,必要时进行冠状动脉支架植入术,改善冠状动脉血供。②出现并发症:如出现胸闷气急加重伴心功能不全,转专科进一步治疗。

4. 怎样用全科医学技能进行医患沟通及人文关怀　教师运用人文关怀及医患沟通的方法,指导全科培训医师运用全科医学的理念及基本技能,结合患者的心理状态进行沟通,根据要求,模拟演练整个医患沟通的过程,主要内容为:

（1）告知患者及家属入院治疗的必要性,进行患者教育及生活饮食指导。

（2）目前首先考虑的诊断、诊断依据及应与其他疾病的鉴别情况。

（3）介绍疾病概要,发生的原因、并发症及预后。

（4）明确诊断的方法及步骤,目前的治疗方法。

（5）在取得患者及家属对诊疗方法的理解基础上,允许患者及家属对诊疗方法提出建议及选择。

5. 根据全科医学疾病管理的方法进行多系统疾病的随访管理及指导　教师指导全科培训医师运用全科医学的理念、技能及方法给出该患者的出院指导及糖尿病、高血压、冠心病随访管理方法,由培训医师进行分析并列出主要随访管理内容,指导教师予以指导修正。

主要内容为：

（1）出院时对患者存在的疾病和健康问题进行详细的解释。

（2）告知随访的时间、短期复查的内容、如何进行规范治疗及随访管理。

（3）预防及康复、心理指导，包括生活方式指导、心理疏导等。

（4）开通咨询电话，提供冠心病、糖尿病、高血压的干预指导。

6. 总结本教学案例，进一步拓展全科医生的研究能力 根据教学案例，指导全科培训医师进行总结，并通过书写读书报告、查新能力的培养，进一步拓展研究学习能力。

（1）全科培训医师总结病史，进一步分析归纳胸痛的诊断思路，自我反思诊疗过程，形成书面报告。

（2）教师提出思考内容，提出全科培训医师如何进行多系统疾病的综合性防治，要求培训医师书写读书报告，制作PPT并演讲。

（3）教师反馈并指导全科培训医师，帮助提高；同时提出临床问题，如糖尿病、高血压管理路径，建议作为全科临床科学研究的项目。

教学案例 4-2 社区教学案例

病例摘要：患者，男性，50岁，个体经商，主诉反复头晕、血压增高20年，头痛1个月。患者于20年前渐感头晕、测血压增高，达170/100mmHg，服用"疏甲丙脯氨酸""北京0号"等，头晕好转，血压下降至基本正常；此后间隙头晕，服吲达帕胺，血压波动在150~140/85~100mmHg；近1个月出现头痛，测血压182/110mmHg，心电图示左室高电压，V_1~V_3导联ST段轻度下移，当地诊所予改服硝苯地平，血压仍波动在160~170/100~110mmHg，再次就诊。既往有糖尿病史伴肢体麻木。母亲死于高血压脑出血。否认肾炎史。

查体：体温37℃，脉搏80次/分，呼吸24次/分，血压170/112mmHg，肺部未闻及干湿啰音，律齐，心尖部可闻及Ⅱ级收缩期吹风样杂音，A2亢进，腹平软，肝脾未及，未闻及血管杂音，下肢无水肿，神经系统检查无异常。

一、案例教学目标

1. 运用全科医学基本理念进行社区高血压的规范接诊。

2. 综合运用全科医学的临床思维分析高血压的诊断及分层评估。

3. 根据全科医学慢性病管理的基本方法列出社区高血压防治及随访管理方法。

二、案例教学问题设计

1. 在社区中如何运用全科医学理念进行高血压问诊，建立慢性病管理档案？

2. 运用全科医学临床思维进行社区高血压分级及心血管风险水平分层评估。

3. 如何根据临床表现识别高血压等慢性病的转诊指征。

4. 针对社区高血压的管理要求进行高血压等慢性病的防治及随访管理。

5. 怎样进行社区健康宣教，早期预防高血压？

三、社区案例分析

1. 在社区中如何进行高血压问诊，建立慢性病管理档案 教师指导全科培训医师在社区接诊中，注意运用全科医学以人为中心的理念及技能对患者的症状及体征进行评估，针对本次血压突然增高达182/110mmHg，需全面了解患者血压升高的诱因、既往疾病诊治经过、心理特征以及生活背景，同时建立慢性病管理档案。

首先询问高血压史及诊治经过:患者原有高血压病史 20 年,糖尿病史 5 年,服药不规则。

进一步询问个人背景:长期经商工作,平时高脂肪饮食,饮食偏咸,运动较少,有烟酒嗜好。心理因素:1 个月前,曾因家务琐事与家人争执,患者心情不佳,血压突然升高。家庭背景:妻子无收入,两个儿子主要靠他经济维持学业。追问家族史:母亲有高血压、糖尿病史,且死于高血压脑出血。社会背景:除谈生意,一般不与外界接触。

2. 运用全科医学临床思维进行社区高血压分级及心血管风险水平的分层评估　在社区教学中,教师重点指导培训医师从症状、体征及患者生活方式中进行评估,运用全科医学临床思维,结合患者的临床情况,列出高血压、糖尿病的评估要点;由培训医师进行分层评估,教师进行指导修正。

(1) 重点进行高血压等相关健康问题的评估:社区重点评估患者有否头晕等相关症状及血压波动,评估高血压情况。同时针对患者高脂肪饮食,饮食偏咸,运动较少,有烟酒嗜好及其性格特征、家族史等,进行行为方式问题、心理健康问题、家庭问题等的评估,为进行高血压心血管风险评估提供依据。

(2) 进行高血压分级及心血管风险水平分层评估:根据患者血压情况进行高血压分级,目前患者血压为 182/110mmHg,评估为 3 级高血压;由培训医师列出进一步检查项目,包括血尿常规、血脂、血糖、肾功能等。结合患者目前高血压情况、家族史、吸烟、伴发糖尿病等进行高血压心血管风险水平分层评估,目前分层评估结果为高血压很高危。

3. 如何根据临床表现识别社区高血压等慢性病转诊指征　教师指导全科培训医师运用循证医学方法识别患者的高血压、糖尿病的进展及并发症情况,列出转诊指征,根据本患者情况进行综合评估。

(1) 全面评估:根据检查结果归纳该患者高血压、糖尿病存在的并发症诊断要点,包括全身动脉硬化情况,心、脑、肾的病变,糖尿病神经病变等,进行全面评估。

(2) 根据目前的评估情况,建议转上级医院进行进一步诊治:患者目前评估结果为高血压很高危,同时评估心、脑、肾等情况,考虑转诊。

(3) 如病情好转及稳定,转回社区进行随访管理:患者如血压波动在 1~2 级、无心脑肾严重并发症,则转回社区进行随访及治疗。

4. 运用全科医生的临床决策提出社区高血压等慢性病的防治方案　根据高血压及糖尿病最新的防治指南及共识,由全科培训医师列出高血压、糖尿病的防治方案,重点突出慢性病的综合防治策略、随访管理要求及心理、家庭问题的疏导;教师进行指导与归纳,强调长期综合性、连续性管理。

(1) 心理疏导:对患者的心理评估后进行针对性疏导,尤其容易焦虑等进行心理疏导。

(2) 家庭问题治疗:针对患者家庭成员的交往关系紧张,进行疏导。

(3) 提出治疗原则:包括选择的药物、用药剂量、疗程、服药时间;根据患者血压、血糖情况怎样调整用药、长期治疗。

(4) 社区慢性病随访管理内容及路径

1) 对患者存在的高血压、糖尿病及健康问题进一步进行详细的解释及健康教育。

2) 开通咨询电话,包括生活方式指导、心理疏导、康复指导等。

3) 告知随访的时间、短期复查的内容、如何进入规范随访管理的程序:

5. 如何进行社区高血压健康宣教及管理,早期发现及预防高血压　由全科培训医师自我反思,归纳存在问题,写出诊疗体会,并根据最新高血压指南,书写高血压预防总结报告,制作 PPT,教师予以反馈指导及修正。主要内容为:

(1) 高血压危险因素的控制对高血压预防的作用。

(2) 如何进行高血压普查,早期发现预防和控制高血压,怎样进行三级管理。

(3) 高血压心血管风险评估的内容及心血管健康的目标。

教学案例 4-3 **专科门诊教学案例**

病例摘要:患者王某,男,45 岁,因"反复发热、咳嗽 1 个月,胸闷气急 1 周"于 2011 年 5 月入院。患者 2 个月前疲劳后出现发热,体温 37.5~38.5℃,自觉咽痛,咳嗽,少量咳痰,有畏寒,无寒战,无气急、胸痛,无腹痛、腹泻,无尿频、尿急,无关节酸痛,在当地医院门诊就诊,拟诊"支气管炎",予口服头孢菌素及对症治疗,咳嗽稍好转,但体温仍反复增高,波动在 37.3~39.8℃,发热时伴寒战、乏力,当地医院予抗炎等进一步治疗,咳嗽减轻,发热仍持续存在;1 周前起,患者出现胸闷伴轻度气急,并逐渐加重,体温仍反复增高,转入本院住院诊治。

既往有游走性关节痛史。

查体:平卧位,体温 39.2℃,脉搏 108 次 / 分,呼吸 18 次 / 分,血压 140/82mmHg,咽充血,心律齐,胸骨左缘第 3、4 肋间闻及 3 级舒张期吹风样杂音,两肺呼吸音略粗,无干湿啰音,双侧结膜下及手部皮下有散在出血点,腹软,无压痛,肝脾肋下未及,下肢无水肿,关节无红肿压痛。

辅助检查:白细胞计数 11.4×10^9/L,中性粒细胞百分数 84.7%,血红蛋白 118g/L,血沉 108mm/h,超敏 C 反应蛋白 70mg/L,尿常规、大便常规无明显异常。血肝功能、肾功能无异常;抗"O":160U/L。血培养:草绿色链球菌。B 超示:肝胆胰脾肾无明显异常。X 线胸片示:肺纹理增多;心电图为非特异性 ST-T 改变;彩色多普勒超声心动图:主动脉瓣重度关闭不全伴瓣膜伴赘生物。

一、案例教学目标

1. 掌握亚急性感染性心内膜炎的诊断与鉴别诊断。

2. 熟悉亚急性感染性心内膜炎的发病机制。

3. 熟悉亚急性感染性心内膜炎的治疗原则。

二、案例教学问题设计

1. 总结患者的病史特点,提出临床诊断及其依据。

2. 如何进行鉴别诊断?

3. 需要做哪些进一步检查?

4. 结合该病例临床表现分析病因、病理及可能的发病机制。

5. 给出治疗原则、措施及其依据。

三、专科门诊案例分析

1. 总结患者的病史特点,提出临床诊断及其依据　专科病史分析一般以疾病为中心,从本次患者发病的临床特点中分析表现特征,主要从疾病的发生、发展、治疗情况、过去史、个人史、家族史等、查体情况,结合辅助检查情况进行分析;而对患者的精神心理、生活方式、社会背景等的询问及评估较少。因此在带教中首先教师指导专科培训医师分析病史特点,列出诊断及诊断依据。

(1)亚急性感染性心内膜炎的诊断依据(对照诊断标准):①发热,体温波动在 37.3~39.8℃;②心脏听诊胸骨左缘第 3、4 肋间闻及 3 级舒张期吹风样杂音;③双侧结膜下及手部皮下有散在出血点;④彩色多普勒超声心动图:提示主动脉瓣重度关闭不全伴瓣膜伴赘生物;⑤血培养草绿色链球菌。

(2)呼吸道感染的诊断依据:①发热,咳嗽;②咽部充血、两肺呼吸音略粗;③血象、血沉、C 反应蛋白增高;④X 线胸片肺纹理增多。

2. 如何进行鉴别诊断　由专科培训医师根据病史特点讨论相关鉴别的疾病及支持点与不支持点,教师予以分析修正。

(1)风湿热:根据病史分析支持点:患者有发热、心瓣膜损害等症状、轻度贫血现象、关节痛史,有心脏杂音;不支持点:患者抗“O”:160U/L,有皮肤出血点,栓塞现象,血培养为草绿色链球菌,关节无红肿压痛,经敏感抗生素足量治疗而仍不退热。

(2)其他需要鉴别的疾病:包括左房黏液瘤,先天性心脏病患者合并肺部感染,结缔组织病,结核病等。列出支持点与不支持点,注意进行专科培训医师对常见疾病进行鉴别诊断的反复临床思维强化训练。

3. 需做哪些进一步检查　专科门诊培训带教中注意培养专科培训医师对本次疾病诊断能力,根据以上病史分析,在进行诊断及鉴别诊断思维训练的同时,结合本病临床表现特征、进一步发生发展的情况,为进一步分析排除发热及胸闷相关疾病,请培训医师列出进一步检查的项目,教师予以修正;主要进行检查的项目为:

(1)复查血培养、血常规、血沉、C 反应蛋白,进行血电解质、血气分析检查等。

(2)复查抗“O”,进行自身抗体、PPD 检查,必要时进行痰培养。

(3)复查心电图,复查心脏超声,必要时进一步行经食管心脏超声检查。

(4)必要时胸部 CT 进一步检查等。

4. 结合该病例临床表现分析病因、病理及发病机制　教师提出问题,指导专科培训医师从本病例的临床表现分析病因、病理及发病机制。

亚急性感染性心内膜炎的病原菌主要为毒力较弱的草绿色链球菌所引起。本病常发生在已有病变的瓣膜上,常见于二尖瓣和主动脉瓣,大多数病例发生在风湿性心瓣膜病变的基础上在感染的诱因下出现,可出现反复发热,有心脏杂音、周围体征等。

亚急性感染性心内膜炎的主要病变:①瓣膜损害;②动脉性栓塞;③可并发心功能不全,进一步分析其病理生理及并发症的发生机制。

5. 给出治疗原则、措施及其依据　教师指导专科培训医师查找教材及文献,提出治疗原则、措施及依据,通过训练提高专科培训医师的临床医疗技能。

(1)给出药物治疗原则、措施及其依据。

1)用药要早:在 24~48 小时中采血培养 3~5 次后就可以开始抗生素治疗,3 日后视病况作调整。

2）充分用药：选用杀菌性抗微生物药物，大剂量运用，选用大剂量无严重毒性者如青霉素，青霉素过敏时选用万古霉素。

3）剂量要足，对草绿色链球菌导致的心内膜炎，每天静脉滴注青霉素 G 钠盐 1200 万 ~ 1800 万单位，分次静脉滴注。

4）疗程要长，通常不低于 4 周，有严重栓塞或者转移性脓肿者疗程要延长。同时注意药物的不良反应。

（2）识别手术指征：①有进行性心力衰竭、内科治疗无效；②急性主动脉反流所致的心衰；③真菌性心内膜炎；④积极抗生素治疗的情况下，菌血症及发热持续 8 天以上。

6. 结合本教学案例总结亚急性感染性心内膜炎临床特点，诊断标准，防治原则，要求培训医师书写总结报告，教师予以指导。

教学案例 4-4 全科门诊教学案例

病例摘要：患者，女性，36 岁，教师，主诉反复乏力半年余，加重 2 周。

患者于半年前因工作劳累后渐出现乏力，夜间休息后稍好转，但次日仍存乏力，无自觉怕冷、多汗，无多饮、多食，无恶心、腹痛及腹泻，无肢体活动障碍，当地医院检查血常规、肝肾功能、血糖无异常，胸片均无异常。此后乏力持续存在，渐感休息后不缓解；近 2 周乏力加重，记忆力及集中注意力下降，影响日常生活及工作，故来本院就诊。

既往无甲状腺疾病、糖尿病史。家族中无肿瘤病史。

查体：体温 37℃，脉搏 80 次 / 分，呼吸 18 次 / 分，BP120/70mmHg，肺部未闻及干湿啰音，心律齐，未闻及病理性杂音，腹平软，肝脾肋下未及，下肢无水肿，神经系统无异常。

辅助检查：血常规：白细胞计数 6.4×10^9/L，血红蛋白 128g/L，空腹血糖 5.2mmol/L，血尿素氮 7.0mmol/L，血肌酐 69μmol/L，血清钾 4.3mmol/L；X 线心脏正位片：无明显异常。

一、案例教学目标

1. 运用全科医学基本技能进行规范接诊并确认及处理现患问题。

2. 熟练分析门诊常见症状的诊断及鉴别诊断思路及处理原则。

3. 综合提高常见症状连续服务及机会性预防技能。

二、案例教学问题设计

1. 运用全科医学理念进行乏力问诊及初步评估，逐步确认现患问题。

2. 针对接诊过程，怎样进行初步分析，向指导教师汇报诊断思路。

3. 根据患者的表现特征，进行慢性疲劳综合征的评估及处理。

4. 展开乏力的综合分析，并进行总结反思。

三、门诊案例分析

采用全科门诊四步法教学，即单独接诊 - 汇报分析 - 指导诊疗 - 总结反思。

1. 全科培训医师单独接诊　进行乏力问诊及初步评估，逐步确认现患问题。全科门诊教学可由全科培训医师先单独接诊，进行初步评估，具体方法如下。

（1）全科培训医师单独接诊：向患者做自我介绍，运用全科医学理念围绕患者出现的乏力症状进行规范接诊，耐心倾听、开放式询问及补充病史，包括病史、个人、家庭、心理社会背景等。

针对患者的乏力进一步问诊:患者为全身乏力,诱因为心理负担重,压力大;无盗汗、无发热、无消瘦等全身情况。既往无糖尿病、甲状腺功能亢进等病史;平时运动较少。家族中无内分泌代谢疾病、肿瘤家族史等;家庭经济负担较重。

(2)进行体格检查操作:进行全身系统体格检查,尤其注意在门诊根据患者的主诉乏力进行相关体格检查,充分运用全科临床基本思路及技能仔细检查心肺腹部情况,注意皮肤、毛发、甲状腺情况、四肢关节、神经系统、肌无力检查等。

(3)通过问诊,进行乏力初期评估,初步确认现患问题,包括临床、心理、家庭问题。

2. 向指导教师汇报诊断思路　针对接诊过程,进行初步分析,由全科培训医师运用全科医学临床思维归纳乏力的诊断依据及鉴别诊断要点,结合病史,采用假说演绎法进行诊断分析,列出鉴别疾病的支持点及不支持点,向指导教师汇报。

(1)首先根据临床表现特点,列出该患者乏力的病史要点,分析可能存在的病因。

(2)根据患者的病史特点,列出可能存在的器质性疾病,列出假设诊断,如内分泌疾病、代谢疾病、血液系统疾病、结缔组织病、肌无力、恶性肿瘤等,归纳支持点、不支持点,并提出进一步鉴别所需进行的检查项目,依据临床证据逐一排除。

(3)在基本排除器质性疾病以后,结合病史,考虑非器质性疾病:慢性疲劳综合征、躯体形式障碍、心理疾病。

指导教师根据汇报情况,修正全科培训医师的接诊过程,并提出全科门诊接诊与专科门诊的区别,强调全科门诊是以症状为切入点,进行全面系统问诊,注重全身体格检查。重点指导全科医生的基本功训练,提高培训医师以全科门诊为主体的临床实践技能。

3. 教师指导诊疗　根据患者的表现特征,进行慢性疲劳综合征的评估。教师指导全科培训医师运用全科评估方法如穷尽推理法进一步排除躯体形式障碍、心理疾病;参考慢性疲劳综合征的指南及共识,归纳慢性疲劳综合征的诊断及评估要点,确认现患问题。

(1)根据本病特点评估慢性疲劳综合征的诊断要点:原因不明的慢性疲劳为主要特征,其发生具有明确的起始;疲劳的症状表现持续 6 个月以上;记忆力及集中注意力下降,由于疲劳的出现导致了患者日常生活活动能力明显下降;疲劳经休息不能被缓解。同时通过检查,排除其他器质性疾病及心理疾病。分析本患者的临床表现特点基本符合以上特征。

(2)进行心理测量等相关检测,进一步排除躯体形式障碍、心理疾病。

(3)结合该患者乏力的情况,教师指导全科培训医师运用全科医学临床决策提出慢性疲劳的处理处理方案。由全科培训医师提出主要干预方法,包括积极处理诱因,进行全面、系统的检查及耐心解释,加强患者宣教工作、健康教育,进行对症治疗、增加免疫力及中医等治疗。教师指导并进行修正。

(4)进行乏力的连续跟踪随访管理及预防服务:根据首诊负责制及跟踪管理程序,指导全科培训医师进行随访管理及健康教育,明确全科医生对患者的健康负有长期、全面的责任,同时指导全科培训医师针对患者的疲劳进行长期随访及预防服务,并在门诊进一步定期检查,观察随访过程中有无器质性疾病的表现。主要连续性管理内容为:健康教育、生活方式指导、心理疏导等,提供机会性预防服务;进行连续随访管理;教育患者什么情况下应该就医和如何主动与医生配合,使医疗服务达到最佳效果。

4. 进行总结反思　结合本教学案例总结乏力的临床诊断路径,防治原则,要求培训医师自我反思,回顾患者乏力的接诊经过,医患交流、诊断分析、临床决策、随访管理等各方面进行反思,列出改进方法,书写总结报告,教师予以反馈及指导。

教学案例 4-5 门诊教学的知情同意书

亲爱的患者:

首先感谢您对 ×× 医院的信任,医院将为您提供温暖、专业和综合性的医疗服务,希望整个诊疗过程中对于您而言是一段愉快的经历。

医学是一门经验学,医生的培养需要临床实践的训练。医院在为患者提供医疗服务的同时,还将带教医院的住院医生。目的是使住院医生能掌握高水平的医疗技术和服务理念。

作为教学病例,在您就医过程中将配合整个教学诊疗活动,并将被作为现场教学及视频教学使用。我们承诺将对您的隐私给予保护,不作为影像资料以做它用。

上述教学行为将在征得您同意的情况下才会进行。

感谢您的合作与支持,希望您早日康复!

患者声明:

在签署这个文件前,我已阅读了上述信息,了解了临床教育在门诊的展开。

我不能够阅读,但这份同意书已经通过_____(阅读者的名字)给予我解释并告知。我知道了上述信息并愿意签署同意书。

请勿签署本文件,直到您已阅读并理解和同意。

签字_____　　　　　　　　　时间_____

　　　(患者 / 家属 / 监护人)

授权医生的姓名:

签字_____　　　　　　　　　时间_____

第二节　临床小讲课与专题讲座

一、临床小讲课定义

临床小讲课或专题讲座是以临床症状、综合征或体征为题目,把相关的疾病知识综合归纳,或围绕学科特有的专业内容,或就学科的最新进展进行专题讲座式教学。临床小讲课以理论结合临床为基本原则,以某一学习要点为纲统领相关的学习内容,达到纲举目张的教学效果,培养和加强全科医生系统性临床思维能力。

二、小讲课与主题讲座的区别

临床小讲课与主题讲座不同,主题讲座即临床理论授课是以传统的疾病分类为主线,按照章节进行纵向连接,对各类疾病分别进行系统性的讲解,其内容涵盖某一疾病的概念、病因、发生机制、临床表现、诊断及鉴别诊断和防治等,使全科医生形成了纵向记忆的思维方式。尽管这种思维方式能够帮助全科医生掌握或了解某单一疾病的详细内容,但不利于提高其临床思维能力和对复杂病例的诊治水平。临床病例往往表现多样,或病情复杂,因此临床诊治疾病时,需要运用综合临床知识的横向思维方法。临床小讲课打破了传统的以疾病分类为主线，按照章节进行的纵向连接的教学模式和思维方式单一化的制约，从临床实际工作出发，将内容相关的知识有机联系起来组成一个专题，对所学疾病进行横向比较，强调知识的横向联系，对理论知识进行综合归纳，以求融会贯通，启发和培养全科医生的临床思维能力。如某一个症状或体征可能发生在哪些疾病中，某一种致病因素可以引发哪几种疾病，某一种检查或治疗手段在临床工作中如何运用等，引导学生逐渐建立和形成横向思维，拓宽思路，切实提高发现、分析和解决临床实际问题的能力。临床小讲课可针对疾病或学科的某些最新进展做专题介绍，用最新的理念和知识指导临床的疾病防治工作，并启发和培养全科医生主动探索的科学精神。

三、临床小讲课的组织实施

1. 题目的确定　高质量的临床小讲课来自于高质量的授课内容。临床小讲课的内容不局限于一般教材，而是根据临床实际工作需要，针对临床学习过程中遇到的问题，选取实用而有针对性的教学内容，如临床常见症状和体征的发生及其意义、疾病诊断与鉴别诊断、治疗和预防等一些共性的问题进行讲述。授课教师也可以介绍国内外知名杂志的相关文献，或一些本专业的前沿知识和发展动向等。临床教师应当不断学习，注重平时积累，将临床工作中有意义的病例整理在案，通过比较，找出具有使用价值、能够说明问题的第一手临床资料。授课教师在确定授课题目时应尽量征求全科医生的意见，共同确定小讲课题目。

2. 课前准备　临床教师在讲座前应明确教学目的，并按照讲座的内容积极备课，包括基本基础理论、临床病例的素材收集、整理以及多媒体课件的准备等。若条件允许应当集体备课，集思广益，详细制订教学计划、内容和方法等。教学试讲十分重要，通过试讲广泛征求意见，对教学过程中的不足之处及时进行修改、补充及完善，既提高了讲座的效果，也提高了教师的综合素质和教学水平。教师应在讲座至少3天前通知全科医生讲座内容，并要求他们查阅相关资料或熟悉临床病例等。

3. 教学方法　临床小讲座可以灵活采用形式多种多样的教学方法，如以问题为中心的教学模式、传帮带式的教学模式、角色互换的教学模式等。当代思维科学认为问题是思维的起点，解决问题的过程是创新思维和主动学习的过程。由此可见，全科医生临床思维能力的培养与提高应该从临床问题开始，通过不断思考、总结经验而达到。临床小讲课以临床实际问题为中心，通过设置一个或多个问题，采用提问与讨论相结合的方式。教师应启发全科医生提出问题，并引导其独立寻找解决问题的答案。讲座过程中要进行讨论，将散乱的知识点进行贯穿联系，实现由点到面的掌握，为提高临床技能打下基础。

无论哪种教学形式，临床小讲课要达到理想的教学效果，关键都要看教师如何启发全科医生临床思维，全科医生如何参与教学过程。小讲课就是要使每位全科医生都参与到教学活动之中，在教师的指导下充分发挥学习的主动性。每一位全科医生都认真听讲，积极思考，把理论知识应用到解决临床问题中来。通过问题的提出与回答，每一位医生都变成了课堂的主人，教师只是一名指导者。参加小讲课医生全部参与、积极发言，不存在教师与学生的界限，达到"教"与"学"角色的转换，激发起学习的积极性。

（郭　媛　曲仪庆）

教学案例 4-6 全科医生临床小讲课教案

| 教研室 | 内科教研室 | | | 科室 | 呼吸内科 |

内容	抗菌药物的临床应用	主持人	×××教授
时间	××××年××月××日××时××分	地点	呼吸内科
参加人员	全体全科医生		
教学目的	1. 掌握抗菌药的分类和抗菌谱 2. 掌握抗菌药物的药动学和药效学（PK/PD） 3. 了解抗菌药物的毒副作用 4. 掌握临床常见感染抗菌药物的选择 5. 熟悉抗菌药的耐药情况及常见耐药菌的抗生素选择		
教学设计	1940年青霉素首次应用于临床开创了抗生素世纪，新型抗生素品种不断问世，使人类与感染性疾病的斗争取得了辉煌战绩，抗感染治疗特别是抗生素的滥用也带来了很多不良反应与后果，严重时可致残或致死。在抗生素选择性压力下，细菌、真菌通过各种途径逃避抗生素的作用而产生耐药，耐药导致病死率增加和医疗资源浪费，使医药界面临严重挑战。抗菌药物应用混乱和滥用现象十分严重，已引起医学界、社会和政府的关注和不安。 1. 通过展示目前抗菌药物的使用数据了解抗菌药物的使用现状。 2. 从抗菌药物的分类、抗菌谱、组织浓度、PK/PD、毒副作用等方面系统掌握抗菌药物的基本知识。 3. 结合流行病学资料、疾病的临床特征、抗菌药物的知识等方面，掌握临床常见感染性疾病的合理用药。 4. 通过了解微生物学、细菌耐药情况和抗菌药物的特性等方面掌握临床耐药菌感染的处理。 5. 结合实际情况如何避免抗菌药物的毒副作用		
具体内容	抗菌药物的特性： 分类与抗菌谱（注意不同种类的差别和同一种类的差别） 组织浓度（不同种类特别强调同一种类的差别） 药动学/药效学（详细讲解时间依赖和浓度依赖抗菌药物及其对临床的指导意义） 毒副作用 耐药突变预防浓度理论与抗菌药物的合理应用 感染性疾病的经验性治疗（包括疾病的诊断与鉴别诊断，感染致病菌的推测，经验性治疗和经验性换药） 抗病原微生物治疗（常见社区获得性感染菌和医院获得性感染菌的抗菌药物选择）。 耐药菌的用药［常见的耐药菌的抗菌药物选择包括耐青霉素肺炎链球菌（PRSP）、耐甲氧西林葡萄球菌（MRSA）、产超广谱β内酰胺酶（ESBL）菌、产AMPCβ内酰胺酶菌等］		
问题设置	PK/PD理论对于临床合理使用抗菌药物有何指导意义？ 临床经验性使用抗菌药物应该注意什么？ PRSP抗菌药物如何选择？ MRSA、产ESBL菌、产AMPC酶菌抗菌药物如何选择？为什么？		
注意事项	1. 注意引导和启发学生，怎样正确使用抗菌药物。 2. 注意以问题为中心进行讨论		

第三节　临床教学查房

临床医学是一门实践性很强的科学,培养合格的全科医生,离不开临床教学,而临床教学查房是临床教学的重要组成部分。

一、临床教学查房的定义、目的和意义

1. 定义　临床教学查房由临床教师主持,以全科医生为对象,以患者为中心,以问题为引导而进行的一项师生互动、讨论式的临床教学活动。围绕临床常见病和多发病的典型病例及部分具有教学意义的特殊病例,通过全面询问病史、系统体检和解读有关的实验与检查结果,向全科医生提出诊疗实践中的相关问题,进而引导他们思考、论证、分析和解决问题,并适当引进相关的最新研究进展,着重于培养理论联系实际、分析问题和解决问题的能力。

2. 目的和意义　临床教学查房目的是培养全科医生在临床实际工作中如何发现问题、分析和解决问题的能力,使其具备更加缜密的临床思维能力。通过临床教学查房可以检查全科医生的理论水平和临床工作能力,促进更深入的业务学习,活跃学术气氛,提高专业技术水平。教学查房在教学过程中的同时也提高了教师教学水平和临床工作能力,规范了医疗活动,提高医疗质量,达到教学相长。

二、临床教学查房与医疗查房和教学查房的区别

1. 临床教学查房与医疗查房的区别　临床教学查房不同于医疗查房,参加人员,查房的目的和解决的问题等方面均有所不同。医疗查房是临床医疗工作中的重要环节,由病房负责医治患者的医疗小组人员参加,科主任、医疗组长或上级医师主持,通过及时了解和分析患者的病情及其变化,对新入院患者作出初步的临床诊断或明确诊断,拟定最佳诊疗方案,对于住院患者作出修正临床诊断,及时调整治疗方案,进一步完善相关检查,以及指导患者康复,同时对于医疗问题同患者及家属进行沟通。医疗查房是针对患者还没有解决的医疗问题进行分析,找出解决的办法,目的是使患者疾病好转或痊愈。总之,临床医疗查房是以诊断和医疗为主题的常规的医疗活动。临床教学查房由临床带教老师,受培训的住院医生、全科医生、进修医生等人员参加,临床带教老师主持,主要培养全科医生发现问题、分析问题、解决问题以及处理医患关系的实际工作能力,同时通过规范的教学查房,培养全科医生良好的医德医风。因此从某种意义上说,教学查房是比医疗查房更高层次的查房。

2. 临床教学查房与教学查房的区别　一般性教学查房主要是针对本科生的教学实践活动,是对课堂教学的补充和延伸。通过教学查房使学生学会如何接诊患者、采集病史、体格检查及根据病情演变结合辅助检查结果分析患者病情,学会正确书写各种医疗文书,使学生逐步掌握临床工作基本原则,逐步适应从医学生向临床医生的角色转变,初步具备临床思维和临床操作技能的能力。临床教学查房更加注重于临床,突出临床特性,是全科医生在已经具备初步临床工作能力基础上的更加深入的临床教学活动。通过对理论知识的既有纵向的又有横向的综合运用与检验,进一步培养全科医生正确的临床思维和实际解决

问题的能力。

三、临床教学查房的准备

教学查房的主持者必须由有丰富临床工作经验的主治医师以上职称的人员担任。教学准备是否充分直接关系到查房的效果,因此查房主持者和参加的全科医生都应从不同的角度做好准备。

1. 病例准备　应按照相关专业培训细则的要求确定培训目标,选择有教学意义的典型病例(病情相对稳定、病史典型、症状与体征明显、诊断基本明确),或有利于培养全科医生的临床思维方式、需进一步明确诊断或有治疗意义的病例。

2. 教师方面的准备　按照培训要求,制订周密的教学查房计划,主要包括:

(1) 对于所选定的临床教学查房患者要提前做好患者的沟通工作,得到理解与配合。

(2) 确定查房形式和流程。

(3) 在查房2~3天前通知全科医生教学查房所选择的患者,布置好教学查房的准备工作。

(4) 认真备课,提前熟悉患者及掌握病情演变情况,参考相关专业知识及新进展资料,设计好查房教案,包括教学内容、方法、重点与难点、教学目标、讨论的问题与参考文献等。

(5) 教学查房应对教学查房场所进行准备,所处病房空间应尽量宽敞,病房无陪人家属,特殊情况下,患者可安排单独病房内进行检查。

3. 全科医生方面的准备

(1) 主管医生详细询问病史和体格检查,参考有关的实验室和特殊检查,认真完成或修改入院记录,并请上级医师认真修改并签字。

(2) 所有参加查房医生都要了解患者病情,掌握患者病情演变情况与近期存在的问题等。

(3) 根据所选病例复习有关理论知识及查阅相关文献资料,准备好问题,带着问题参加查房。主管医生做好主要发言准备并提出诊治工作中存在的疑难的问题。

(4) 查房前准备好有关患者所有资料,如心电图、X线片、CT片及各项检查报告等。准备好教学查房所需的检查车及器械(包括血压计、体温表、听诊器、叩诊锤、手电筒、刻度尺、压舌板、棉签、洗手液等)。

四、临床教学查房具体实施

1. 进入病房前的准备　参加临床教学人员在办公室集中,查房主持者简要介绍教学查房患者及所患疾病,交代病例重点或难点,以及教学查房目的,强调查房纪律和注意事项包括医疗保护措施等。

2. 进入病房的顺序及站位　按照全科住培学员、查房主持者、上级医师、其他住培学员、进修医生、实习医生、护理人员和观摩人员的先后顺序依次进入病房。进入病房后查房主持者站在患者右侧,主管全科医生站在患者左侧,主管住院医师站在查房主持者的旁边,其他人员依次站于患者左侧或床尾。

3. 病例汇报(限定时间)

(1) 全科医生首先向患者问候,并说明教学查房的意图,请患者配合。然后经管全科医生将病历交查房主持者。

（2）全科医生简要汇报病史（查房主持者在听取汇报同时须认真核对病历）、体格检查的重要阳性体征及具有鉴别诊断意义的阴性体征、辅助检查中的阳性发现及有意义的阴性所见、出示特殊检查（如 X 线、超声、CT、MRI 等）的结果并指出其意义。

汇报病例时要求脱稿，语言流畅、表达精练、用词得当、重点突出。

（3）全科医生进行初步诊断，并提出该患者目前所存在的需要上级医师解决的问题，包括诊断是否明确，诊断和鉴别诊断依据是否充分，特殊检查结果的判读，是否存在需要进一步解决的临床疑难问题等。

4. 查房主持者核对病史和体格检查

（1）核对病史：查房主持者带领参加查房的全科医生于患者床旁核对病史（强化问诊基本功训练，将逻辑思维训练融入问诊中），补充询问住院医师遗漏的相关病史、提出需要特别关注的和与预后相关的病史。

（2）核对体格检查：全科医生做重点体格检查，结合本病诊断、可能发生的并发症、需进行的特殊检查、治疗和预后等相关事项做重点体格检查，并随时报告体格检查结果。

查房主持者指导全科医生体格检查，进行规范体格检查示教，补充全科医生查体遗漏部分，纠正不规范的体格检查操作及手法。

（3）与患者交流：了解患者对治疗的依从性，进行必要的指导，根据具体情况解答患者的疑问，感谢患者的配合，说明下一步将对患者进行的检查和治疗计划。

5. 讨论　讨论应在办公室进行。讨论的每一步骤应先由全科医生进行分析，随后由查房主持者进行补充、纠正和指导。在这个步骤里，要求所有医生积极参与，以掌握所查疾病的病因、症状、体征、诊断、鉴别诊断以及治疗等各个方面。根据既有水平的不同，可以就某一个典型或不典型的症状、体征等诊治过程中的各个环节提出问题。其他人或补充或解答，做到各抒己见，气氛热烈。查房主持者解答问题，同时也应就症状或体征、诊断、治疗、有关检查的认识和疑问切实提出问题供大家讨论。主持者要结合患者实际情况，从理论和实践上阐述本病特点，做到目的明确，阐述清楚，重点突出，难点讲透，并结合临床新进展培养全科医生的创造性思维能力，最后需回归到该患者的病情上，并作适当分析及诊疗计划指导。

（1）诊断与鉴别诊断：①小结病例特点，避免简单重复病历，不必拘泥于固定的模式，但要求条理化，对重要的特征性的辅助检查进行判读；②提出初步诊断及诊断依据，要求诊断依据条理清晰，重点突出；③提出鉴别诊断及其依据，强化临床思维训练。

（2）诊疗计划

1）病情评估：内科患者，根据具体病情对脏器的功能状态、体能状态及其相关问题进行危险分层。外科患者，对手术指征、手术时机、手术耐受性（患者一般状态、重要脏器功能）和手术风险进行评估。

2）进一步检查：明确诊断和治疗需要进行的检查，并说明检查的必要性、预期结果以及对患者的损伤及风险等。

3）治疗方案：①近期治疗方案：治疗／手术的效果与风险、并发症及其预案和注意事项等。②远期治疗方案：治疗目的和预期目标。

4）根据患者情况，进行健康指导。

（3）讨论注意事项：主治医师要紧密围绕病例特点、诊断与鉴别诊断、诊治方案的制订和预后判断，依据影像资料、心电图、实验室检查等展开讨论，强调规范和完整诊断（病因、病理解剖、病理生理、功能诊断、并发症及伴随疾病）；讨论中强调逻辑性，突出临床的思维过程；使用规范的、统一的专业术语，阐述公认的、有出处的内容，适当进行知识拓展，注意应用相关的英语词汇；强调对住院医师的启发和引导，与住院医师的互动，避免成为主治医师单方讲课。

6. 临床教学查房总结

（1）医疗方面：查房主持者对此次查房进行总结，指出优点和不足之处，总结要点如下：①通过本病例住院医师掌握、熟悉、了解的内容；②关于本病例还需要思考的内容，包括还需要明确的问题，还存在的目前不可解释的问题，需要上级医师或通过会诊进一步解决的问题等；③建议阅读的资料和思考题。

（2）教学方面：是否达到预期的目标，对此次临床教学查房的效果、全科医生及其他医生在教学查房中的表现等情况进行小结和点评。

7. 临床教学查房注意事项

（1）参与查房人员应态度认真、情绪饱满、语言亲切、仪表端庄。

（2）在查房过程中注意培养和树立住院医师良好的医德医风、注重专业素质的培养，并适时训练临床沟通技能。

（3）注意保护性医疗制度，按照医学伦理要求，与患者交流要讲究谈话方式，保护患者隐私。要有爱伤观念、体现人文关怀，体格检查部位不应暴露太多，时间不宜太长。查后对患者的配合要表示感谢。

（4）临床教学查房要与医疗查房有机结合，将教学意识融入医疗查房之中，并在做好临床医疗查房的基础上，合理安排临床教学查房，结合实际病例，进行启发式教学。

（5）查房的时间、地点、形式和内容，主治医师可根据具体情况灵活掌握，一个规范的、完整的临床教学查房可结合相关内容选择 1~3 例患者，时间控制在 1 小时左右。

（6）查房时患者所在病房空间应尽量宽敞，病房无陪护或探视家属等无关人员。特殊情况下，患者可安排在单独病房内进行，减少干扰。

（郭　媛　曲仪庆）

教学案例 4-7 全科医生临床教学查房教案

教研室　　内科教研室　　　　　　　　　　　　　　科室　　呼吸内科

内容	慢性阻塞性肺疾病（COPD）	主持人	*** 教授
教学查房时间	****年 ** 月 ** 日 ** 时 ** 分	地点	呼吸内科
教学病员	病例 1： 姓　名：*** 住院号：***** 诊　断：慢性阻塞性肺疾病（COPD）		
参加人员	*** 教授、*** 主治医师、*** 住院医师、全科医生及实习医生多名		

续表

教学目的	1. 了解 COPD 的现病史特点及对于诊断与鉴别诊断的意义 2. 掌握呼吸科专科查体及阳性体征的意义 3. 结合病历掌握 COPD 的诊断标准、鉴别诊断、严重程度评估及相关检查结果的临床意义 4. 掌握 COPD 的防治原则 5. 评价医疗文书的书写情况 6. 提高全科医生对 COPD 病史、体征和实验室检查的综合分析能力,培养临床思维
教学设计	慢性阻塞性肺疾病(chronic obstructive pulmonary disease,COPD)是内科呼吸系统的常见病和多发病。主要包括慢性支气管炎和阻塞性肺气肿,好发于 40 岁以上,吸烟是主要致病因素。临床上以不可逆的气流受限为特征,表现为慢性咳嗽、咳痰,活动后气短。 1. 病史采集:训练全科医生采集 COPD 病史和归纳分析病情特征的能力。 2. 体格检查:规范全科医生体格检查,通过正确的体格检查发现 COPD 患者的阳性体征,判断阳性体征和重要阴性体征的意义 3. 实验室检查和特殊检查的选择及结果判读:正确选择胸部 X 线、心电图、肺功能、动脉血气分析及痰培养,合理解读,掌握其在诊断、鉴别诊断及严重程度判断中的意义。 4. 利用基本医疗信息,培养全科医生正确的诊断和鉴别诊断临床思路。 5. 设计师生互动,提出问题并积极培养全科医生临床思维和综合分析问题的能力。 6. 掌握 COPD 缓解期的分治疗原则。 7. 掌握 COPD 急性加重期的治疗原则
查房准备	1. 主持教学查房医师 (1)病例准备:选择典型的 COPD 患者,完善相关检查,并与患者及其家属充分交流与沟通,得到患者的理解与配合。 (2)教学准备:通知全科医生所选病例,要求熟悉患者病情。 (3)教案准备:熟悉患者病历,准备好教学内容、方法、重点与难点、教学目标、讨论的问题与参考文献。 2. 全科医生 (1)复习、查阅与该病例相关的理论知识及其最新进展。 (2)查房之前详细询问患者病史、细致体检,复习有关检查结果,做好相关准备工作。 (3)通过复习理论知识,结合患者特点,提出问题查房时讨论
教学查房步骤	一、办公室介绍查房事宜(5 分钟) 1. 自我介绍。 2. 讲解查房目的、要求、查房内容、重点及难点。 3. 交代查房注意事项:保护性医疗措施、查房纪律和站姿等。 　　二、进入病房(25 分钟左右) 1. 主管全科医生向患者问候,说明意图并取得患者配合(1 分钟)。 2. 主管全科医生将病历交查房主持医师,脱稿向主持医师汇报病史。 要求:语言流利、表达精练、重点突出(8 分钟)。 3. 住院医师对全科医生的病历汇报进行补充及讲评。 要求:不重复已汇报过的内容,主要补充不足,语言精练、重点突出(3 分钟)。 4. 教学查房主持医师按医疗行为规范进行查房(13 分钟)。 补充询问病史:根据全科医生和住院医师汇报病史中的不足进行。

教学查房 步骤	现病史： （1）咳嗽咳痰。特别注意出现症状时间、痰液的量与性质、昼夜性与季节性，是否有呼吸困难，咳嗽咳痰与呼吸困难是否进行性加重，是否反复加重。 （2）是否有双下肢水肿，是否有神志改变等。 （3）是否曾经就诊，做过什么诊断。 既往史： 有何基础疾病及其状态。 家族史：注意发病者的性别、年龄、与患者的关系。 专科查体：指导全科医生作相关的体检，观察其有否发现阳性体征，予以评价和指导。先指定全科医生操作，其他学员补充、纠正。 查体示教： （1）全身情况。特别注意球结膜是否水肿，颈静脉充盈情况，双下肢是否水肿等。 （2）胸部查体。心肺望触叩听检查的顺序、部位、手法是否规范。有何阳性体征，体征的描述是否正确。 （3）腹部触诊。肝、脾。检查过程注意手法规范。 三、回到示教室（20分钟） 1. 归纳病例特点 （1）全科医生医师描述、上级医师补充。 （2）指导全科医生进行归纳总结病例特点。 2. 分析检查报告 （1）全科医生描述、上级医师补充。 （2）指导全科医生分析检查报告：重点分析肺功能检查报告结果判读，对于疾病诊断以及严重程度判定的意义，与支气管哮喘的疾病的鉴别价值等。分析胸部 X 线的特点及其意义。分析心电图的变化及其意义。简要分析血气分析及其意义。分析痰培养结果及如何进行抗感染治疗。 3. 提出诊断与鉴别诊断 （1）查房教师简要复述病史、阳性体征、有意义的实验室检查，综合分析后参照 COPD 及 AECOPD 诊断标准提出诊断。 （2）评价：病历及诊断和鉴别诊断存在的缺点：是否完全、正确。 4. 阐述本病特点 结合病例，从理论和实践上分析、归纳。 5. 提出诊疗计划指导。 6. 治疗原则及主要治疗方法。 7. 讲述本病的临床分层与预后的关系。 四、归纳总结（10分钟） 主持教学查房教师总结归纳该病例中应掌握的内容，对全科医生医师在查体、讨论中出现的问题进行评讲，综合查房全过程，结合全科医生医师在专业知识、操作技能等方面存在的问题，进行系统的归纳总结： （1）总结本次教学查房是否达到预期的目标。 （2）点评全科医生在教学查房中的表现，提出改进意见。 （3）布置思考题。 ①结合 2011 年版及 2017 年版 GOLD 指南对 COPD 患者如何进行病情评估。 ②COPD 综合评估对治疗有何意义？

续表

教学查房步骤	③AECOPD 的判定及其治疗原则． ④COPD 患者缓解期的治疗策略。 ⑤如何真确认识慢性支气管炎、慢性阻塞性肺气肿、支气管哮喘和 COPD 的关系？其意义如何？ （4）指定阅读参考资料 ①中华医学会呼吸病分会《慢性阻塞性肺疾病诊治指南》2016 年版。 ②GOLD 指南 2011 年版及 2017 年版。 ③朱元珏主编《呼吸内科学》，人民卫生出版社。 （5）宣布查房结束
注意事项	1. 必须按以下顺序进入和退出病房　查房主持医师、主治医师、住院医师、全科医生、进修医生、实习医生等。 2. 查房时各级医师所站位置　教学查房主持医师站在病床右侧，实习医师站在病床左侧，主管医师站在主持医师旁边，其他医师站在床头对侧。 3. 教学查房时必须采用普通话。 4. 教学查房时注意态度认真、情绪饱满、仪表端庄、语言亲切、着装必须整洁、整齐。不能交头接耳。教学查房时不允许接打手机。 5. 查房时患者所在病房空间应尽量宽敞，病房无陪护或探视家属及其他无关人员，提前准备好示教室桌面。 6. 注意保护性医疗措施，符合医学伦理要求，与患者交流要讲究谈话艺术，为患者保守医密，要有爱伤观念。 7. 查房要求记笔记

第四节　教学病例讨论

一、教学病例讨论的定义

教学病例讨论是指以临床病例为载体，师生共同参与、教师为主导、全科医生为主体的教学活动。在临床教师指导下，通过临床教师与全科医生以及全科医生之间的教学对话实现规定教学目标的方法。通过教学病例讨论加强全科医生对基础知识、基本技能、基本理论的理解，运用及提高，激发全科医生的学习积极性，拓展他们的知识面，提高对临床问题理解的深度与灵活性，建立科学而缜密的临床思维。

有效的教学病例讨论有利于全科医生巩固理论知识，训练正确的临床思维方法，树立严谨的科学态度和良好的医德医风。

二、教学病例讨论的准备

讨论前的充分准备包括教师精心准备和全科医生充分准备，这是开展好临床病例讨论的重要前提条件。

1. 病例准备　为了做好有效的病例讨论，带教教师必须选择本专业有代表性的典型病例。所选择的病例可以是正在住院的患者，也可以是已经出院的患者，或者是已经死亡的患者。无论是哪种患者,适合全科医生进行讨论的病例都应该具备两点:一是所选择的病例为病情较为复杂曲折的常见病和多发病,或是较疑难的少见病。病情过于简单,不利于激发全科医生的积极性,也不利于提高临床思维能力,失去了讨论的意义。二是所选择的病例一定要有明确的诊断,有活体组织检查或其他能够明确临床诊断的依据。如果诊断不清楚,讨论便得不出明确的结果。

对于正在住院的患者,为了训练全科医生的临床技能,要求全科医生自己采集病史,体格检查,详细了解患者的有关检查和治疗效果,写出病例摘要,带教教师进行修改。

对于已经出院或死亡的病例,带教教师要写好病例摘要,要求内容充实,简明而要,条理清晰,重点突出。体格检查的阳性体征或具有重要意义的阴性体征都应写出,以备在临床讨论时诊断与鉴别诊断时参考。为引导临床思维,对诊断有决定意义的检查结果暂时隐瞒,写成已取病理送检或已做某项检查等字样,一般不写出病理诊断或临床诊断。如果患者同时患者有多种疾病,每一种疾病的临床症状都应进行描述,以增加病情的复杂性和讨论的相对难度。

2. 教师准备

(1) 反复筛选适合全科医生的典型或有代表性的病例,尽量选择住院患者。

(2) 提前通知全科医生讨论的病例,布置好准备工作。

(3) 提前熟悉患者及掌握病情演变情况。

(4) 查阅大量的有关资料,参考相关专业知识及新进展资料,制订详细的教学病例讨论计划,设计好病例讨论教案,包括讨论内容、方法、重点与难点、教学目标与参考文献等。结合所选择的病例,提出讨论要点,也可以根据实际情况提取可供讨论的具体问题,而且要对讨论进行精心的组织和安排。

3. 全科医生准备　病例讨论至少前 3 天应通知参加讨论者。全科医生应分工做好资料准备,围绕讨论要点,提出有针对性的讨论依据(包括诊断和鉴别诊断)以及涉及的其他相关知识。病例讨论前要求全科医生完成下述的准备工作:

(1) 正在住院的病例应由主管病床的全科医生负责准备病例摘要(应有比较完整的临床资料如病史、体格检查、专科检查、辅助检查及诊疗经过和目前存在的主要问题等)。

(2) 认真复习准备讨论的病例的相关理论知识。

(3) 准备发言提纲,针对病例提出相关的问题。

三、教学病例讨论的内容

病例讨论的内容应包括疾病诊疗过程的每个环节,如:该病例的临床特点、发病机制、诊断依据、诊断与鉴别诊断、目前的诊疗计划、进一步的治疗处理、可能的预后以及康复等。全科医生针对病例所提出的问题,可以是一个很具体的现状问题,也可以针对病例的一个有意义的假设问题,围绕问题,不断深入展开讨论。

四、教学病例讨论的具体实施过程

在病例讨论的实施过程中,可按照下面的顺序进行:

(1) 首先,由主管病床的全科医生负责汇报病例摘要并提出自己的诊断、鉴别诊断以及治疗方案等。

（2）针对病例摘要所遗漏的信息，其他医生进行补充提问，由主管病床的全科医生加以完善。

（3）通过大家的讨论，归纳出病例的临床特点。

（4）通过讨论作出诊断及鉴别诊断，并列出诊断依据和鉴别诊断要点。

（5）综合大家的意见，拟出治疗方案。

（6）带教老师的提问分析和全科医生的讨论回答可以穿插于上述过程中。

（7）最后，带教老师对病例进行归纳总结。

五、教学病例讨论的方法

病例讨论没有固定的方式和方法，一般应以集体讨论和重点发言相结合。首先集体讨论，然后选出代表向参加讨论者陈述对于相关论题的理解和认识，随后，其参加讨论者加以补充，有不同意见可以同时进行提问。讨论中参加讨论者有问有答，在对同一问题的不同见解的争论中，对问题不同方面有了更深层次的理解，在总结时就会有更清楚地认识。发挥全科医生的主体作用和教师的主导作用是讨论成功的关键所在。讨论要充分调动全科医生的积极性，使其畅所欲言。教师在讨论中的主导作用是通过点拨、引导、组织表现出来的。点拨意味着对提出的问题要解释清楚，使其全科医生明确讨论的中心。引导学生对问题认识的不断深入，指导学生用辩证分析的方法分析问题。组织意味着教师调控讨论的进程，创造良好的讨论氛围，把握讨论的方向，概括讨论的要点，阐述自己的观点，并实施对全科医生进行鼓励的评价。

（郭　媛　曲仪庆）

教学案例 4-8 教学病例讨论举例

1. **病例摘要**　患者男性，48 岁。因"反复咳嗽、咳黄脓痰 30 余年，加重伴咯血 2 天"入院。患者 30 余年前受凉后出现咳嗽，咳大量黄脓痰，经抗感染、止咳化痰等治疗病情缓解。之后上述症状反复出现，受凉后诱发，经抗感染治疗后可缓解。2 天前患者受凉后再次出现咳嗽，咳大量黄脓痰，并咯血 2 次，共计约 100ml，夜间平卧咳嗽加重，坐起后减轻。自发病以来，饮食睡眠可，体重无变化。2 岁时曾患"支气管肺炎"，抗感染治疗后治愈。体检：体温 36.8℃，脉搏 80 次 / 分，呼吸 20 次 / 分，血压 140/90mmHg。神志清，精神可。全身皮肤黏膜未见黄染、皮疹及出血点，全身浅表淋巴结未及肿大。头颈检查无异常。胸廓对称，三四征（-），无胸壁静脉曲张，无胸壁压痛。双肺叩清音。双肺呼吸音粗，右下肺可闻及中小水泡音，双肺呼气末期可闻及少量哮鸣音。心界不扩大，心率 80 次 / 分，律齐，心音有力，各瓣膜听诊区未闻及病理性杂音。腹软，肝脾肋下未及。双下肢无静脉曲张，无水肿。正常生理反射存在，病理反射未引出。实验室检查：血常规：WBC $4.7×10^9$/L，GRAN% 81.4%，Hb 157g/L，血沉 17mm/L。动脉血气分析 pH7.382，PaO_2 58mmHg，$PaCO_2$ 53.6mmHg，HCO_3^- 29.9mmol/L（未吸氧）。血生化：K^+ 3.74mmol/L，Na^+ 145mmol/L，Cl^+ 103mmol/L。

肝功能：ALT 19mmol/L，TBIL 24.8μmol/L，DBIL 8.5μmol/L，IBIL 16.3μmol/L 肾功能：BUN 4.13mmol/L，Cr 80μmol/L。心电图：ST-T 改变。心脏超声：二尖瓣反流（轻度），三尖瓣反流（轻度），主动脉瓣反流（轻度），左室充盈异常。肺功能检查：重度阻塞性肺通气障碍，肺弥散功能正常。

2. 讨论过程

（1）需要补充的临床资料：首先，带教老师提问：上述病例摘要需要补充哪些临床资料？由全科医生通过对上述病例摘要进行思考，提出需要补充的相关资料。综合起来，全科医生提出以下需要明确的问题：①患者近30年来（2天前）有否咯血？②是否做过胸部 CT 检查？③是否做过痰培养？④是否曾经出现过下肢水肿？⑤2天来患者的治疗情况如何？学生通过讨论，补充上述相关的临床资料后，带教老师可以反问全科医生：为什么需要补充这些资料？全科医生回答：所补充的临床资料是对患者病史、临床症状、治疗经过等情况的进一步完善和补充，有助于下一步的诊断和鉴别诊断。

（2）本病例的临床特点：带教老师又提出上述问题，全科医生经过讨论后，归纳为以下几点：①青年起病，病史较长，反复发作；②受凉可诱发；③临床症状：咳嗽、咳脓痰、咯血；④体征右下肺可闻及中小水泡音，双肺呼气末期可闻及少量哮鸣音；⑤辅助检查：中性粒细胞升高，动脉血气分析提示Ⅱ型呼吸衰竭。

（3）本病初步的诊断及诊断依据：针对老师所提出的问题，全科医生的初步诊断包括：①支气管扩张症；②Ⅱ型呼吸衰竭。带教老师可要求全科医生针对自己的诊断提出诊断依据，鼓励他们充分发表自己的见解，积极调动他们的临床思维，同时对所发现的错误加以提醒和纠正。最后，由老师进行总结：入院诊断应考虑为：①支气管扩张症并感染；②Ⅱ型呼吸衰竭。本病应与慢性支气管炎、慢性阻塞性肺疾病、肺脓肿、肺结核、先天性支气管囊肿进行鉴别。在此教师应重点引导全科医生阐述鉴别诊断的关键要点，例如如何从病史和体格检查当中寻找与慢性阻塞性肺疾病的鉴别点，如何理解肺功能的检查结果及其所具备的不同意义，使全科医生真正做到全面的鉴别，达到融会贯通。

（4）对本病的下一步处理：综合全科医生所提出的处理意见包括以下几个方面：①抗感染治疗；②平喘、祛痰、体位引流；③止血对症；④反复痰培养；⑤病重通知。针对全科医生的处理意见，教师进行分析点评：①根据病史及体检，考虑患者诊断为支气管扩张症，患者反复咳黄脓痰，考虑为铜绿假单胞菌感染，应选择针对铜绿假单胞菌的抗菌药物治疗，可以考虑联合应用；②应行高分辨 CT 检查，明确支气管扩张的部位和范围，若病情无好转，必要时请外科；③支气管扩张症有外科指征时应该行电子支气管镜检查以确定出血部位。

（5）预后评估：引导全科医生正确的判断病情，并对患者的可能预后作出正确的评估，病情缓解后进一步应该如何处理，全科医生应该如何指导患者综合防治。

（郭 媛 曲仪庆）

第五节 临床技能教学

一、临床技能教学定义及组织方法

1. 定义 临床技能主要包括病史采集、体格检查、辅助检查结果判读和临床基本操作技能，临床思维及综合临床分析能力以及职业道德、职业伦理和医患沟通技巧等人文技能。临床技能是临床医生的基本功，全科医生能否熟练掌握临床技能是衡量临床教学质量的重要指标。

临床技能教学是以问诊方法与技巧、体格检查和病例分析为基础，以临床基本操作技能为重点,全面介绍并进行临床实践技能训练,以期在实践训练中深刻理解、强化发展所学理论,并理论联系实际,培养全科医生正确的临床思维方法,使其具备临床基本操作和独立解决临床问题的能力。

临床技能教学可分为医学床边教学和医学模拟教学两大类。传统的临床实践教学模式即医学床边教学是在临床教师指导下,以患者为直接实践对象,进行各种临床基本能力的培训。由于受到许多因素的影响,传统的临床技能学教学方法已不能完全适应医学教育的发展。为此,一种利用模拟技术创设出模拟患者或模拟临床场景,代替真实患者进行临床基本技能教学和实践的方法——医学模拟教学,已被广泛应用于临床实践教学中。计算机模拟教学以高科技为基础,以模拟临床实际情况为前提,以实践教学、情景教学和一体化教学为特征,以其有医疗环境而无医疗风险为突出特点,具有高仿真性、时间方便性、可调节性、可重复性、可记录性、操作过程的可控性、允许犯错误和培养团队精神等优点,因此具有更好的培训效果。

2. 组织方法　全科医生为在社区独立地开展临床工作,集防治与保健于一体的基层医生,主要医治各科常见病和多发病,并能正确识别可能会威胁患者生命的疾病,具备及时正确地处理和转诊的能力。对于全科医生的培养要基于临床,面向基层,力求全面。要达到这一目标必须组织有效的临床技能培训。

(1)建立一支强有力的师资队伍,队伍的成员不仅具有扎实的临床能力,同时必须了解全科医生的工作职责和工作需求,并热衷于教学工作并具有奉献精神。

(2)根据全科医生的工作特点精心选择教学内容,将分散在各专业的临床技能重新组合,重组后的临床技能实践教学内容涵盖诊断学、内科学、外科学、妇产科学、儿科学、皮肤性病学、神经病学、临床检验诊断学和影像诊断学等临床技能。

(3)床边教学和医学模拟教学相结合保证训练的有效性。由于医疗安全、患者自我保护意识以及全科医生水平参差不齐的影响,要达到临床技能训练目标必须运用模拟技术、虚拟技术、计算机模拟患者、多媒体技术、网络技术,结合实际临床技能训练,保证临床技能教学手段先进、内容丰富。

(4)建立健全临床技能考核评价体系,临床技能教学考核不能单纯地从掌握理论知识的程度来衡量,更重要的是检验临床实践能力和思维能力,通过考核促进临床技能教学的改进与提高。

二、临床技能教学备课、教案书写

1. 备课　全科医学是一个面向社区与家庭,整合临床医学、预防医学、康复医学以及人文社会学科相关内容于一体的综合性医学专业学科,其范围涉及各种年龄、性别、各个器官系统以及各类疾病。临床技能教学的内容必须符合全科医生的需求。

(1)根据教学目标选定教学内容,查阅资料、准备病例或安排技能培训场所。

(2)对于床边教学认真收集病历资料,查看患者并与患者沟通,取得配合;对于模拟教学提前安排好场地和模拟教具,保证正常运行。

(3)集体备课:将备课的详细情况提交大家进行讨论,集思广益,进行进一步的改进与提高。

(4)与全科医生交流,听取他们对于临床技能教学的意见和具体要求,并安排布置好他们做好准备工作。

2. 教案书写 临床技能教学教案通常包括课题、类型,教学方法、教学目的,教学内容,进程和时间分配以及课后自我分析等。医学模拟教学教案还包括教具和现代教学手段(如电影、投影,录像、录音等)的使用等项目。编写临床技能教案要依据教学大纲,参考全科医生工作的需求。

(1)明确地制订教学目的,具体规定培养的技能。

(2)组织合适的内容,突出重点,解决难点,便于理解并掌握系统的知识。

(3)恰当地选择和运用教学方法,调动学生学习的积极性。

(4)提出临床思考问题或进一步训练的技能。

三、临床床边技能教学的注意事项

1. 患者的选择 充分考虑全科医生工作的特点和环境,选择社区和基层卫生单位的多发病和常见病,除疾病的诊断和治疗外,也要兼顾预防和保健。临床技能培训应当注重适合在社区和基层卫生单位开展的工作。合理评估病情,避免选择危重患者。为了保证教学效果的一致性和安全性,患者的选择最好有书面的选择标准,而不是随机挑选。

2. 教师准备 精心选择教学内容,制订全面的教学计划,认真备课,提前选择患者。对于病史采集、体格检查和临床教学查房等教学项目教师要提前熟悉患者的病情,亲自询问病史、体格检查,阅读相关检查结果。对于技能操作项目要充分落实患者的准备工作以及物品保证和场所布置等。通知全科医生做好准备工作。

3. 对于有创技能操作全科医生最好经过模拟训练并经考核合格。实际操作过程中先观摩,再作助手,掌握操作技术并熟练操作过程后才能进行操作。全科医生操作时教师要做第一助手,严格要求,一旦操作不顺利,教师立即取代操作。

4. 技能教学前对患者详尽的告知,争取更好的配合。要特别注意对患者的人文关怀和医疗安全。

四、利用模拟教具开展技能教学的注意事项

1. 教师准备工作 医学模拟系统初步分为:基础解剖模型、局部功能训练模型、计算机交互式模型、虚拟培训系统以及生理驱动型模拟系统。目前基础解剖模型主要用于示教;局部功能训练模型多用于局部单项临床操作技能的训练;计算机交互式模型则是通过计算机软件编写一些完整的病例,医生可在模型上模拟完成完整的治疗过程,但是模型人仅通过局部的机械装置与计算机系统发生互动关系,并不能模拟出真实患者的生理或病理反应,因此它适用于整体临床思维能力的培养及相关系列的临床基本操作技能的训练(如助娩、急救等)。生理驱动型模拟系统属于最高端的模拟系统,它集人体生理功能性、软件操作便携性及知识体系贯通性于一体,借助计算机软件功能的整合性以及数字模型技术对整个医疗环境包括患者、病情和治疗环境进行全面模拟。模拟系统具有与人一样的外形,有呼吸、心跳、脉搏、瞬目等体征,可模拟真实患者对药物及操作产生相应反应。教师应根据具体的教学内容和要求选择模拟教具,提前反复进行调试,保证正常运行。要求培训中心准备好必需的其他训练用品。提前通知全科医生学员要使用的模拟教具并要求预习。

2. 全科医生准备工作 全科医生应根据教师的要求提前预习训练内容,在征得培训中

心负责人同意的情况下提前熟悉环境和教具,条件允许可提前收看录像。

3. 教师示教　①首先组织收看临床技能操作教学录像;②边讲解边示教,由简至繁,循序渐进,演示基本过程,使全科医生观看明白,而且会动手操作;③在全科医生基本掌握操作过程后,要注意再精细演示操作手法,而且要慢,一步一步地示教,不厌其烦,直到完全掌握。

4. 基本操作练习环节　①根据训练内容单人或分组训练;②教师要加强巡回指导,及时纠正和解决操作中出现的问题,防止不良习惯形成,并注重技能技巧的培养;③实验员要加强巡回保障,及时补充和完善练习所需的物品、器材,及时排除仪器故障,并要求学员维护和保养器材及练习用品;④教师要始终贯穿高标准、严要求,培养严谨的科学态度,掌握正确、规范、过硬的操作技能和技巧。

5. 综合操作练习环节　①做好人员分组及分工,合理搭配骨干;②教师要加强巡回指导,要耐心细致地进行纠正和解决操作中出现的问题,实验员要加强巡回保障,力求各项保障到位;③模拟临床实际情况教学,要求学生牢固树立无菌观念,在操作过程中严格遵循无菌原则;④要求注重掌握局部与整体的关系,分解与连贯的关系,系统与全身的关系,将所学技能融会贯通,注重培养观察问题、发现问题、解决问题和综合思维的能力;⑤注意培养团结协作精神。

五、教学场景的布置

临床技能教学如病史采集、体格检查、氧疗以及静脉和动脉穿刺等一般在病房内床边进行,房间内不留陪人,保持房间内清洁卫生,进出房间保持安静。有些技能操作如胸穿、腹穿等一般在单独治疗室进行,治疗室房间应宽敞明亮,物品摆放整齐。

采用标准化病人(standardized patient,SP)进行临床技能教学由教师和SP共同构建模拟临床工作场景,可在讲台附近设置开放式模拟诊室。授课开始后,SP即进入诊室,教师开始模拟诊治过程。

模拟临床技能教学场地能够满足教学需求,所需的设备包括机械模型,电子模拟人,中央监控和录像、录音和回放、编辑系统等到位并合理放置,所有设备调试正常。保持环境优雅,进出人员保持安静。

(郭　媛　曲仪庆)

教学案例 4-9　临床技能教学教案

胸 腔 穿 刺

一、教学目的

1. 掌握掌握胸腔穿刺的适应证及禁忌证。

2. 掌握胸腔穿刺的基本方法。

3. 掌握胸腔穿刺并发症及其处理。

二、教学方法——理论讲授与实际指导

教师应详细讲解胸腔穿刺的具体内容,引导全科医生全面理解。有条件可先在模拟人反复训练具体穿刺,考核合格后再进行临床实际操作。临床实际操作一般应先观摩,再做助手,最后在教师的指导下操作。在操作过程中教师应边进行边讲解。

三、具体内容

（一）适应证

1. 诊断性穿刺　检查胸腔积液的性质。

2. 治疗性穿刺　①大量积液产生压迫症状或长期不吸收者；②气胸；③向胸腔内注药，如抗生素、抗结核药、抗肿瘤药及粘连剂等。

（二）禁忌证

出凝血机制障碍，有出血倾向者；对麻醉剂过敏者；剧烈咳嗽或严重肺部疾病等不能配合者；胸膜粘连者；病情垂危者；严重肺结核及肺气肿者；局部皮肤感染。

（三）意外情况

①麻醉意外；②胸膜反应，出现胸闷、心悸，严重出现心搏骤停；③血、气胸；④出血、感染；⑤心血管其他不可预知的意外情况；⑥如病情需要，需反复胸穿术/胸腔积液检查；⑦穿刺失败；⑧胸腔内组织损伤，神经血管损伤。医生在术中将按操作规范认真操作，尽可能防范可能出现的并发症，但因临床医学有难以估计的特殊性，在医生尽了最大努力后，仍有可能出现上述意外，特在术前告知患者或家属。嘱患者在操作时不能随意变动体位，如要剧烈咳嗽应先示意医师。

（四）具体操作

操作之前签署知情同意书。

1. 准备物品　消毒物品、穿刺包、手套、麻醉药、抢救物品（0.1% 肾上腺素、注射器）、胶布、血压计、听诊器、污物盒、利器盒、（必要时）肝素。同时检查各物品的消毒状态及有效日期（包括总有效期和开封后有效期）。治疗车及物品放置于右手边。

2. 体位　嘱患者取坐位面向椅背，两前臂置于椅背上，前额伏于前臂上。不能起床者可取半坐位，患侧前臂上举抱于枕部。

3. 定位穿刺部位　穿刺点选在胸部叩诊实音最明显部位进行，胸液较多时一般常取肩胛线或腋后线第 7~8 肋间；有时也选腋中线第 6~7 肋间或腋前线第 5 肋间为穿刺点。包裹性积液可结合 X 线或超声检查确定，须注意穿刺时要和定位时体位相同。叩诊时应注意从上到下，左右对照。气胸的穿刺点应在叩诊为异常鼓音的部位，多在前第 2、3 肋间锁骨中线外 1cm 处肋骨上缘或腋中线第 4~5 肋间。避免在第 9 肋下穿刺，以免穿破膈肌。

4. 消毒　消毒镊持拿应为握笔式，两把消毒镊交替传递棉球，消毒镊尖端不应超过持钳手指的水平；消毒顺序和范围：沿穿刺点同心圆消毒，由中心往外，消毒直径范围 15cm 以上，3%~4% 碘酊消毒一遍，待碘酊干后，用 75% 乙醇脱碘两遍，如用 2% 碘酊，消毒 3 次不需脱碘；消毒棉球及消毒器具不能放回穿刺包，镊子放在打开的清洁的穿刺包盖子上，棉球置入污物盒。检查消毒状态和器械：穿刺前用大针筒检查穿刺针的通畅程度。

5. 穿刺步骤　助手打开麻药：消毒安瓿及砂轮，安瓿锯痕、用 75% 乙醇拭去玻璃碎屑，用无菌纱布包好折断安瓿。避免铺巾的手指触碰到有菌部位。局麻：核对麻药，用 2% 的利多卡因 3~5ml。进针前左手拿纱布一块。在下一肋骨上缘的穿刺点打一皮丘后（穿刺最低点不能低于肩胛下角 2 肋间），从皮肤至胸膜壁层进行局部浸润麻醉，边进针边回抽是否有血液，并判断胸壁的厚度；如有血液则停止注射，并更改进针位置和方向。不可先完全进针后边退针边推注！退针时右手示指扶住针尾与注射器乳头接头处，以防注射器和针头脱离。退针后立即用左手纱布按压。穿刺针选择：根据患者的胸壁厚度及胸液可能黏稠度选择,成人多选择粗长针头。穿刺方向:左手示指与中指固定穿刺部位皮肤,止血钳夹住穿刺针后方的橡皮管,右手持穿刺针(及止血钳),垂直胸壁进针(在后胸部穿刺,还应注意沿下一肋骨上缘进针),当进针阻力突然消失时,提示穿刺针已进入胸腔内。接上注射器,抽吸液体或气体,并计量。穿刺过程中注意患者情况,注意与患者适当交流。抗凝剂使用:蛋白量高的胸腔积液或血性胸腔积液,应在注射器内加 1ml 肝素液,防止胸液凝固。抽液量:一次抽液不应过多、过快;诊断性抽液 50~100ml;减压抽液,首次不超过 600ml,以后每次不超过1000ml;若检查肿瘤细胞,应至少 100ml;若为脓胸,应尽量抽尽脓液。儿童:婴幼儿每次不超过 200ml,年长儿每次不超过 500ml,约 20ml/kg。必要时根据临床情况调整抽液量。积气量大时应行水封瓶胸腔闭式引流。

四、知识点及注意事项

1. 并发症　胸膜反应、复张性肺水肿、血胸、气胸、皮下气肿、穿刺点出血、胸壁蜂窝织炎、脓胸、空气栓塞。

2. 胸膜反应　往往发生在穿刺早期,常见于紧张、痛觉过敏患者,迷走神经兴奋引起血压下降、出汗、面色苍白。处理:术前可适当给予镇静药物,痛觉敏感患者皮丘要打好,同时胸腔积液不能放太快。立即停止操作,吸氧,予 0.1% 肾上腺素 0.3~0.5ml 皮下注射。

3. 复张性肺水肿　往往发生在穿刺中、后期,变现为胸闷、气短、咳泡沫样痰。处理:利尿、扩血管、强心,糖皮质激素。

4. 穿刺不成功的原因　位置深度不够、管子堵塞、液体黏稠、检查时体位与穿刺时体位不一致。

5. 气胸治疗时,如何选择胸腔穿刺或闭式引流　穿刺抽气适用于治疗闭合性气胸,对开放性气胸及张力性气胸是只是起暂时减压作用。开放性气胸及张力性气胸一般需采取胸腔闭式引流,对破口不愈合或肺脏持久不复张者必要时需持续负压抽吸治疗。液气胸时宜选择胸腔闭式引流。

6. 胸穿操作过程中,如何避免损伤肺脏　穿刺前诊断明确,定位准确,叩诊和辅助检查确定积液位置,穿刺时嘱患者放松和勿剧烈咳嗽,穿刺不宜过深。

7. 若穿刺时损伤肺,则造成气胸,应顺势抽气,必要时闭式引流。

第六节　基层实践

一、慢性病管理

2017 年 1 月 22 日国务院办公厅印发《中国防治慢性病中长期规划(2017—2025 年)》,指出慢性病是严重威胁我国居民健康的一类疾病,已成为影响国家经济社会发展的重大公共卫生问题。慢性病的发生和流行与经济、社会、人口、行为、环境等因素密切相关。慢性病影响因素的综合性、复杂性决定了防治任务的长期性和艰巨性。

2014 年 11 月,国家卫生计生委《住院医师规范化培训内容与标准(试行)细则》(全科培训细则)基层实践要求,掌握慢性非传染性疾病的全科医疗管理技能,包括主要慢性非传染性疾病的常见危险因素及评价,筛检原则与方法;社区为基础的慢性非传染性疾病防治原则、规范化管理与评价。掌握慢性非传染性疾病的规范化管理。高血压、冠心病、脑血管病、糖尿病、慢性阻塞性肺疾病、骨质疏松症的临床特点与治疗原则,一、二、三级预防措施及规范管理的基本技术;根据《国家基本公共卫生服务规范》管理高血压和糖尿病。

（一）教学目标

1. 知识目标　掌握慢性病的界定,影响因素,发生和流行特点;慢性病管理的主要内容、方法和原则;慢性病的筛查、评估、干预、评价的概念;慢性病防治原则。

2. 技能目标　掌握慢性病管理的基本流程,慢性病筛查、建档、评估、随访及干预的主要操作方法。

（二）重点难点

1. 掌握　慢性病及慢性病管理概念,慢性病管理流程,危险因素评估,慢性病患者健康问题记录（SOAP）。

2. 熟悉　慢性病常见危险因素筛查原则与方法;慢性病影响因素,发生和流行特点;社区为基础的慢性病评估与干预原则,双向转诊原则。

3. 了解　国家卫生计生委发布的有关高血压、糖尿病等常见重点慢性病的分级诊疗服务技术方案中双向转诊标准。

（三）教学内容

1. 慢性病定义　本章节所述慢性病是慢性非传染性疾病的简称。指不具有传染性、持续时间长,多因生活方式不良而导致的一系列疾病的总称。主要有高血压、冠心病、癌症、糖尿病、脑血管病、肥胖、痛风、骨质疏松、脂肪肝、慢性呼吸系统疾病、肾脏及神经、精神疾病。

2. 慢性病管理定义　慢性病管理是指对慢性疾病及其危险因素进行定期检查、连续监测、综合干预及评估的过程。主要包括:慢性病的早期筛查、风险预测、综合干预、对慢性患者群的综合管理及效果评估等。慢性病管理主要依托社区卫生服务机构完成。其特点是规范性、群体性、针对性和持续性。慢性病管理是一项系统工程,需要团队整体配合,其中全科医生主要承担社区患者的慢性病管理工作,通过规范化管理,提高患者的依从性及自我管理能力。

3. 慢性病发病特点及影响因素　慢性病的特点是发病隐匿、病因复杂、病程长,与不良生活方式密切相关。其影响因素存在广泛,如吸烟、饮酒、不合理膳食、肥胖、高盐饮食、活动减少、精神紧张等,慢性病影响因素具有综合性和复杂性的特点。

4. 慢性病管理基本流程（图4-1）

5. 社区慢性病三级预防

（1）一级预防（primary prevention）:又称病因预防,是在慢性病尚未发生时,针对其危险因素和病因采取的预防措施,是预防控制慢性病的关键措施,也是预防疾病的根本措施。针对人群为全社区人群。可采用健康教育和健康促进方式,基本原则是"合理膳食、适量运动、戒烟限酒、心理平衡"。

（2）二级预防（secondary prevention）:又称临床前期预防,即早发现、早诊断、早治疗。是在慢性病初期采取的预防措施。针对人群为社区高危人群及早期慢性病患者,可采用筛查、定期健康体检及患者自我监测等方式,及早发现慢性病初期患者,使之得到及时规范治疗。

（3）三级预防（tertiary prevention）:又称临床后期预防。针对人群为社区慢性病患者。是对已患慢性病者采取及时、有效的治疗与康复,改善症状,防止复发,预防并发症和伤残。

常见慢性病社区规范化管理流程

图 4-1 慢性病社区管理流程图

在中医"治未病"理论(即"未病先防""既病防变""瘥后防复")的指导下,利用中医辨证论治及中医特色疗法,在社区慢性病防治及康复中发挥应有的作用。

6. 慢性病管理主要内容与方法

(1)筛查、登记:利用多种途径收集、获得辖区居民健康情况信息,规范填写问卷调查表或登记表或门诊日志。

1)以辖区 35 岁及以上居民为筛查对象,60 岁以上老年人为重点。可通过社区门诊、健康体检等方式,早期发现高血压、糖尿病等慢性病患者,提高慢性病的早诊率和早治率。

2)对首次就诊居民,根据不同慢性病选择相关项目进行检查。对新确诊或新发现的慢性病患者,进行信息登记,填写"慢性病患者管理卡(首页)",并录入计算机,主要包括:患者基本信息、特有病种的检查及治疗用药情况。

(2)建立健康档案:为慢性病患者及家庭建立健康档案,纳入社区慢性病管理,也作为随访管理的依据。按要求规范填写健康档案以及随访表,应有纸质档案和电子档案两种。填写栏目应齐全,内容不能有空缺。对筛检出的慢性病患者,按 SOAP 格式填写就诊记录,其主要内容与方法如下:

S(subjective):主观资料,指由患者提供的主观资料。包括主诉、现病史、既往史、家族史、药物过敏史、生活习惯等。

O(objective):客观资料,指医生在诊疗中所获得的患者资料。包括体检所获得的体征(阳性体征、相关阴性体征)、实验室检查及其他辅助检查。

A（assessment）：问题评估，指医生根据获得患者主观和客观资料，通过综合分析，对其健康问题作出判断。包括诊断、鉴别诊断、健康问题轻重程度及预后判断等。对慢性病患者健康问题的评估，不同于单纯的疾病诊断。

P（plan）：处理计划，指医生针对患者健康问题所制订的处理计划。包括进一步诊断计划、治疗计划、健康教育计划、是否需要转诊等。应从预防、治疗、护理、康复、健康教育和指导等方面思考，从生物、心理、社会、个人、家庭、社区不同层面考虑干预措施。

（3）评估、随访、干预

1）评估是基于慢性病患者健康档案信息、随访情况，对患者的病因、管理级别、危险因素、管理强度、药物治疗效果等进行综合评估。如果随访中发现患者的情况超出社区卫生服务机构处理的范围，可按相关疾病的分级诊疗服务技术方案中所规定的转诊标准进行双向转诊。包括了对初诊慢性病患者的健康问题评估及每次定期随访的评估。

2）随访是慢性病管理中的重要环节。做好定期随访有利于及时发现病情变化、早防早治。随访时间与内容视不同病种的分期、治疗方法、危险分层确定，分为短期随访和远期随访。可选择采用门诊就诊、电话追踪及家庭访视，填写随访表，按慢性病分类进行随访管理。

随访原则：根据患者病情，确定分类管理类别。同时考虑患者个人需求、心理及家庭等因素，制订个体化的随访计划；采取非药物治疗、药物治疗、健康教育、患者自我管理及家庭与社会支持等综合性措施，监测疾病相关指标和并发症发生情况，及时调整随访计划；动员患者主动参与管理，为患者提供咨询等健康指导；定期为患者进行病情、并发症和相关危险因素的评估，及时发现问题，并采取适当的干预措施。根据不同病种的分期和治疗方法确定随访内容，包括患者病情、治疗情况、行为改变情况，调整药物及非药物治疗方案，指导患者改变或消除其危险因素。

双向转诊：是根据病情需要而进行的上下级医院间、专科医院或综合医院与专科医院的转院诊治过程，合理分流医疗资源的制度。全科医生在随访管理中，将社区疑难和危重患者及时转至上级医院或协议医院，患者出院后下转回社区卫生服务机构进行康复。全科医生应熟悉不同慢性病的上转标准，保证转诊及时性。国家卫生计生委已先后出台了《高血压分级诊疗服务技术方案》《糖尿病分级诊疗服务技术方案》《慢性阻塞性肺疾病分级诊疗服务技术方案》《脑血管病分级诊疗服务技术方案》《冠心病分级诊疗服务技术方案》，方案中明确了分级诊疗服务目标、路径与双向转诊标准。

3）干预是在对慢性病患者随访和评估的基础上，针对慢性病患者的现况给予的综合性防治建议，如血压、血糖的监测，用药指导等，可采取健康教育，慢性病患者自我管理技能培训等方式。

慢性病的特点，决定了评估、随访、干预在慢性病管理中是一个连续循环的过程，如慢性病患者社区首诊，全科医生即对健康问题进行评估，给予个体化干预，纳入日常管理和定期随访，每一次随访均需对上一次干预效果进行评估，再制订进一步的干预计划，如此反复，循环进行，保证其防治效果。教师在指导学生社区实践中应注意体会这一特点，培训该方面的技能。

（4）效果评价：包括社区慢性病管理效果评价和慢性病患者管理效果评价。

1）社区慢性病管理效果评价：包括社区慢性病患者建档率、建档合格率、实际管理人数、规范管理率、转出率、转入率、高危人群参加相关项目筛查的比例、干预比例、慢病患者管理满意情况、社区行政部门满意度、医务人员满意度、慢性病防治知识及患者知晓率、患者行为改变率、高危人群行为改变比例、相关检测指标控制率、并发症发生率。

2）慢性病患者管理效果评价：包括患者规范管理、规范接受药物治疗、不良生活方式改变、患者自我管理相关技能的掌握；患者对防治相关知识知晓程度、满意度等。

慢性病患者效果评价可采取对慢性病患者管理前后的对比评估，上一次随访干预与本次随访干预的效果评估等。评估指标应具体，针对社区或患者的主要健康问题；评估的前后指标应一致，保证评价结果具有可比性。

（5）提供患者自我管理支持

1）慢性病自我管理是一种卫生专业人员与患者合作，通过患者教育，使其掌握基本的知识和保健技能，自我监测、控制疾病的新型慢性病管理模式。开展社区慢性病患者自我管理是控制慢性病最有效的方法。慢性病患者通过主动参与自身疾病管理，实现1个目标（自我效能，即自信心）、3项任务（照顾疾病、正常生活、管理情绪）、5种技能（解决问题能力、决策能力、获取利用社区资源能力、与人交流能力、设定目标制订计划和采取行动的能力），提高慢性病管理效果。主要采取患者自我管理小组活动模式。

2）全科医生在患者自我管理中发挥的作用：帮助鼓励、指导、提供服务。与患者共同参与慢性病自我管理，作为患者的伙伴，帮助患者建立自信，树立战胜疾病的信心和勇气，分享自我管理成果，鼓励患者坚持；指导患者掌握知识和技能，发现与解决问题；为患者自我管理小组开展活动提供场地、物质、活动用具等条件。

慢性病管理举例

举例1：高血压患者的筛查与评估

1. 高血压筛查

（1）定期筛查：健康成人定期测量血压，每2年至少测1次。

（2）机会性筛查：健康体检、家庭自测血压、公共场所测量血压等偶然发现血压升高者；在单位医务室、医院等日常诊疗过程中检测发现血压异常升高者。

（3）重点人群筛查：35岁首诊测血压；高血压易患人群，建议每半年测血压。高血压易患因素主要包括：①正常高值血压人群；②超重和肥胖；③酗酒；④高盐饮食；⑤高血压家族史；⑥年龄≥55岁。

2. 高血压诊断与评估　高血压诊断标准：在未用抗高血压药的情况下，非同日3次测量，收缩压≥140mmHg和（或）舒张压≥90mmHg，可诊断为高血压。患者既往有高血压史，目前正在服用抗高血压药，血压虽低于140/90mmHg，也应诊断为高血压。

（1）病史采集

1）病史：发病年龄，血压最高水平和一般水平，伴随症状，降压药使用情况及治疗反应。

2）个人史：生活方式（饮食、酒、烟等），体力活动，已婚女性注意询问避孕药使用情况。

3）既往史：了解有无冠心病、心力衰竭、脑血管病、外周血管病、糖尿病、痛风、血脂异常、支气管哮喘、睡眠呼吸暂停征、肾病、甲状腺疾病等病史。

4）家族史：询问高血压、糖尿病、冠心病、脑卒中及其发病年龄等家族史。

5）社会心理因素：了解家庭、工作、个人心理、文化程度等社会心理因素。

（2）体格检查

1）规范多次测量非同日血压,初诊患者测量双上肢血压,如怀疑体位性低血压,应测坐位和立位血压。

2）测量身高、体重、腰围。

3）心率、心律、大动脉搏动、血管杂音。

（3）实验室检查:根据患者病情需要及医疗机构实际情况,科学选择相应的检查项目,具体分为基本项目,推荐项目和选择项目,详见"高血压患者危险分层的检查评估指标表"。

（4）靶器官损害

1）心脏:心悸、胸痛、胸闷、心脏病理性杂音、心电图异常表现、下肢水肿。

2）脑和眼:头痛、头晕、视力下降、感觉和运动等神经系统表现异常。

3）肾脏:多尿及夜尿增多、血尿、泡沫尿,腹部有无肿块,腰部及腹部血管性杂音。

4）周围血管:间歇性跛行,四肢血压、脉搏、血管杂音、足背动脉减弱。

举例2:糖尿病随访管理

1. 随访分类　常规随访管理和强化随访管理。常规随访管理适用于血糖水平较稳定,无并发症或并发症稳定的患者;对糖尿病患者已有早期并发症、血糖控制,自我管理能力较差者,在常规管理的基础上强化随访管理,其内容更深入,随访频度更高,治疗方案调整更及时。

2. 随访方式　根据患者实际情况采取门诊就诊随访、社区上门随访、电话随访等;随访的内容和频次见表4-4:

表4-4　2型糖尿病患者随访内容和频次表

随访内容	常规管理频次	强化管理频次
症状	3个月1次	每2个月1次
身高、体重和体质指数	3个月1次	每2个月1次
生活方式指导	3个月1次	每2个月1次
血压	3个月1次	每2个月1次
空腹和餐后血糖	1个月1次	1个月至少1次
体格检查	3个月1次	每2个月1次

注:常规管理面对面随访次数达4次,强化管理面对面随访达6次;根据患者病情进展,每半年调整1次管理级别。即根据随访分类标准确定患者病情属于常规随访管理或为强化随访管理,再参照表4-4(2型糖尿病患者随访内容及频次表)要求进行随访。

举例3:糖尿病患者双向转诊标准

1. 上转二级以上医疗机构标准

（1）初次发现血糖异常,病因和分型不明确者。

（2）儿童和年轻人（年龄＜25岁）糖尿病患者。

（3）妊娠和哺乳期妇女血糖异常者。

（4）糖尿病急性并发症:严重低血糖或高血糖伴或不伴有意识障碍（糖尿病酮症;疑似

为糖尿病酮症酸中毒、高血糖高渗综合征或乳酸性酸中毒）。

（5）反复发生低血糖。

（6）血糖、血压、血脂长期治疗（3~6个月）不达标者。

（7）糖尿病慢性并发症（视网膜病变、肾病、神经病变、糖尿病足或周围血管病变）的筛查、治疗方案的制订和疗效评估在社区处理有困难者。

（8）糖尿病慢性并发症导致严重靶器官损害需要紧急救治者（急性心脑血管病；糖尿病肾病导致的肾功能不全；糖尿病视网膜病变导致的严重视力下降；糖尿病外周血管病变导致的间歇性跛行和缺血性症状；糖尿病足）。

（9）血糖波动较大，基层处理困难或需要制订胰岛素控制方案者。

（10）出现严重降糖药物不良反应难以处理者。

（11）明确诊断、病情平稳的糖尿病患者每年应由专科医师进行一次全面评估，对治疗方案进行评估。

（12）医生判断患者合并需上级医院处理的情况或疾病时。

2. 下转至基层医疗卫生机构的标准

（1）初次发现血糖异常，已明确诊断和确定治疗方案且血糖控制比较稳定。

（2）糖尿病急性并发症治疗后病情稳定。

（3）糖尿病慢性并发症已确诊、制订了治疗方案和疗效评估，且病情已得到稳定控制。

（4）经调整治疗方案，血糖、血压和血脂控制达标：①血糖达标：FPG<7.0mmol/L；餐后2小时血糖<10.0mmoL/L；②血压达标：<140mmHg/80mmHg；③血脂达标：LDL-C<2.6mmol/L，或他汀类药物已达到最大剂量或最大耐受剂量。

（四）教学方法

1. 小讲课　教师讲授或指导学生学习慢性病的概念、流行特点，慢性病管理的意义，慢性病管理的主要步骤及内容；高血压、糖尿病等常见慢性病社区诊疗服务内容。可安排在课前进行。

2. 全科门诊示教　教师通过全科门诊示教，使学生学习慢性病筛查、问诊的方法及技巧；SOAP格式记录慢性病患者健康问题流程。

3. 案例教学　教师选择慢性病病例，组织学生按慢性病管理基本流程，对病例进行讨论，重点是危险因素分析、随访管理、是否需要转诊，指导学员对患者病例进行评估，提出综合干预方案。

（吕　琳）

教学案例 4-10 慢性病患者管理教学案例

临床病例：患者，男性，68岁，商业服务人员，汉族、已婚，1周前因手脚麻木、倦怠乏力到社区卫生服务中心就诊。自述患2型糖尿病5年，有高血压病史8年，无"三多"症状，服用阿卡波糖每日2次，每次50mg。患者不吸烟、不饮酒，每天锻炼3次左右，方式为散步或做操，无饮食偏嗜，每餐吃米饭或面食2两左右，蔬菜水果4两，肉食量较多，量不详。体格检查：身高176cm、体重61kg、血压140/80mmHg。实验室检查：血常规正常，空腹血糖6.5mmol/L，总胆固醇6.49mmol/L，甘油三酯1.24mmol/L，高密度脂蛋白1.62mmol/L，低密度脂蛋白2.99mmol/L；尿素氮4.1mmol/L，肌酐88.1μmol/L，尿微量白蛋白0.37mg/mmol，血尿酸 327.1μmol/L。肝功能正常。眼底检查晶状体透明,视网膜正常。

（一）教学目的

结合临床病例,熟悉慢性病患者社区管理的基本流程和方法。

（二）教学重点

通过教师示教,学习接诊,采集病史、评估患者情况,提出针对性随访及干预意见。

（三）教学实施

1. 小讲课　教师向学生讲授糖尿病的病因、临床症状、并发症、诊断、治疗原则、随访、非药物干预等诊疗服务规范（时间 30 分钟）。也可以由学生担任教师角色完成小讲课。为锻炼学生的学习能力,也可采取课前学习等方式,准备好小讲课内容。

2. 接诊示教　教师在全科门诊进行接诊示教（时间 45 分钟,其中准备 5 分钟、教师接诊示教 20 分钟,学生模拟练习、教师点评共 20 分钟）。教师在示教前或示教结束,应向学生简要归纳接诊要点。

（1）接诊准备

1）诊室:应相对独立,安静整洁,放置接诊桌,就诊椅置于对面。

2）诊疗物质:准备接诊登记表或门诊日志本,听诊器,血压计等。

3）仪表要求:身着工作服,仪表整洁,坐姿端正,态度和蔼,与患者保持适当距离,有目光接触和眼神交流。

（2）教师接诊示教

1）患者进入诊室后,观察到患者神情自然,步态正常,面色偏黄,形体偏瘦,呼吸平稳,语气、语调、思维方式无异常。了解到患者系首次到社区卫生服务机构就诊,立即对患者进行登记,建立健康档案并进行接诊。

2）医生询问病史。

医生:"您好！请问您哪里不舒服?"

患者:"我近日感觉手脚发麻,浑身没有力气……"

医生:"没有力气有多长时间? 在什么时候明显?"

患者:"没有力气一周左右,多在中午。"

医生:"近期自测空腹血糖如何?"

患者:"一般在 6.5。"

3）医生查体,分析实验室检查报告,评估患者总体情况。

4）医生与患者交谈:了解适当给予引导,重点了解患者受教育程度,对糖尿病防治知识的了解,家属对病情的关心情况,患病后的心态等。可适当打断患者或适当概括确认患者的相关情况。医生对患者解释诊疗方案,与患者讨论,帮助患者作出合适的诊疗、防治决定。

（3）教师按 SOAP 格式填写患者就诊记录。

（4）学生模拟练习。

1）听带教老师讲解。

2）观察老师接诊。

3）扮演医生及患者角色,模拟练习。

（5）教师点评:主要针对学生的接诊表现进行点评,包括问诊、查体、医患交流等。

3. 教学实施　教师组织学员对病例进行讨论,进行综合评估和分析,提出综合性防治措施(时间 45 分钟)。

问题 A:根据患者病例资料,初步诊断是什么?下一步还应做什么?

回答:患者空腹血糖 6.5mmol/L,提示有空腹血糖受损(IFG),初步考虑 2 型糖尿病可能。患者相关检查项目不完整,建议到上级综合医院糖尿病专科就诊,进一步系统检查,如餐后 2 小时血糖、葡萄糖耐量试验、糖化血红蛋白等;还应进一步了解该患者的生活习惯,对糖尿病健康知识等。

问题 B:患者是否有危险因素?

回答:总胆固醇 6.49mmol/L,高于正常值范围,要警惕发生高胆固醇血症,高胆固醇血症是导致冠心病、心肌梗死、动脉粥样硬化的高危因素。患者血压 140/80mmHg,血压偏高,应重点关注,定时动态检测血压变化。

问题 C:患者是否有糖尿病并发症?

回答:尚未发现有心脏、眼底和肾脏靶器官损害。患者手脚麻木,需要进一步检查,如神经电生理、肌电图、血管 B 超等,以便判断是否有并发症发生。

问题 D:对患者的现况如何进行评估?(要求详细描述)

回答:主要从患者的病史、体格检查、实验室检查三方面资料进行综合评估。可参考《糖尿病分级诊疗服务技术方案》中糖尿病初次评估项目表,结合患者情况确定具体评估项目。

【病史】

年龄、起病特点(如有无糖尿病三多一少症状);饮食、运动习惯、营养状况、体重变化;是否接受过糖尿病教育;复习以往的治疗方案和治疗效果、目前治疗情况包括药物、药物治疗的依从性及所存在的障碍、饮食和运动的方案以及改变生活方式的意愿、血糖检测的结果和患者数据的分析使用情况;糖尿病酮症酸中毒发生史:发生频率、严重程度和原因;低血糖发生史:发生频率、严重程度和原因;糖尿病相关并发症和合并症史;微血管并发症:糖尿病视网膜病变、糖尿病肾病、神经病变(感觉性包括足部损伤;自主神经性包括性功能异常和胃轻瘫等);大血管并发症:心血管病、脑血管病、外周动脉疾病;合并症:高血压、血脂紊乱、代谢综合征、高尿酸血症;其他:心理问题、口腔疾病。

【体格检查】

身高、体重、BMI、腰围、臀围;血压、心率、心电图眼底检查;甲状腺触;皮肤检查(黑棘皮、胰岛素注射部位);详细的足部检查(望诊、足背动脉和胫后动脉搏动触诊、膝反射、震动觉、痛觉、温度觉和单尼龙丝触觉)。

【实验室检测】

糖化血红蛋白(HbA1c)测定;测定总胆固醇、低密度脂蛋白胆固醇、高密度脂蛋白胆固醇和甘油三酯;肝功能、肾功能;尿微量白蛋白　血清肌酐和计算的 GFR。

问题 E:针对该患者情况,随访应做什么?

回答:患者空腹血糖升高、总胆固醇升高,血压升高,无心脏、眼底和肾脏靶器官损害;因居住在本社区,行动方便,实施常规随访,随访方式采取门诊随访,至少 1 年随访 4 次,每次随访监测血糖、血压和临床用药情况,检测血脂、尿常规、尿微量蛋白、肾功能。每年进行一次健康体检。

问题 F:请对该患者的健康教育提出建议。

回答:预防糖尿病及其并发症防治知识和技能、并发症发生知识,生活指导方面的知识。要计算每天摄入食物的总量、特别是脂肪蛋白质的结构及总量。对患者进行慢性病自我能力方面的支持指导,建议患者参加社区糖尿病患者自我管理小组活动,鼓励家庭成员参加自我管理支持的培训及相关活动。

问题G:请考虑患者综合干预措施。

答案:(1)健康体检:每年1~2次,体检内容主要包括身高、体重、BMI、腰围、臀围、血压、血脂、空腹和餐后血糖、糖化血红蛋白、肝肾功能、尿常规、尿微量白蛋白和尿肌酐、心电图、视力与眼底检查、足部检查等项目。

(2)行为干预:首先合理膳食。指导管理对象控制总能量的摄入、脂肪摄入和味精、酱油、腌制加工食品、调味酱等含盐量高食物的摄入。同时适量运动,控制体重;戒烟限酒;保持心理平衡。

(四)教学小结(时间15~30分钟)

1. 教师对案例教学进行提纲挈领的总结。

2. 巩固对慢性病管理的主要环节的掌握。

3. 结合糖尿病分级诊疗服务技术方案的学习及对病例的分析,引导学生学会举一反三。

教学案例4-11　SOAP 格式记录慢性病患者健康问题教学案例

(一)教学目的

使学生熟悉 SOAP 式问题描述方法,正确采用 SOAP 格式记录患者的健康问题,培养其循序渐进的思维方案和逻辑思维能力。

(二)带教方法

1. 教师选择提供一个临床病例资料。

2. 学生按 SOAP 格式顺序描述患者健康问题。

(1)逐条梳理患者主观资料。

(2)获得患者客观资料。

(3)分析其主要健康问题及问题要素,对问题作出评估。

(4)提出处理计划。

3. 教师点评　按 SOAP 格式要求点评学生对慢性病患者健康问题的分析,是否具有条理性、逻辑性、针对性,注重引导学生拓宽临床思路,多角度思考问题。

4. 学生提问　教师解答,通过师生交流,补充完善问题记录。

(三)案例教学

1. 教师提供病例资料　患者,男,74岁,退休工人。2016年10月19日初次到某社区卫生服务中心就诊.自述口干、双下肢麻木3个月。患2型糖尿病10年,甲减5年余,高尿酸血症3年。二年前口干、多尿、乏力、双下肢疼痛,曾在某三甲医院内分泌科住院治疗,诊断为2型糖尿病并末梢神经炎。口服过二甲双胍、罗格列酮,空腹血糖一般在6~7.5mmol/L,餐后2小时血糖在10~12mmol/L。近3个月常感到口干,想喝水,但量不多,双下肢有麻的感觉,有时疼痛像针刺一样,乏力,出汗不多,心也不慌。体检:血压148/73mmHg,心率67次/分,身高1.64cm,体重65kg,甲状腺无肿大、无压痛,四肢肌力、肌张力正常,下肢无水肿,无视力模糊。对青霉素、磺胺过敏。平素饮食偏清淡,有吸烟史约30余年,现平均每天6根,戒酒 3 年,锻炼主要为散步,每天早晚半小时左右,脾气偏急躁。遗传史不详。

2. 学生根据上述病例资料,按照 SOAP 格式对患者健康问题进行描述。

S——患者主观资料:主诉症状为口干、双下肢麻木,时有针刺样疼痛;乏力、饮水不多,无多尿情况,既往史为患 2 糖尿病 10 年,甲减 5 年余,高尿酸血症 3 年;药物过敏史有对青霉素、磺胺过敏。个人生活习惯为平素饮食偏清淡,有吸烟史约 30 余年,现平均每天 6 根左右,戒酒 3 年,锻炼每天早晚半小时,主要为散步,脾气偏急躁。遗传史不详。

O——患者客观资料:血压 148/73mmHg,心率 67 次 / 分,身高 1.64cm,体重 65kg,甲状腺无肿大、无压痛,四肢肌力、肌张力正常,下肢无水肿,无视力模糊。

A——问题评估:分析患者既往病史,根据现主诉,应重点围绕糖尿病史考虑,初步印象为 2 型糖尿病并末梢神经血管病变;患者自述有甲状腺功能减退和高尿酸血症,因此要进一步进行相关检查,明确现况。生活习惯方面有吸烟,活动偏少,脾气偏急躁,体重超标值得关注。

P——处理计划

1）诊断计划:做空腹血糖、餐后 2 小时血糖、血脂及肾功能检查,尿液分析,眼底检查,必要时建议到上级医院进行尿微量蛋白检查,胰岛素 +C 肽检测,甲状腺功能、肌电图、神经电生理及足血管超声检查。

2）治疗计划:口服降糖药控制血糖,监测血压;合理控制饮食结构和总量(低脂饮食,减少富含胆固醇的食物,增食膳食纤维;服用活血化瘀,促进血管的药物。

3）健康教育计划:有关糖尿病知识的指导,糖尿病危险因素评价;定期健康体检;生活方式和行为的指导(合理膳食、控制体重、适当增加运动时间与量,除散步外,还可作太极拳等一些和缓的运动,戒烟、保持心理平衡),患者家属的教育,特别强调遵循医嘱的重要性。

3. 教师点评　按 SOAP 的基本格式要求点评学生对慢性病患者健康问题的分析,是否具有条理性、逻辑性、针对性,指出学生在 SOAP 描述中存在的不足与欠缺。患者既往史中提到有甲状腺功能减退症和高尿酸血症史,因此应关注患者的甲状腺功能及血尿酸检查及用药情况,以便同时进行干预。

4. 学生提问,师生交流,对临床病例相关知识点进行复习强化,补充完善问题记录。

二、健 康 教 育

健康教育是社区卫生服务的一项重要工作。中共中央国务院关于深化医药卫生体制改革的意见中明确提出:"要充分利用各种媒体,加强健康、医药卫生知识的传播,倡导健康文明的生活方式,促进公众合理营养,提高群众的健康意识和自我保健能力"。在国家卫生计生委制定的《全民健康素养促进行动规划(2014-2020 年)》国卫宣传发〔2014〕15 号,提出到 2020 年,全国居民健康素养水平、具备科学健康观的人口比例、居民基本医疗素养、慢性病防治素养提高的一系列目标。

2016 年 11 月 16 日国家卫生计生委、中宣部、教育部、财政部等 10 部委联合下发《关于加强健康促进与教育的指导意见》国卫宣传发〔2016〕62 号,指出:加强医疗卫生机构健康促进与教育工作。将各级各类医疗卫生机构作为健康促进与教育的重要阵地,坚持预防为主,推进防治结合,实现以治病为中心向以健康为中心转变,推动健康管理关口前移,发挥专业优势大力开展健康促进与教育服务。

2014 年 11 月,国家卫生计生委《住院医师规范化培训内容与标准(试行)细则》(全科培训细则),全科医学和社区卫生服务理论中关于健康教育,要求掌握健康教育的基本概念,健康教育常用方法及其特点,居民健康教育的计划、实施、评价方法;在健康教育技能方面,要求掌握健康教育的设计、计划方案、实施教育、咨询、评价等活动。

(一)教学目标

1. 知识目标 引导培养学生树立科学健康观,了解健康教育在提高居民慢性病防治素养的重要意义,以传播慢性病防治知识,普及慢性病防治技能,提高健康素养为己任。掌握非医学生物因素对健康的影响,健康教育方法及特点。

2. 技能目标 学生运用所学的临床医学和健康教育理论知识,针对一个具体的健康问题进行全过程的健康教育活动,学习传播健康知识的能力、与参与者沟通交流互动能力、演讲技能、现场观察判断能力和解决实际问题能力。

(二)重点难点

1. 掌握 健康教育的定义,社区健康教育定义、特点、常用方法、基本流程,健康教育计划、实施、评价原则。

2. 熟悉 社区慢性病防治健康教育需求调查,开展社区健康教育活动及慢性病患者健康教育的程序与方法。

3. 了解 针对社区不同慢性病患者开展健康教育的方法。

(三)教学内容

1. 健康教育定义 健康教育是有计划、有组织,有评价的系统干预活动。它以调查大众健康需求为前提,以传播健康信息为主要措施,以改善健康相关行为作为目标,达到预防疾病,促进健康,提高生活质量的目的。具有低投入,高收益的特点。

2. 社区健康教育定义 社区健康教育是以社区为单位,以社区人群为教育对象,以促进居民健康为目标,有组织、有计划、有评价的教育活动。目的是转变社区居民健康观念,普及健康知识,形成健康行为和生活方式,提高健康素质,激发社区居民对卫生服务的需求和参与的积极性;对慢性病患者,通过健康教育,有利于提高慢性病管理的效果,控制其危险因素,减少可预防的慢性病发病、死亡和残疾。

3. 健康促进定义 1986年在加拿大渥太华召开的第一届国际健康促进大会发表《渥太华宪章》中指出:"健康促进是促使人们提高、维护和改善他们自身健康的过程。"世界卫生组织(WHO)所述的定义为:个人与其家庭、社区和国家一起,采取措施鼓励健康的行为,增强人们改进和处理自身健康问题的能力。健康促进重视发展个人、家庭和社会对健康价值选择的潜能。核心是把社会健康目标转化为社会行动;特点是全民动员,全社会参与,多部门合作的系统工程。

4. 健康素养定义 健康素养是指个人获取和理解基本健康信息和服务,并运用这些信息和服务做出正确决策,以维护和促进自身健康的能力。健康素养不仅是衡量卫生计生工作和人民群众健康素质的重要指标,也是对经济社会发展水平的综合反映。健康素养从基本健康知识和理念、健康生活方式与行为、基本技能三个维度提出居民应掌握的基本知识和技能。

5. 社区健康教育的特点

(1)广泛性

1)健康教育范围:贯穿人生命全过程。

2) 健康教育实施者:包括单位与个人。单位包括医院、社区、企业、社会组织等,个人包括综合医院和社区的医护人员、非专业健康管理者。

3) 健康教育对象:涵盖整个社区人群,包括健康人群、高危人群、患患者群、患者家属及照顾者。

(2) 特殊性:健康教育对象在不同年龄阶段有不同的健康问题,不同性别、职业和文化程度、认知水平、心理状态,对健康需求的影响也各不相同。

(3) 针对性:健康教育针对不同人群,确定相应的教育内容,需采用不同方式进行。慢性病患者需要进行一对一的健康教育和干预。

(4) 连续性:健康教育贯穿在全生命周期。在慢性病管理全过程中也占有重要地位,如三级预防措施,健康教育应贯穿始终。

6. 社区健康教育内容 原则:具有科学性、时效性,通俗易懂,易学易记,用之有效。

(1) 社区人群健康教育:如更年期妇女保健、老年康复与中医养生、保护环境、安全饮水、全民健身、合理膳食、控制体重、心理平衡、改善睡眠、控制药物依赖、控烟等。

(2) 高危人群健康教育:如超重、肥胖、血压及血糖升高、血脂异常等患病风险评估和干预指导。

(3) 慢性病患者健康教育:如高血压血压监测、糖尿病饮食控制、冠心病定期随访等。

(4) 社区公共卫生健康问题健康教育:如社区环境与传染病、食品卫生、突发公共卫生事件、职业卫生、环境卫生、饮水卫生等。

(5) 中医健康管理服务的健康教育:运用中医理论,在社区开展体质辨识及干预。针对不同体质,在饮食起居、情志调摄、食疗药膳、运动锻炼等方面提供健康管理服务。

7. 社区健康教育方式

(1) 健康咨询:利用各种健康主题日(如世界无烟日、世界糖尿病日、全国高血压日、世界防治结核病日等)或社区重点健康问题,开展义诊健康咨询活动。

(2) 健康知识讲座:根据社区人群相关需求调研,有计划组织相关主题的健康教育讲座。

(3) 健康教育宣传栏:宜放置于室外或健康教育室、候诊室,社区公众相对集中的地点等,专人负责管理维护,定期更换宣传内容。

(4) 健康教育资料发放:编印健康教育相关宣传手册、健康教育处方等向居民免费发放。

(5) 其他方式:如播放健康教育视频、举办健康教育知识竞赛、患者案例教育,画册、书籍、小册子、折页、宣传画、海报、影碟、录像带、展板、模型等。

以上方式可根据实际需要和条件,多方式配合使用,保证健康教育取得实效。

8. 社区健康教育常用方法 包括问题评估、诊断、制订计划、组织实施和效果评价五个步骤,持续循环。

(1) 健康教育需求调查:是利用流行病学等方法,调查、发现或收集患者及社区居民对健康教育的需求和愿望,为针对性开展社区健康教育提供客观依据。需求调查应重点了解对健康教育内容的需求和健康教育方式的需求。要注意分析患者年龄、病程、知识水平、接受能力、职业、健康观念对健康教育需求的影响。

例如:某社区全科医生对 192 例糖尿病患者进行问卷调查,了解患者对健康教育的需求。结果显示:不同的病程、年龄、知识水平、职业、住院与门诊、城市与农村的患者对教育内容(糖尿病基础知识、治疗知识、并发症相关知识、自我监测与管理等)方面的选择各有差异,患者对教育方式(集体讲座、发放健康教育资料、观看视频、病友交流、个体咨询、电话咨询等)需求呈多样化,并进行需求排序,为该社区制订科学、针对性强的糖尿病健康教育计划奠定了良好基础。

(2)设计健康教育主题:在了解社区居民或患者健康需求,或结合疾病谱变化或季节变化可能带来的健康问题,选择健康教育主题并进行设计。健康教育主题内容应具体、实用,吸引健康教育对象。如糖尿病患者低血糖的应对方法、家庭血压测量、冠心病运动疗法及心理健康、社区常见慢性病膳食指导、高血脂患者饮食健康、冬春季如何预防流感等。

(3)制订健康教育计划:围绕健康教育主题,选择适合的方式,从目标、对象、组织者,主讲者、讲授内容、实施时间、场地安排;到教材选择或编写,组织动员,实施等具体内容。强调以下注意事项:

1)讲授内容实用,时间安排恰当,计划切实可行,具有可操作性,计划有落款和日期。

2)主讲者应具有丰富的临床经验和较强的演讲、沟通能力,能现场调动听众的情绪、态度、行为。

3)多媒体课件:应控制 PPT 的张数,与讲授时间相匹配,图文并茂,言简意赅。

4)场地与设备:教室或会议室应相对独立,空间可容纳所要求的参加人数;准备好黑板、音响、多媒体放映设备、数码照相机或摄像机等。

5)安排讲座时间一般 40~60 分钟、听众提问及主讲人解答在 20 分钟左右。

(4)健康教育实施:组织者按照健康教育计划,逐项实施。要做到实施过程有责任落实、有资料、有记录、有总结、有改进措施。在日常工作中可采用"健康教育活动记录表",体现健康教育的实施过程。可参考表 4-5 或自行设计表格。

表 4-5　健康教育活动记录表

活动时间		活动地点	
活动形式			
活动主题			
组织者	姓名(职称职务,所在单位)	主讲者	姓名(职称职务,所在单位)
接受健康教育人员类别			
参加人数			
健康教育资料发放种类			
健康教育资料发放数量			
活动内容			
活动简要评价			
存档材料	□方案　□通知　□签到册　□照片　□课件　□总结　其他:(具体注明)		

填表人(签字):

填表时间:　　年　月　日

（5）健康教育评价：是对健康教育活动过程及实施效果进行评价。通过评价，客观反映健康教育活动的效果，有助于提高社区健康管理质量和水平。健康教育评价包括即时评价和阶段评价，可采用问卷调查以及访谈的方式。确定评价指标是科学、客观反映健康教育效果的前提。

1）即时评价：是指在健康教育活动结束时进行的评价。由组织者对参与健康教育的居民或患者进行评价。评价内容有参加健康教育活动的感受、兴趣、受益，满意度，对讲授内容、手段、宣讲者的表现等。

2）阶段评价：是指在健康教育活动完成后进行的评价。由组织者评价参与者经过健康教育干预后一段时间（一般6个月以上）健康管理相关情况的效果。①对社区群体的健康教育效果评价，可参照《国家基本公共卫生服务规范》的相关指标内容，如社区健康教育的参与率，满意度，健康观念转变的情况，有关预防知识及技能知晓率，个人不良生活方式的改变情况等；②对慢性病患者个体健康教育效果评价应根据所患慢性病健康管理要求合理选择评价内容。

9. 社区健康教育技能

（1）发现与分析问题技能：应通过调查社区疾病谱或主要健康问题，分析导致健康问题的各种可能原因，了解社区居民对健康教育的需求，确定健康教育主题，制订切实可行的健康教育计划。

（2）组织动员技能：采用多种方式和社区资源，在社区进行广泛的宣传与动员，组织更多的社区居民积极参与健康教育活动。如涉及慢性病防治的健康教育活动，应重点组织高危人群、慢性病患者及其家庭成员参与。

（3）制作健康教育资料技能：健康教育内容及方式决定了健康教育资料的多样性。组织者可根据不同健康教育主题，制作健康教育宣传栏、宣传册、多媒体课件等。

（4）健康教育演讲技巧：演讲是最直接、最生动、最有效的传播保健知识的途径，全科医生是社区健康教育的主角，应做好演讲前的相关准备工作，要先了解听者的来源、需求，期望；组织好并熟悉演讲素材并加以提炼，试讲，环境场地及相关教具音响设备情况等。在演讲中的行为举止，语言的趣味性、感染力，演讲时间的掌握，与听者的互动等细节应按相关要求进行。应把握好演讲开头与结尾两个环节，以保证健康教育讲座演讲的效果。

（5）交流沟通技能：良好的沟通是开展健康教育的前提，有效的沟通技巧是实施健康教育，保证其效果的关键环节。全科医生在健康教育活动中与社区居民及患者进行良好的沟通，耐心倾听，答疑解惑，增加双方相互理解及信任度，提高健康指导的效果。包括非语言性沟通与语言性沟通。

1）非语言性沟通：指全科医生用面部表情、身体姿势、声调速度、手势、眼神、与患者的位置、距离等，表达个人内心真实感受及情绪等。具体实施中，全科医生的外在形象，着装整洁，举止端庄，面带微笑，是进行沟通的关键，同时要具有良好的素质和修养，使患者获得安全感，有利于沟通。

2）语言性沟通：指全科医生通过语言，与患者交流，进行健康教育。实施中要重视自己的语言带给患者的影响，语言应规范、准确，通俗易懂，最好用普通话，用"请"、"谢谢"、"对不起"等文明用语，尊重患者权力，保护其隐私；耐心倾听患者健康问题诉求，了解疑惑，注意使用安慰性语言，给予及时回应解答，切不可漫不经心或边听边争论。

（四）教学方法

1. 教学准备

（1）编写教学案例

1）案例选择

①社区案例：从社区常见健康问题中选择一个具体健康教育案例。

②患者案例：从全科医生亲身经历临床病例或参考同行病例编写的病例。

2）案例内容要求

①客观存在，相关资料真实可靠。②具有典型性。③能体现健康教育的环节。④信息量应适宜。

3）编写或选择案例要点

①健康教育病例案例应包括患者性别、年龄、职业、主诉、现病史、既往史、个人史、生活史、婚育史、家族史、体格检查等重要资料、与患者疾病有关的阴性检查资料；体格检查中相关的阳性及阴性体征，相关实验室及诊断仪器检查结果，病例摘要（含专科检查、诊断依据、入院诊断、诊疗意见或过程等），内容简明扼要。

②教师预测和设计案例讨论中可能出现的问题，在案例正文后提出，供学生学习讨论参考。围绕案例的主要知识点和环节提出问题，注意启发性，由浅入深，问题可设计"是什么……？为何……""为什么……？如何考虑……"等。

（2）备课

1）认真研读教学大纲。

2）熟悉教材。

3）合理安排内容、重点、难点、教学节奏。

（3）制作多媒体课件：课件应准确、直观、能吸引参与者的注意力。页面简洁明了、图文并茂、字号大小适中，文字与背景颜色有较强的对比，使文字突出，以免淹没于背景中。

（4）对学生提出相关要求：教师根据确定的健康教育主题布置学习任务，发放案例资料，思考与案例相关的问题；教师可推荐参考用书供学生查阅，注意参考书的权威性和版本时间。

2. 教学实施

（1）小讲课：教师简要梳理所选健康教育案例涉及的相关疾病知识点，健康教育实施过程等。最好采用PPT进行，注意向学生展示课件制作和讲授技巧，小讲课时间安排不宜过长，一般15分钟左右。

（2）案例教学：指导学生完成案例课前学习，组织小组讨论，分析案例，提出健康教育实施方案；各小组组长汇报讨论结果，教师点评。每个小组人数以5~10人为宜。

注意事项：教师要控制好讨论时间、调动讨论气氛、使讨论紧扣主题、注意对学生的思维引导，鼓励主动性，充分发表观点。教师点评要突出重点和难点；解答学生提出的疑惑。

问题设计及答案准备举例

问题1：高血压的病因有哪些？

答案：高血压的病因有遗传、年龄、饮食、环境、情绪、吸烟等。

问题2：高血压有哪些并发症？

答案：主要心、脑、肾和血管等重要器官损害。高血压损害心脏可导致心肌梗死、心力衰竭、冠心病、心绞痛、心律失常、猝死;损害脑血管可导致脑中风、偏瘫;损害肾脏导致肾衰竭、肾功能不全、尿毒症;损害内分泌系统可导致糖尿病、甲亢;损害眼动脉可导致眼底病变、白内障。

问题3:导致高血压的发生,有哪些方面的危险因素?

答案:年龄、精神紧张、肥胖、饮食、吸烟、饮酒、职业等。

问题4:什么是高血压"三高""三低""三同一"?

答案:三高(患病率、发病率、死亡率);三低(知晓率、治疗率、控制率);三不(不难受不吃药、不用药、不规律服药);测量血压的三同一(同一时间、同一状态、同一侧)。

(3)模拟带教

1)设置场景:教师指导学生布置一个健康教育讲座场景,具备独立的空间,桌椅,设立讲台,有黑板,多媒体放映、音响等设施。模拟听众的安排,可由学生承担,体验身临其境的感觉。

2)教师演示:主要向学生演示健康教育讲座的全过程。但不要讲将训练的健康教育案例,以免学生模仿,影响教学效果。

教师在演示中应注意以下事项:

①着装正式、整洁,得体大方。

②行为要求:面部表情和肢体动作丰富,神情自然,面向听众,使听众均能清楚看到,具有亲和力。

③言语要求:口齿清楚,声音洪亮,语言风趣幽默,富有感染力,通俗易懂,不照本宣科,少用或尽量不用医学术语,遇到必须使用时,须深入浅出,辅以相应解释。教师要提醒学生,社区健康教育以老年人居多,讲授中应适当放慢语速,做必要的重复。

④讲授中注意观察听众的反应,随时进行调整;注意与听众交流互动。

⑤操作好课件,合理设置课件速度,要考虑到听众做笔记的时间,适当放慢翻页速度。演示文稿文字要让后排听众看得清楚。

⑥控制好讲课时间:不宜过长,以免听众注意力分散,影响效果。可适当辅助写黑板,板书时要字大行稀。可结合教学辅具的运用,如糖尿病患者饮食搭配模型等。

3)学生演练:学生根据教师演示步骤进行全过程演练,为避免学生紧张,应安排听众不少于15人,并做好提问准备。

4)教师对学生的现场表现进行点评。

3.教学总结　教师对本案例教学进行小结,启发学生思路,举一反三。

(吕　琳)

教学案例 4-12 **健康教育教学案例**

一、某社区卫生服务中心开展一场高血压防治知识讲座

1.教学要求　以小组为单位,拟出计划,并组织实施。

2.教学实施　按计划、实施、评价总结三个阶段进行。

(1)制订活动计划:小组由学生5~10人组成,明确各自分工,针对健康教育主题,按以下主要内容制订计划。

1)健康教育活动主题:高血压防治知识。

2）目标:向社区居民传播高血压防治知识,提高社区居民对血压检测的意义,改变不良生活方式,提高其健康素养。

3）时间、地点:2016年9月3日上午10点开始,预计40分钟。地点在该社区活动中心教室。

4）对象:本社区高血压患者、高危人员(人数控制在50人左右)。

5）组织者:该社区卫生服务中心和该社区协议上级医院(某三甲医院)相关科室负责人。

6）主讲者:三甲医院老年病科主任医师。

7）讲授内容:高血压的病因、分类及主要症状,高血压的危害;不良生活方式对血压的影响;如何有效控制血压;病情发生什么情况时需要转到上级医院就诊等。

8）活动方式:专家讲授,社区卫生服务机构工作人员免费发放健康教育处方,防治手册等材料。

9）资料准备:PPT课件由专家准备,健康教育科普资料由社区工作人员准备。

10）组织动员:由社区工作人员负责组织社区高危人群、慢性病患者参与。采用张贴通知、电话、网络等宣传活动信息。

（2）活动实施

1）草拟及发放通知:在社区张贴讲座信息,通过健康及慢性病管理档案,组织该社区居民、高血压、脑卒中、冠心病、糖尿病患者及家属参与。

2）布置会场妥当,会场内悬挂标幅,标题醒目,营造宣传气氛。

3）组织者引导、安排参与者签到、就座。签到册包括姓名、年龄、联系方式等信息。

4）主持讲座、简要介绍主讲专家情况(专业特长、在国家级和省级有关学术团体担任职务情况、在该综合医院专家门诊时间等)。

5）专家讲授。注意要侧重于高血压防治实用知识内容讲授,避免过多讲授基础理论。

6）听众提问、老师解答、咨询指导。如属共性问题可作统一解答。

7）组织者做好活动记录,填写活动记录表。注意及时性,落款签名和填写时间。

（3）效果评价总结

1）讲座结束时,即向所有听众发放问卷调查表,了解听者对讲座内容高血压防治知识的知晓程度及对教师满意度。

2）组织者写出活动总结,包括活动过程介绍,数据信息,有统计结果及分析评价等,注明落款和时间。

3）资料整理与归档:对活动通知、PPT课件、活动记录表、活动总结、活动照片、调查问卷等资料进行整理,归档保存。

二、某社区卫生服务中心教师(慢病管理人员)对一例高血压患者进行健康教育

1. 教学目的　结合临床病例,学会分析高血压患者的危险因素,评估患者慢性病管理现况,分析健康教育需求,制订健康指导计划的方法,了解实施的主要流程。

2. 病例摘要　患者,女性,52岁,某单位管理人员。因"汗出、头晕、体重增加明显"就诊。患者15年前因发现"血尿"住院诊治,发现血压高,最高时达160/110mmHg,眼底检查提示:眼底硬化。2002年X线检查发现左室扩大,心肌肥厚。排除肾性高血压后,诊断为原发性高血压并发眼底病变,高血压心脏改变,一直坚持药物治疗,血压基本保持平稳。生

活史:不吸烟,不饮酒,口味偏重,喜爱烹饪,饮食较随意,大小便正常;运动主要为散步,有时工作或家庭原因会出现精神紧张,睡眠差。有高血压家族史:父亲、母亲、兄妹四人均有高血压,外婆、舅舅、母亲因脑血管病已故;2年前做过子宫切除手术。患者一般情况:身高159cm,体重79kg,腰围29cm,服药后血压128/75mmHg。空腹血糖5.0mmol/L,甘油三酯3.0mmol/L,血常规正常,尿常规正常,肝肾功能未发现异常。

3. 教学重点　在掌握高血压病因、诊断、并发症等知识的基础上,学会根据病例资料,对病情进行评估,分析危险因素的方法,为该患者制订一份有针对性的健康教育计划。

4. 教学实施

(1)教师结合病例情况提出问题,供学生思考,要求学生制订初步的健康指导计划。

问题设计及答案准备,可采用小组学习方式,将问题合理安排给学习小组成员,讨论,得出答案。举例:

问题1:该患者的诊断是什么? 并发症有哪些?

答案:诊断为高血压病,目前为1级高危;并发症有左心室肥大及眼底病变。

问题2:患者的危险因素有哪些?

答案:遗传史,体重超标与肥胖。

问题3:应从哪些方面考虑该患者现状评估?

答案:血压控制情况,降压药服用情况,对高血压防治知识的知晓,患者服药依从性等。

问题4:应如何考虑对患者进行健康指导和干预?

答案:血压监测,控制体重、保持良好情绪,合理饮食,适合的方式运动、保证睡眠,定期随访。

(2)教师对学生所制订的健康指导计划进行点评,重点指出不足。要从以下方面考虑:

1)提出的健康教育计划是否针对患者的情况和健康需求。

2)提出的健康教育计划是否正确。

(3)健康教育的实施

1)在获得主观、客观资料的前提下,评估分析,一对一咨询解答,以语言交流为主,同时提供相应的健康处方。

2)根据健康教育计划,对患者进行健康干预。

3)随访评估健康教育干预效果。

对该患者健康教育计划要点如下:

1. 血压监测,保证血压持续达标:患者高血压病史15年,有靶器官损害(左心室肥大和眼底病变),并且有高血压家族史,亲属中有3人均因脑血管病死亡,因此应高度重视血压的监测,防止心脑血管事件的发生。患者目前服药后血压控制达标,应坚持每天自测和记录血压值,规范服药,保证血压持续达标;劳逸结合,保持心情愉快,保证充分的休息及睡眠,避免血压波动。

2. 控制体重,合理膳食:患者体重超标、呈腹型肥胖,是影响该患者心血管预后的重要因素,平时饮食喜欢食口味偏重的食物,故要改变饮食习惯,控制脂肪和盐分摄入量(每天不能超过6g),多食蔬菜水果,低盐、低脂饮食。

3. 加强运动　患者超重、肥胖,左心肌肥大,目前运动方式选择散步较为适合,也可尝试太极拳、慢跑等有氧活动,遵循循序渐进原则,逐步增加运动量。运动时间和频度,可根据患者体质及耐受程度而定,要监测运动前后心率、血压、呼吸和心脏状况,以微微汗出,未出现身体不适为度。

4. 中医药健康管理服务　结合国家基本公共卫生服务内容的要求,全科医生根据《高血压分级诊疗服务中医技术方案》,对患者进行中医体质辨识,根据辨识出的体质,辨证施膳,指导患者运动调养和情志调理,合理运用中医药疗法进行防治。

5. 定期体检　每年一次。除常规检测血脂、血糖外,重点做尿常规、血生化、心电图,最好到二级以上医院做超声心电图、颈动脉超声、头部 CT、MRI,以便早期发现靶细胞损害发生与进展,防治心脑血管疾病。

6. 社区随访　患者在社区每三个月定期随访,监测血压,该患者如出现血压升高,且难以控制或血压波动较大,临床处理困难及其他紧急危重情况,应由全科医生及时转诊到上级医院进行诊治,病情稳定后再转回社区卫生服务机构康复。

7. 患者教育和自我管理　患者及家属进行高血压防治知识的学习教育,参与患者自我管理小组的活动。提高对高血压防治知识的知晓率和遵医的依从性。

三、健 康 档 案

2011年7月1日出台了国发【2011】23号文《国务院关于建立全科医生制度的指导意见》文件,进一步推动修订了《卫生部全科医师规范化培训大纲》,纵观 2006 年第一版《北京地区住院医师规范化培训细则》,2009 年第二版,2013 年第三版,以及 2017 年即将出台的最新修订版,除了全科医学住院医师在社区基层基地规培时间由原来的 6 个月拟定增加为 8 个月外,对"健康档案"的要求如下。

掌握:健康档案的建立和使用。

熟悉:基层卫生服务机构的信息系统及其使用。

健康档案的书写与使用。也从原来"培训期间,每人至少完成 10 份不同健康问题的个人健康档案,并能实行动态管理;家庭健康档案 10 份,并进行连续管理"。拟定扩充为:"每人至少完成 30 份个人健康档案,其中包含基层常见的各种健康问题的如高血压、糖尿病、冠心病、脑卒中、慢性支气管炎、肿瘤、骨关节病等病种,并能实行动态管理;家庭健康档案 10 份,并进行连续管理"。

健康档案是评价全科医生慢性病管理优劣的依据,规范书写健康档案也是全科医生必备之技能。培训学员如何在轮转期间理解、掌握健康档案方面的相关知识和技能,与带教师资的工作是密不可分的。

(一) 教学目标

1. 知识目标　由于我国社区卫生服务水平发展不平衡,所以各地区对"健康档案"在社区实践中的体现不同,外在形式五花八门,但带教的全科师资一定要把握住"健康档案"的本质,让学生熟悉健康档案的概念,了解建立健康档案对于全科医学和基层社区卫生服务机构的意义;掌握个人健康档案记录方式,以及家庭健康档案包涵内容;并对我国健康档案的现况及种类有所了解。

2. 技能目标　提高学生书写和利用健康档案的基本技能。熟练掌握个人健康档案的正确记录,家庭健康档案的规范书写方法;学会使用健康档案为《国家基本公共卫生服务规范(2017 年版)》中所要求的高血压患者及 2 型糖尿病进行连续性管理;具备通过记录健康档案能够发现问题、独立分析问题、解决实际问题的能力;近年来,随着电子健康档案(EHR)的普及,和5+3规培与研究生并轨之后,更是要求规培学员应该利用基层卫生服务机构的信息系统对健康档案进行基本的统计分析。

（二）教学内容

1. 健康档案的概念　健康档案(health record/archive)是对居民的健康状况及其发展变化,以及影响健康的有关因素和接受卫生保健服务过程进行系统化记录的文件,是社区卫生服务工作中收集、记录社区居民健康信息的重要工具。

2. 建立健康档案的意义

（1）社区卫生服务中,居民健康档案有助于增进社区医生与居民的沟通交流:使医生正确理解个人及家庭健康问题,作出明智的临床决策;促进社区卫生服务的规范化;通过掌握和了解社区居民的情况,主动挖掘个人、家庭的问题,对健康问题作出全面评价;有助于制订准确实用的卫生保健计划;并可对突发公共卫生事件的应急处理提供及时、准确的居民健康信息;同时,完整的健康档案还是司法工作的重要参考。

（2）健康档案为决策管理部门,完善社区健康保障体系提供理论依据;为医疗卫生机构的工作开展提供基础信息;为服务人群,用比较低廉的费用获得比较优质的医疗保健服务。

3. 健康档案的记录方式

（1）教会学生使用以问题为导向的医学记录(problem/patient-oriented medical record,POMR)记录居民的个人健康档案。

1）简单交代历史:POMR是20世纪60年代,美国Dr.Lawrence Weed提出的病历格式化构想,即病历中先有一个问题列表(problem list),然后对每个问题进行SOAP形式的记录,1970年由Bjorn等人增加了暂时性问题表(temporary or self-limited problem),1977年Grace等人增加了家庭问题项目。

2）重点教授POMR的核心内容即患者的基础资料、问题目录、问题描述及病情流程表。

①患者的基础资料(data base):尽量填写完整。包括:第一,人口学资料,如年龄、性别、教育程度(文盲、小学、中学、中专、大专、本科、研究生及以上)、职业(应具体填写工人、农民、公务员、军人、干部、商人、教师、学生、公司职员、服务业人员、个体工商户、无业、退休)、婚姻状况、种族、社会经济状况、医疗费用支付类型(包括自费、公费、大病统筹、医保、基本医疗保险、其他等,应根据实际情况填写一种或几种)等;第二,个人特征,如气质类型、性格倾向、能力(语言表达能力、记忆力、注意力、想象力、思维能力等)等;第三,健康行为资料,如吸烟、饮酒、运动、饮食习惯、就医行为、健康信念模式、个性、爱好、社会适应能力等;第四,临床资料,如身高、体重、血压、患者的主诉、过去史、个人史(住院史、药物过敏史、月经史、生育史、输液史、手术史、失恋、丧偶、失业等)、各种实验室及影像学检查及其结果以及心理精神评估资料等;第五,家庭生活史,包括家庭或遗传病的历史、家庭成员否认主要病患、目前的健康状况、家庭生活要事件等;第六,预防医学资料,如周期性健康检查记录,自我保健观念和技能等。

②问题目录(problem list):便于全科医生在短时间内对病历进行回顾。长期用药清单(list of long term medication)是健康问题的索引;一般放在健康档案的开始部分;主要问题目录(master problem list)内容包括以明确诊断的慢性生理或心理疾患、手术、社会或家庭问题、行为问题、异常的体征或实验室检查结果、难以解释的症状或反常态度、健康危险因素等(表4-6),此处注意提及ICPC编码要正确;**暂时性或自限性问题目录**(temporary or self-limited problem list）可帮助全科医生及时发现可能的重要线索,填写一般至急性、一次性或自限性问题（表4-7）。

表4-6　主要问题目录

序号	问题名称	诊断日期	处理及结果	接诊医生	ICPC 编码
1	2 型糖尿病	2010.5.14	药物治疗	某医生	T90
2	丧偶	2016.10.29	精神鼓励	某医生	Z15

表4-7　暂时性问题目录

序号	问题名称	发生日期	就诊日期	处理	现况及转归	ICPC 编码
1	上呼吸道感染	2017.3.4	2017.3.4	注意休息、多饮水	治愈	R74
2	踝部扭伤	2017.5.9	2017.5.9	活血止痛胶囊 2 粒,t.i.d	治愈	S93.4

③问题描述（problem statement）:此为重点讲解部分,是 POMR 的核心,SOAP 结构奠定了现代病历的基础形式,是学生必会之内容。包括中英文名称对照和所涵盖内容（表4-8）。

表4-8　SOAP 书写要点

名称	问题描述特点	SOAP 书写
主观资料	由患者本人陈述提供,涵盖所有个人资料	主诉、现病史中多种主要慢性疾病可同时出现,为清晰描述,可写成问题一:高血压……问题二:糖尿病…… 重点询问健康行为资料,诸如:运动方式、运动量、食盐量、热量摄入、心理问题、家庭资源、社区资源等
客观资料	体格检查、实验室检查、心理行为测量	体格检查包括视诊、触诊、叩诊、听诊结果,还包括辅助检查及各种量表等测试结果
评估	常为诊断明确疾病,体现全科医学的生物 - 心理 - 社会医学模式	重点评价目前患者存在的健康问题,包括生理疾病、心理问题、社会问题、生活方式等
处理计划	包括诊断、治疗和健康教育计划	计划要考虑多方面因素,不仅限于药物治疗,还要写明健康教育的计划和内容,药物可能发生的副作用、生活方式指导,充分体现以人为中心、预防为导向,全科医学模式的全方位管理

S:代表患者主观资料（subjective data）。由患者或其就医时的陪伴者提供的主诉、症状、患者的主观感觉、疾病史、家族史和社会生活史等。

O:代表客观资料（objective data）。医生在诊疗过程中所观察到的患者的资料。包括体检所见、实验室检查结果、心理行为测量结果以及医生观察到的患者的态度、行为。

A:代表对健康问题评估（assessment）。完整的评估应包括诊断、鉴别、问题的轻重程度及预后等。它不同于以往的以疾病为中心的诊断模式。问题可以是生理问题、心理问题、社会问题或未明确原因的症状和（或）主诉。

P:代表对问题的处理计划（plan）。处理计划是针对问题而提出的,要体现以患者为中心、预防为导向以及生物 - 心理 - 社会医学模式的全方位考虑,而不仅限于开出药物。计划内容应包括治疗计划、治疗策略（包括用药方案和治疗方式）、根据患者病情进展情况治疗策略的变更方案、预防、保健、康复、对患者的健康教育等措施。对患者（也包括健康人）的教育，需要对健康人群或有健康问题的特殊人群开展健康教育，但更多的是在日常医疗实践中对个别患者进行针对性教育。医疗记录中要求全科医生要写明健康教育的计划和内容，如糖尿病患者的饮食控制计划、体育锻炼计划、血压监测计划、养成健康的生活方式；高血压患者的体育锻炼计划、饮食控制计划、血压监测等。对于长期接受医疗照顾的慢性疾患者，健康教育是相当重要的，要让患者知道医生期望的治疗结果、药物可能发生的副作用及药物的交互作用、在什么情况下患者要必须马上就医等。

④病情流程表（flow sheet）：通过使用流程表，在实际工作中，可以看出所随访问题进展的清晰轮廓，有利于对病情发展和干预效果做出及时的评估。

（2）家庭健康档案：家庭健康档案（family health record）是全科医疗中居民健康档案的重要组成部分，内容包括：家庭基本资料、家系图、家庭评估资料、家庭主要问题目录、问题描述和家庭成员的个人健康记录。

1）家庭基本资料（family profile）：通常放在家庭档案的前面，内容要详尽。

2）家系图（family genealogy）：注意绘制顺序，以及标注清晰，常用家系图符号，见图4-2。

图4-2 常用家系图符号

绘制家系图案例：

就诊患者王某，男性，50 岁，患有高血压；其父亲已故，曾患有高血压，55 岁死于脑出血；母亲 46 岁时发现"乳腺癌"，行乳腺切除术，术后病理报告为乳头状癌，目前生活可自理；有一姐姐有一弟弟身体健康。王某 26 岁时与李某结婚，婚后育有一子（王小某），妻子李某身体健康；李某父亲患有高血压，63 岁时因脑卒中遗留左侧肢体活动障碍；母亲 60 岁时确诊为冠心病，目前行冠心病二级预防治疗；李某哥哥 45 岁时确诊为高血压，目前规律口服降压药治疗。家系图绘制如下（图 4-3）：

图 4-3　家系图案例

3）家庭评估资料（family assessment）：包括家庭结构、家庭生活周期、家庭功能、家庭内外资源、家庭动态等。目前广泛使用的是家庭评估方法和工具有家系图、家庭圈、家庭关怀度指数等。此外家庭功能（family function）与患者的家庭照顾关系密切，家庭功能可以通过 APGAR 问卷测试，即适应度（adaption）、合作度（partnership）、成长度（growth）、情感度（affection）、亲密度（resolve）评价。教师可选择一些工具教学生如何评估，如 FACES Ⅱ 成人问卷（表 4-9）。

表 4-9-1　FACES Ⅱ 成人问卷

	从不 1	很少 2	有时 3	经常 4	总是 5
1. 遇到困难时，家人能互相帮助。	1. ☐	☐	☐	☐	☐
2. 在家里，每个人都能自由发表意见。	2. ☐	☐	☐	☐	☐
3. 同外人讨论问题比同家人容易。	3. ☐	☐	☐	☐	☐
4. 做出重大的家庭决定时，每个家庭成员都能参加。	4. ☐	☐	☐	☐	☐
5. 家庭成员能融洽的相处在一起。	5. ☐	☐	☐	☐	☐
6. 再为孩子定规矩时，孩子也有发言权。	6. ☐	☐	☐	☐	☐
7. 家人能一起做事。	7. ☐	☐	☐	☐	☐
8. 家人能一起讨论问题，并对做出的决定感到满意。	8. ☐	☐	☐	☐	☐

续表

	从不	很少	有时	经常	总是
	1	2	3	4	5
9. 在家里,每个人都各行其是。	9. □	□	□	□	□
10. 家务活由各家庭成员轮流承担。	10. □	□	□	□	□
11. 家庭成员互相了解各自的好友。	11. □	□	□	□	□
12. 不清楚家里有什么规矩。	12. □	□	□	□	□
13. 家庭成员在做决定时同其他家人商量。	13. □	□	□	□	□
14. 家庭成员能畅所欲言。	14. □	□	□	□	□
15. 我们不太容易像一家人那样共同做事。	15. □	□	□	□	□
16. 解决问题时,孩子的建议也予以考虑。	16. □	□	□	□	□
17. 家人觉得互相很亲密。	17. □	□	□	□	□
18. 家规很正规。	18. □	□	□	□	□
19. 家庭成员觉得同外人比同家人更亲密。	19. □	□	□	□	□
20. 解决问题时,家庭成员愿意尝试新途径。	20. □	□	□	□	□
21. 各家庭成员都尊重全家共同作出的决定。	21. □	□	□	□	□
22. 在家里,家人一同分担责任。	22. □	□	□	□	□
23. 家人愿意共同度过业余时间。	23. □	□	□	□	□
24. 要改变某项家规极其困难。	24. □	□	□	□	□
25. 在家里,各家庭成员之间互相回避。	25. □	□	□	□	□
26. 出现问题时,我们彼此让步。	26. □	□	□	□	□
27. 我们认同各自的朋友。	27. □	□	□	□	□
28. 家庭成员害怕说出心里的想法。	28. □	□	□	□	□
29. 做事时,家人喜欢结对热不是形成一个家庭集体。	29. □	□	□	□	□
30. 家庭成员有共同的兴趣和爱好。	30. □	□	□	□	□

表 4-9-2　计算凝聚度和适应度的方法

凝聚度	适应度
①第 3、9、15、19、25、29 题得分之和	①第 24、28 题得分之和
②用数字 36 减去步骤①的结果	②用数字 12 减去步骤①的结果
③其余所有奇数题及第 30 题得分之和	③其余偶数题得分之和(除外第 30 题)
④步骤②和③的结果之和	④步骤②和③的结果之和

表 4-9-3 凝聚度和适应度得分的转换表

凝聚度	0~50	51~59	60~70	71~80
	破碎	分离	联结	缠结
适应度	0~39	40~45	46~54	55~70
	僵硬	有序	灵活	混乱

4）家庭主要问题目录及描述：主要记录家庭生活周期各阶段,存在或发生的重大生活压力事件,影响该家庭结构与功能的任何生理、心理、社会、经济、行为等方面的重要正性或负性事件。如家庭成员生大病、丧偶、失业、负债、购彩票中大奖、地位重大变化、购买住房等,问题记录方法与个体健康档案中主要问题目录（master problem list）及问题描述（problem statements）SOAP 方法相同。问题可涉及家庭生活和功能的各个方面,详细描述其发生、发展、处理、转归等过程。

5）家庭成员健康记录：在家庭健康档案中,每一个家庭成员应有一份自己的健康资料记录,主要内容同个人健康档案。

4. 我国健康档案的现况及种类　此部分为了解内容。

（1）我国健康档案的现况：种类繁多,格式各异,命名不一,编码参差,项目分类多少不定。

（2）我国健康档案的种类：包括门诊病历、住院病历、保健卡片等几个彼此孤立的部分,以建档的目的和目标人群为特点,可归纳为以下几类：居民社区健康档案;特殊人群健康档案:包括孕产妇和儿童健康档案、老年人口健康档案、疾病人群健康档案、职工健康档案;综合医院的医疗档案:门诊病历和住院病历。

5. 教会学生采集健康档案信息并使用健康档案信息,对患者实施连续性管理。教师首先要对《国家基本公共卫生服务规范（2017 年版）》中所要求的高血压患者及 2 型糖尿病的管理规范谙熟,并进行整合。

（三）教学方法

1. 讲授法　通过理论小讲课,向学员讲清健康档案概念、建立健康档案的意义,个人健康档案记录方式,以及家庭健康档案包涵内容等。

2. 社区示教　教师主要通过社区门诊接诊记录健康档案,让学员学会健康档案记录方法及技巧,并提高用全科理念对患者个人及家庭状况的分析能力。

3. 案例教学法　选择慢性病病例,组织学员对病例进行充分讨论,教师引导学员对案例进行综合评估和分析,提出综合性策略和措施。

4. PBL 教学法　为学员创设一个情景,由学员自主收集信息和资料,去发现问题、分析问题,最终提出解决问题的综合性办法。

（丁　静）

教学案例 4-13　健康档案教学案例

（一）准备阶段

选择一位标准化病人（standardized patients,SP）：王某,男性,52 岁,国家机关干部,3 个月前因工作劳累,自觉头晕、头重脚轻的感觉,偶有晨起后脑跳动性头痛,伴乏力。休息后有所缓解,但近几日加重遂到社区卫生服务站就诊。王先生既往无明显病史,因应酬晚餐时经常饮白酒 200~250ml(4~5 两),有 30 年吸烟史,平均每天 1 包烟,因工作忙无暇锻炼。结婚 25 年,儿子 23 岁,大学在读,爱人退休,闲暇之余做家教。

（二）教学重点及教学难点

教学重点是引导学员全面采集病史、建立个人及家庭健康档案;教学难点是确定患者诊断评估,实施干预治疗及随访。

（三）教学实施

1. 患者以"头晕、头痛伴乏力 3 个月"为主诉来社区卫生服务站就诊。

2. 学员接诊,采集现病史、既往史、个人史、家族史。

（1）现病史询问

问:头晕、头痛的性质、程度、部位及发作时间。

答:头昏沉沉,头重脚轻,后脑部分跳痛,晨起重,持续个把小时不等。

问:伴随症状:恶心、呕吐、发热、耳鸣、眼花、心悸等,以及心、脑、肾等靶器官损伤情况（心前区疼痛、气短、喘息不能平卧、手足麻木、肢体活动障碍、夜尿增多、间歇性跛行等不适,也无发作性头痛、心悸、多汗、发作性软瘫等）。

答:就是有时没力气,别的倒没发现。

问:诱因（这次不舒服头晕是怎么引起的?）

答:可能是这些天单位迎接检查忙的,另外晚上还得去应酬没休息好。

问:饮食（喜好甜、咸、油炸否）、睡眠、二便、体重变化情况。

答:我们家是东北人,愿意吃味道重一点儿的东西。

（2）诊疗经过询问

问:是否到过医院就诊,作过哪些检查,治疗情况如何。

答:3 个月前曾在单位医务室测血压说有些高,好像是 140/90mmHg,让我观察观察随诊,一忙我也忘了再看看了。

（3）相关病史询问

问:有无高血压病史及家族史。

答:父亲和一个哥哥有高血压。

问:有无继发性高血压疾病的因素:肾小球肾炎、嗜铬细胞瘤等。

答:无。

问:吸烟和饮酒史等。

答:吸烟 30 年,每天 20 支,近 10 年经常饮用白酒 200~250ml(4~5 两),平时办公室伏案工作。

（4）有无药物过敏史:无。

3. 学员采集病史后进行查体（O） 包括体格检查。神清语利,体胖,身高 172cm,体重 80kg,BMI=27kg/m²,腰围 95cm,体温:36.5℃,呼吸 16 次 / 分,脉搏 78 次 / 分,血压 170/100mmHg,颈动脉无杂音,颈部淋巴结和甲状腺无肿大。胸部叩诊及触诊正常,双肺呼吸声清,心率 88 次 / 分,律整,无病理性杂音,腹软,未及包块或杂音,脊柱四肢无畸形肌力、肌张力正常,生理反射存在病理反射未引出。目前无血生化检查资料,无肝肾功能、血脂、尿微量白蛋白等。

4. 学员进行评价（A）　依据查体血压值 170/100mmHg 并结合存在 3 个危险因素吸烟、男性腰围≥90cm 和久坐的生活方式，初步诊断评估为：高血压病 2 级（高危）。

此处注意：

1）结合高血压患者危险分层（2014 年《中国高血压防治指南——基层版》）。

2）进一步评估目前患者血压控制情况，靶器官损伤情况及本人依从性及家庭支持程度。

5. 学员制订管理计划（P）

（1）完善肝功、肾功、血脂、生化检查以及腹部 B 超、心电图（必要时行超声心动）、眼底检查等进一步确定靶器官损伤程度。

（2）非药物治疗：控盐，<6g/d；戒烟、适量饮酒是指男性每天 <25g 酒精，相当于啤酒 750ml，或葡萄酒 250ml，或 38° 的白酒 75g（1.5 两）或高度白酒（指 50° 以上）75g（1 两）；适量运动，低热量饮食，目标体重 BMI<24kg/m²。每天必须步行 30 分钟，低脂肪、多纤维素、适量蛋白质饮食。以每周 0.5~1kg 为宜，初步减重不要超过原体重的 15%。

（3）药物治疗：吲哒帕胺 2.5mg p.o q.d 晨起服用。

（4）健康教育：告知王先生，高血压虽不可治愈，但可以控制，继而不出现或延缓发生并发症；教会王先生及其家人使用血压计，自我检测血压；可留意小区宣传栏内的高血压相关讲课通知。

6. 学员绘制家系图（图 4-4）

图 4-4　家系图案例

四、家庭病床

全科医生的整个诊疗过程都需要与社区相融合，需要面对整个辖区的老幼病残孕等弱势群体，为让这类居民可以享受到社区卫生服务的可及性、主动性，家庭病床成为社区特色诊疗方式，但对于刚刚接受完病房轮转的规范化培训的全科住院医生来说有些陌生，在这里，师资们需要通过理论及实践的教学让学员掌握什么是家庭病床，如何选取，建立，管理家庭病床等一系列的流程。

（一）教学目标

1. 知识目标　让学员了解家庭病床的定义与目的、分类、服务对象及服务内容；掌握建立、管理和撤销家庭病床的每个环节指征及流程。

2. 技能目标　通过理论及实践教学，使得学员能够书写合格的家庭病床建床、查床病历；独立进行家庭病床诊疗过程，提高该过程中相关社区卫生服务适宜技术。

（二）教学内容

1. 家庭病床定义　家庭病床（home bed）是以家庭作为卫生服务场所,对适合在家庭条件下进行检查治疗和护理的某些患者,在其家庭建立的病床,这是顺应社会发展而出现的一种新的医生服务形式。家庭病床服务的内容包括疾病普查,健康教育与咨询,预防和控制疾病发生发展等。

家庭病床（也可以简称"家床"）是指对需要连续的治疗和护理,且只能依靠医务人员上门服务的患者,由社区卫生服务机构派出医务人员,以患者家庭为基本医疗单位设立病床。责任医生制订治疗方案,定期查房,医务人员按医嘱上门护理、治疗、记录档案。这样一种全过程的服务形式即为家庭病床。家庭病床应遵循方便、经济和高效的原则,以老年医学、康复医学、心理行为医学、保健医学和营养学为理论指导,为患者提供集医疗、保健、康复、健康教育和促进及预防为一体的综合连续的服务。家床的目的有两个:在患者和家庭方面,提供持续性医疗照护,使患者在出院后仍能获得完整的照护,降低出院患者的再住院率及急诊的求诊频率;减少患者家属往返医院次数,减少家庭负担,促进家属学习照顾患者的知识与技能,提供自我照顾能力。在医疗机构方面,可以缩短患者住院日数,增加病床利用率;扩展医疗领域,促进全科医学、家庭医学发展。

2. 家庭病床的分类及服务对象

（1）让学员知道家庭病床分为医疗型、康复型以及综合型三类。

（2）家庭病床服务对象

1）诊断明确,需家庭治疗和护理的患者。

2）出院恢复期仍需继续康复,进行家庭后续康复治疗的患者。

3）自然衰老,主要脏器衰竭,生活不能自理,需要在家庭进行维持治疗者。

4）疾病晚期,需进行支持疗法的患者。

5）需要姑息治疗和减轻痛苦的中晚期癌症患者。

3. 家庭病床的主要服务内容

（1）为家庭病床患者建立完善的健康档案并随时更新。

（2）提供社区可及的诊疗服务:定期查床,饮食、运动、心理干预,家庭护理,药物治疗及临床治疗操作（输氧、换药、导尿、灌肠、鼻饲、针灸,标本留取,心电图等辅助检查、康复治疗）。

（3）提供主动的健康教育:包括重点人群的随访,周期性体检,健康指导,营养膳食指导,疾病预防指导和健康保健知识指导等。

4. 家庭病床的建立、管理以及撤销家庭病床指征及流程

（1）家庭病床建床指征

1）出院后转回基层适合建立家庭病床的患者:高血压病有并发症者;糖尿病合并并发症,或需监测血糖,调整降糖药物用量者;老年衰竭,或各种慢性病伴发各种并发症不愿再住院治疗者;放化疗间歇期支持治疗者;心脑血管疾病遗留后遗症需进行肢体康复者;骨折患者（长期卧床、需要家庭治疗者）;先兆流产、保胎者。

2）慢性病需长期治疗的患者:长期卧床患者,晚期肿瘤、植物状态、偏瘫患者合并褥疮感染、尿潴留、吞咽困难（需定期换药,更换尿管,胃管等）;临终关怀:晚期肿瘤、植物状态、阿尔茨海默病等。

（2）家庭病床建立流程（图 4-5）

图 4-5　家庭病床建立流程

（3）家庭病床撤床指征

1）经治疗及康复后病情平稳，可停止或间歇治疗。

2）肿瘤术后或放、化疗后暂不再需要支持疗法。

3）骨折术后及外伤已拆线，无需治疗。

4）长期卧床患者压疮已愈合，无需治疗。

5）因病情变化需住院治疗者，或因社区健康服务机构技术力量所限无法提供继续服务。

6）病情恶化死亡者。

7）完全放弃治疗或迁出本社区者。

8）因政策原因，不能继续开展家庭病床服务。

（4）家庭病床服务流程

1）健康档案的采集与监理：根据国家卫生计生委《居民健康档案服务规范》的相关要求，采集和监理居民健康档案。

2）家庭病床管理要求

①家庭病床一经建立，家庭责任医生于 24 小时内上门检查患者，对病情及家居环境进行评估，建立家庭病床病历，制订诊疗计划，交代注意事项，签订家庭病床服务协议，并告知相关内容。

②家庭病床病历书写：参照卫生部病历书写基本规范要求，主要内容包括入床志（主诉、现病史、重要既往史、阳性体征和鉴别诊断时必要的阴性体征、诊断、治疗计划）、病程记录、阶段小结、出床小结。

③家庭病床遵循病房管理的基本原则　根据病情和医疗服务能力，实施分级管理：

特级:临终关怀、输液者等病情须护士陪护者。

一级:每日查床。

二级:每周2~3次查床。

三级:每周1次查床。

④实行全科医生全程负责制:按病情对患者家庭病床进行分级管理。全科医生定期查床,并将病情变化、检查、治疗效果、诊断变更等及时记录。

⑤家庭病床应每月做阶段小结,总结病情及疗效,修订诊断、治疗、护理计划。

⑥患者出床、转院、死亡应及时开具出床通知单,并书写出床小结或死亡小结。

⑦家庭病床患者需要会诊时由全科医生负责联系会诊,并做好会诊记录。

⑧家庭病床患者需要转院时由全科医生办理出床手续,填写病情及治疗情况介绍,联系转院。

⑨家庭病床医嘱书写方法参照住院患者医嘱书写方法,一般医嘱由医务人员督促患者或家属按时执行;特殊治疗、护理医嘱由医务人员按时执行,并由执行者签字。

⑩医务人员严格遵守《中华人民共和国医务人员医德规范及实施办法》和各项管理规定,严格执行技术操作规范。

5. 家庭病床病历书写

（1）家庭病床病历内容包括家庭病床病历、查床记录单、阶段小结、撤床记录、会诊单和家庭病床服务协议书。

（2）责任医生应在建床24小时内完成病历书写。建床时间超过3个月者要有阶段小结。

（3）病历记录内容:SOAP 见健康档案有关章节。

（4）查床记录是建床期间治疗过程的经常性,连续性记录。包括病情变化情况、重要的辅助检查结果、医师分析讨论、上级医师查床记录、会诊意见、采取诊疗措施及效果、医嘱更改及理由、向患者及家属告知的重要事项,健康教育等。

（5）各项检查、化验报告单要及时粘贴,如结果异常应用红笔在化验单上作标记。

（6）会诊记录:内容包括申请会诊记录和会诊意见记录。申请会诊记录应当简要载明患者病情及诊疗情况,申请会诊的理由和目的,申请会诊医师签名等。会诊意见记录应当有会诊意见、会诊医师所在的科别或者医疗机构名称、会诊时间及会诊医师签名等。

（7）转诊病例摘要包括:患者基本信息、诊断、治疗经过、目前情况、转诊目的及注意事项,医生签名。

（8）撤床记录包括诊断、治疗过程、转归及撤床医嘱。

注:家庭病床管理中需要应用到的病历文档资料(建议整套资料发至学生手中,见教学案例4-13)。

6. 家庭病床诊疗过程中教师需指导学员提高技能

（1）沟通交流能力:在家庭病床中全科医生是家庭医疗团队中的主要沟通者,与患者及家属进行良好的沟通不仅可以提高其治疗的依从性,同时可以减低医患纠纷。

（2）病历书写及查体:对于已经历2年住院医培训的学员,病历书写及查体技巧无需重点讲解,但需要强调家庭病床病历 SOAP 的书写格式及特点。

（3）辅助检查操作:社区医疗尤其是家庭诊疗中许多操作需要医生在各种环境下自己独立完成,如心电图机的操作、简单机械故障的处理,阅图,血糖监测等。

（4）治疗技能操作：讲解包括导尿，吸氧，换药，拆线，鼻饲等常用技术，操作规范参照《诊断学》。

（5）急救技能：社区医疗常常处于急救的一线，掌握常见急救知识及操作尤为重要，需要熟知心搏骤停、过敏性休克、癫痫大发作、骨折固定、止血等抢救的临床路径及常用药物、器械（简易呼吸机）的使用。

（6）提升团队合作意识：在家庭病床中全科医生与全科护士形成了一个无法相互脱离的团队，教师需向全科医生学员强调团队协作：相互沟通，相互配合，相互理解的重要性。

（三）教学方法

1. 讲授法　通过理论小讲课，向学员讲清家庭病床的概念、工作内容、建立家庭病床的流程，以及家庭病床病历书写，授课中注意观察学员的表情，切忌流水账式灌输，要适时提问，了解学员掌握情况。

2. 社区模拟带教

（1）家庭病床的模拟选取：带教教师让学员在教师一周内诊疗的门诊患者中挑选出适宜建立家庭病床的患者，教师进行点评，学员模拟家庭病床患者的选取是否符合家庭病床服务对象及建床指征。

（2）家庭病床的模拟建床与病历书写：教师在进行原家庭病床随访时，学生应跟随并进行该患者的问诊，查体并根据其问诊查体结果以当日日期模拟建床并书写 SOAP 病历。

3. 案例教学法　选择需要建立家庭病床的病例，组织学员对病例进行充分讨论，教师引导学员对案例进行综合评估和分析，提出综合性策略和措施。

注：在学员未完成一份完整家庭病床病历之前，教师不宜让学员先看见教师自己书写真正的家床病历，以免学生照本宣科，仿照老师的病历书写，达不到真正实践的目的，同时也不利于教师发现学员在哪些环节上存在不足。

（丁　静）

教学案例 4-14　家庭病床教学案例

（一）准备阶段

选择典型病例：患者王某，女性，84 岁，主要健康问题如下：

问题 1：27 年前患者体检发现血压增高，血压最高 160/100mmHg，无明显头晕、头痛等不适，确诊"高血压病"，并开始药物治疗，目前规律服用"硝苯地平控释片 30mg Q.d，酒石酸美托洛尔 6.25mg B.i.d"，血压控制在 120~130/60~70mmHg 之间。

问题 2：8 年前无明显诱因出现消瘦伴乏力，1 个月体重下降约 3kg，无多饮、多食、多尿症状。于当地医院就诊，查尿常规提示尿糖 ++++，酮体阴性，空腹血糖 8.5mmol/L，诊断为"2型糖尿病"。患者未遵医嘱规律服药降糖药物，仅控制饮食，适量运动，3 个月后复查空腹血糖 8mmol/L，自行间断应用"盐酸二甲双胍 1g T.i.d"治疗，空腹血糖控制在 12~14mmol/L 之间，早餐 2 小时后血糖控制在 15mmol/L 左右。2 年前开始规律治疗，遵医嘱改用优泌林 R 早 10u，午 12u，晚 10u，优泌林 N 晚睡前 10u，目前患者空腹血糖控制在 9~10mmol/L 之间，早餐 2 小时后血糖控制在 11mmol/L 左右。无明显多饮、多食、多尿症状，无肢体麻木感，无乏力，无心悸、出大汗。

问题 3：6 年前无明显诱因出现右下肢行走不利，不能迈台阶，伴言语不清，发作时无头晕、视物旋转，无一过性黑矇，无恶心、呕吐，无言语不利。于"复兴医院"急诊就诊，查头颅CT提示"腔隙性脑梗死"，予"血栓通"输液治疗后，右下肢活动正常，但遗留言语欠清，此后坚持服用盐酸氢氯吡格雷 75mg Q.d 治疗。

问题 4：2015 年诊断高脂血症，未用药物，以饮食控制为主。

问题 5：2 个月前因"肠梗阻"在"复兴医院"外科行手术治疗，1 日前出院，病情平稳，留置导尿管和胃管，当日晨患者自行拔除尿管、胃管，家属紧急请求全科医生和社区护士出诊查看病情并建立家庭病床。

生活方式：久居北京生活，否认吸烟、饮酒嗜好。口味偏咸，每日食盐量 10g 左右。摄入食量 4 两，肉类 2 两左右，鸡蛋 1 个，牛奶 1 袋（250ml），油脂量 30g，每日三餐，进食规律；肢体活动不便，运动不规律，每周有 3~4 个下午坐轮椅外出晒太阳，1 年前搀扶偶尔可慢走 500 米，行走时可与他人简单问答，目前搀扶下可行走约 150 米。睡眠尚可，每日睡眠时间 8~10 小时。生活环境良好，无明显紧张情绪。性情平和，不急躁。患者 1 年前从无电梯的 4 层搬至有电梯的 6 层。夫妇 2 人育有 2 子 1 女，2 子（56 岁、54 岁）均在武汉工作生活，每年来京数次探望；1 女（51 岁）在京别居，每周来探视 1 次。家庭和睦，生活无忧。

目前日常起居主要由 38 岁湖北籍女性保姆照顾。保姆初中文化，勤劳、性格温和，与王女士同居一室，对患者感情真挚，观察照顾细致，掌握自测血糖、血压及注射胰岛素技术，老夫妇每日饮食起居及服用药物均由保姆管理。制作餐食能注意低盐、低油。保姆之夫也在京打工，每周末与其夫相聚，目前已在王女士家里服务 3 年，其间未曾回乡探亲。

家族史：父母去世，死因不详。

查体：身高 152cm，体重 73kg，BMI31.59kg/m^2，血压 130/64mmHg，神清、不语，呼吸平稳，自主体位，移动需搀扶，查体配合，五官未见异常，未闻及颈动脉及血管杂音，双肺呼吸音粗，双下肺可及粗湿罗音，未闻及干鸣音，心界不大，心率 66 次 / 分，律齐，心音有力，各瓣膜区未闻及杂音。双上肢颤抖，双下肢肌力 4 级，左侧足背动脉搏动减弱，右侧足背动脉搏动正常。ADL 评分 38 分（满分 100 分）。

（二）教学重点及教学难点

教学重点为掌握家庭病床的建床指征，掌握建立家庭病床，撤销家庭病床的环节及流程；教学难点是家庭病床的评估，查床记录注意事项。

（三）教学实施

1. 教师提问

问：该患者是否符合建立家庭病床指征？并说明。

答：建立家庭病床指征：

（1）出院后转回基层适合建立家庭病床的患者：①高血压病有并发症者；②糖尿病合并并发症，或需监测血糖，调整降糖药物用量者；③老年衰竭，或各种慢性病伴发各种并发症不愿再住院治疗者；④放化疗间歇期支持治疗者；⑤心脑血管疾病遗留后遗症需进行肢体康复者；⑥骨折患者（长期卧床、需要家庭治疗者）；⑦先兆流产、保胎者。

（2）慢性病需长期治疗的患者：①长期卧床患者：晚期肿瘤、植物状态、偏瘫患者合并褥疮感染、尿潴留、吞咽困难（需定期换药，更换尿管，胃管等）；②临终关怀：晚期肿瘤、植物状态、阿尔茨海默病等。

该患符合高血压病有并发症的条件，又是心脑血管疾病遗留后遗症需进行肢体康复的患者,年老体衰,又新发肠梗阻,携带留置导尿管和留置胃管,故应该建立家庭病床,签署知情同意书,与家属商定每周四访问1次,如有情况随时电话联系随时来访。

2. 教师尝试让学员与家属(可扮演)沟通,说明建立家庭病床的必要性。

为开放性讨论题目,但需注意学员在与家属进行模拟交流中需谈及建床原因,服务模式,医务人员责任,患者及家属责任,查床及诊疗基本方案,收费,可能发生意外的情况以及家属的紧急应对方法等。

3. 就以上病例让学员对该患者进行诊断、评估。

(1)诊断:2型糖尿病、高血压3级(高危)、陈旧性脑梗死、肠梗阻术后、血脂异常。

(2)评估

1)危险因素:老年女性,食盐摄入量>6g,有高血压家族史,缺乏体力活动,血脂异常。

2)目前疾病情况:高血压高危患者,曾有脑梗死病史,有再次发生脑卒中的风险,目前血压、血脂控制可,近期有肠梗阻,手术后病情平稳。肢体运动功能下降,表达力差,有跌倒的风险。

3)并发症:已出现脑梗死。

4)依从性、家庭经济及支持均佳,但因脑血管并发症遗留肢体活动不利,生活质量下降,对整个疾病的转归有不利作用。家庭生活对保姆依赖度高。

4. 就以上病例让对学员该患者进行诊疗计划

(1)二级护理:建议拔除留置胃管和尿管,观察患者自行饮食水情况,给予流质饮食,暂不饮水,观察呛咳情况,如出现呛咳再留置胃管;观察6小时如没有自行排尿,再次行留置导尿术。

(2)定期予患者康复指导,并根据康复效果制订合理的运动方案。

(3)饮食,运动指导(低盐饮食),家属护理指导(包括在家里监测血压、血糖、预防跌倒等)。

(4)心理疏导(包括对家属和照顾者的心理支持)

(5)监测血压、血糖。

(6)药物治疗:继续上述药物治疗。

(7)按照家庭病床管理要求及慢性病强化管理指南,进行每周家庭病床随访,每半年复查血脂、血糖、肝肾功、尿蛋白,每年复查TCD、颈动脉血管超声、心电图。

5. 引导学员说出下次家庭查床时注意事项

(1)问诊时询问近来自测血糖情况,有无低血糖或一过性脑缺血发作症状,血压控制情况等症状,评估病情是否平稳。有无新发不适症状,心态如何。同时需对患者的生活方式进行询问,是否遵嘱服药,是否遵照上一次查床时的生活方式指导、改善生活方式。家属在护理患者过程中是否存在疑问。

(2)查体注意生命体征,主要围绕患者慢性病体征进行查体,如神经科查体,心肺听诊,下肢是否水肿等。

(3)制订下一次查床计划,告知患者及家属是否安排辅助检查。

五、社　区　康　复

康复医学是社会发展与进步的产物,是现代医疗体系中的重要一环,融合预防医学、保健医学、临床医学、康复医学于一体。其康复医学,在我国作为一门独立学科是从20世纪

80年代开始发展。社区康复（community-based rehabilitation，CBR）是在1976年由世界卫生组织提出一种新的、有效的、经济的针对社区人群的开展的一系列康复措施，即社区康复。社区康复针对社区内的功能障碍者或者残疾患者提供综合性的康复服务，满足相应患者的康复需求；近年来康复在发展中国家得到了迅速发展。中国社区康复自1986年起步，近20年来发展较快，正在初步形成一个中国特色的CBR系统，但全国各地区社区卫生服务发展极不平衡，部分社区康复发展滞后，对社区康复的教学提出了严峻挑战。

（一）教学目标

1. 知识目标　掌握社区康复医学的概念；熟悉康复医学与临床其他专科的不同之处；掌握康复医学的组成特点；熟悉社区康复患者的初诊管理流程和日常治疗管理流程；了解社区康复医学科的建设和管理。

2. 技能目标　熟练掌握社区康复常用的康复评定方法及量表；掌握社区康复处方的内容；了解社区康复治疗中常用的康复技术；了解社区康复治疗的工作模式。

（二）教学内容

1. 康复的概念　康复是指综合地、协调地应用医学、教育、职业、社会、工程等各项措施，对病、伤、残者进行功能恢复训练，通过康复训练提升其功能活动能力和生活质量，建立生存信心，以减轻其身、心、社会功能障碍，而回归家庭和回归社会。其对象为残疾人、有各种功能障碍的慢性病患者和老年人。康复包括四个方面，即：医学康复、教育康复、职业康复及社会康复。将这四个方面的康复称为全面康复。

2. 残疾的概念　残疾是指因疾病、外伤、发育、遗传、精神等因素，造成不能正常生活、工作和学习的身体上和精神上的功能缺陷，包括程度不同的肢体残缺、感知障碍、活动障碍、内脏器官功能不全、精神情绪和行为异常、智能缺陷等。不同程度的残疾、功能障碍的患者给本人、家庭、社会带来不同的负担和问题，是康复要完成的主要任务。

3. 康复医学的概念　通过应用医学的方法和手段帮助病、伤、残者实现机体功能恢复的治疗手段，是临床医学的一门学科。康复包括现代康复医学和传统康复医学。前者包括了物理治疗、作业治疗、言语治疗、心理治疗、文体治疗、辅助肢具、康复护理等，后者包括了针灸、推拿、刮痧、拔罐、正骨等。

康复医学与临床其他医学专科的区别在核心理念、医学模式、工作对象、评估（检查）、治疗目的、治疗手段、工作模式等方面有着明显的不同。康复医学的特点是对残疾人和有功能障碍者通过康复治疗提高自身能力改善功能障碍。

4. 社区康复的概念　社区康复是在社区层面上对有康复需求对象开展全方位的一种可行的、高效的、经济的康复治疗。需要政府部门、社会力量、医疗机构、社会资源和康复对象及亲属的积极参与和共同努力。

随着我国国民经济的快速发展，人民生活水平的提高，人们对康复认识和对康复治疗的需求发生了很多的变化，康复对象主要包括残疾人、有各种功能障碍的慢性病患者和老年人，随着老龄化社会的到来，医疗技术的进步，住院、手术后的患者的增加，需康复的人数还会增加。然而，我国目前康复服务的现状难以适应这一巨大的社会需求。加之我国的康复人才的严重缺乏，特别是社区康复任重道远。

5. 社区康复医学的建设及管理

（1）建设：根据国家卫生计生委有关社区卫生服务机构建设标准等文件的规定，在社区卫生服务中心建立康复医学科,其建筑面积为不小于 160 平方米,并配备相应的康复设备和康复人员。

1)科室规划:康复科室应包括:康复治疗室、康复咨询室、物理因子治疗室、中医传统医学治疗室、患者休息区和康复办公室。

①康复治疗室:为康复科最大的科室面积,是进行现代康复治疗的主要场所。包括物理治疗(PT)室和作业治疗(OT)室等。

②康复咨询室:是对患者及其陪护人员进行有关康复的咨询、心理指导和开展康复教育的场所。

③传统康复医学治疗室:作为传统康复医学,其在康复治疗中起到非常重要的作用。在此治疗室中,可以开展针灸、推拿按摩、拔罐、正脊等治疗。

④患者休息区:为康复对象及其陪护人员提供休息场所。可利用公共活动区、楼道等区域。

2)康复设备:了解常用的社区康复治疗设备的名称及用途。

①开展对患者评定所用设备:角度尺、握力计、秒表、音叉、智商测试仪(韦氏测试用品及软件)、简易上肢功能评价器、几何图形插板、血压计、听诊器、叩诊锤、电脑等。

②运动疗法设备:PT 床、PT 凳、升降式训练床、股四头肌训练仪、体操棒及排球、肋木 + 肩梯、滚筒(大中小)、楔形垫(25°、40°)、训练阶梯、组合阶梯、系列哑铃、系列沙袋、矫姿镜、支架器(大中小)、平行杠、肩关节训练器、功率自行车、踝关节矫形板(15°)、站立倾斜床、助步行器、轮椅;

③杖类:腋拐、肘拐、四爪手杖、单头手杖;

④颈腰椎牵引床;

⑤保护腰带;

⑥物理因子治疗(理疗)设备:低频治疗仪、调制中频治疗仪、远红外治疗仪、磁疗治疗仪、蜡疗袋、冷敷袋;

⑦作业疗法设备:OT 桌(可调式)、站立桌(架)双人、磨砂板组合、平衡板、木钉板(大中小)、分指板、手指阶梯、套圈、篮球、排球、手指、手腕训练器等。

3)人员配置

康复科主任:行使对科室的管理和建设职责。

物理治疗师:开展现代康复治疗中的物理治疗工作。

作业治疗师:开展现代康复治疗中的作业治疗工作。

理疗师:开展物理因子治疗。

传统康复医学治疗师:根据所开展治疗的项目和实际工作情况配备若干名中医推拿按摩、针灸、正脊等治疗工作。

康复咨询人员:以上人员均可作为康复咨询人员开展有关康复的咨询、指导和健康教育工作。

(2)管理:良好的科室团队必须具有严格的管理和规章制度。康复医学科的工作是以团队的合作形式进行的。每个工作人员所进行的工作内容和所服务的对象的好坏都应有一定的标准进行衡量。诊室的环境的温馨、人与人之间关系的和谐、工作认真,在这样的工作环境中工作,人人心情舒畅、高兴、愉快。

6. 社区康复医学的工作模式　康复医学是一门涉及多个学科的应用学科,要靠多个相关学科的配合和协作才能完成整体的康复治疗目标,这种工作方法被称为多学科工作方法或协作组工作方法。在患者的康复的全过程中,从始至终都应用协作组(康复治疗小组)工作方式。

协作组(康复治疗小组)组成:

组长:康复医师。

组员:物理治疗师、作业治疗师、言语治疗师、心理治疗师、假肢与矫形器治疗师、康复护士、文体治疗师、社会工作者、相关的临床医师、中医医师。

7. 社区康复患者的管理　患者初次前来社区卫生服务机构欲进行社区康复治疗时,应由康复医师或康复治疗师首先接诊,接诊过程中应通过以朋友式的语言进行问候,使初诊患者放松、情绪稳定,信任。然后依照初诊流程图的工作程序管理(社区康复患者初诊管理流程图,见教学案例4-14);进行相应的有针对性的检查。主要有以下几个方面:

(1)查询

1)询问病史:了解发病的情况、疗程、康复治疗的情况、既往病史、家庭环境。

2)阅读相关的病例资料:了解患者既往治疗的情况,功能改善的情况和危险问题的存在情况。

3)物理检查:主要是对运动系统和神经系统的检查。运动系统检查包括:骨、关节、肌肉。通过触诊、被动运动、主动运动,了解功能障碍的部位、障碍的程度;神经系统的检查包括:感觉功能、运动功能、反射功能等。

4)实验室检查:通过患者近期的实验室检查报告,了解其心肺肝肾血脂血糖等情况确定危险问题的存在与否。

5)影像学检查:主要是针对患者颅脑 CT、MRI 的影像进行阅读,了解其部位、面积、性质、程度等。进而推断可能引起的功能障碍的程度。

在对初诊患者检查的过程中如发现其有下列危及生命的危急症,应及时转诊相应的专科治疗,待病情稳定后,适时进行康复治疗:①呼吸系统:有呼吸困难,呼吸系统感染;②心血管系统:高血压控制未达标,心律失常未控制;不稳定性心绞痛,心衰;③运动系统:骨、关节严重疼痛;肌肉损伤;骨折愈合不良;④代谢系统:糖尿病、血糖控制不良,低血糖,血脂严重异常;⑤精神心理因素:精神疾病未控制,严重的心理问题;⑥其他:褥疮,较严重的认识功能障碍,癫痫。

(2)康复评定:对于初次前来社区卫生服务机构进行社区康复治疗的患者,要进行初期评定,一般在一周以内完成。初期评定主要是了解患者功能障碍的程度和性质、其潜力和影响功能改善的因素。为制订初期的康复治疗计划和康复目标提供可靠的依据。

初期评定包括以下几个方面的内容:①徒手肌力检查;②关节的功能评定;③肌张力与痉挛的评定;④协调与平衡评定;⑤步行能力的评定;⑥ Brunnstrom 偏瘫恢复六阶段评定;⑦心理功能评定⑧认知功能评定;⑨日常生活活动能力评定。

(3)康复治疗处方:初次前来就诊的患者经过初期康复评定后,针对评定中的功能障碍等问题,结合患者的自身条件、康复的潜力以及初期的康复目标,为其制订的初期康复治疗计划称为初期康复处方。

在康复处方中,为患者的功能障碍指出治疗目的和具体方法,也作为一种文书为治疗和管理提供了永久的记录。

初期康复处方的内容包括：①一般项目；②疾病诊断和残疾状态；③主要存在的问题；④治疗种类、治疗部位、治疗目的、治疗方法、治疗持续时间、频度；⑤康复治疗目标；⑥注意事项。

康复处方可分为物理疗法处方、作业疗法处方、言语治疗处方等。

（4）病历记录：作为记录康复患者进行康复治疗的一种文书档案。

（5）初期康复治疗：对于初期来到社区卫生服务机构进行社区康复治疗的患者，经过接诊检查、初期康复评定、制订康复处方，实施具体的康复治疗方法，在这里需要康复工作者、患者及其家属的共同配合协调，方能完成初期康复治疗。包括以下几个治疗方面：①物理治疗：运动疗法、物理因子治疗（理疗）；②作业治疗；③言语治疗；④心理支持治疗；⑤中国传统康复治疗：针灸、推拿等（患者的肌张力高、痉挛明显、共同运动、联合反应明显时禁用此方法）。

对于日常进行康复治疗的患者，按照社区康复患者日常康复治疗管理流程图，康复工作者在接诊时应以朋友式的语言进行问候、打招呼，之后开始对其进行检查。该检查应在康复治疗前进行。主要了解患者的康复情况、心理状态、睡眠情况、心肺功能、皮肤以及原发疾病（或有危险问题）目前的情况等。

如患者经过初期或/和中期康复治疗后其功能障碍的改善不明显，或功能障碍逐渐加重，应及时转诊上级康复机构。

（6）康复评定

1）对于上一次或昨日的康复治疗情况进行效果评定。

2）中期康复评定：患者初期康复治疗2~3个月后应进行的评定，中期评定可进行若干次，每次中期评定间隔时间为2~3个月。如患者功能状态变化比较大时，可随时进行中期评定。中期评定的目的是了解患者经过一段时间的康复治疗后其功能变化的情况，以及分析产生的原因，适时的调整康复治疗计划。中期康复评定内容与初期康复评定内容相同。

3）终末期康复评定：患者终止或结束在该社区卫生服务机构进行的康复治疗时，应对其进行终末期康复评定。终末期的康复评定的目的是经过康复治疗后评定患者总体的功能状况、尚留有的功能障碍情况、评定康复治疗的效果，提出回归家庭和回归社会或进一步的康复治疗建议。

（7）康复处方：①一般项目；②疾病的诊断和残疾状态；③主要存在的功能障碍；④康复治疗目标；⑤治疗种类、治疗部位、治疗目的、治疗方法、治疗时间、频率；⑥注意事项

中期的康复处方分为：物理治疗处方（包括运动治疗处方、理疗处方）、作业疗法处方、言语治疗处方、辅助肢具处方等。

终末期康复处方包括：①家庭环境改造；②家庭康复治疗；③是否继续进行康复治疗。

（8）病历记录：日常康复治疗病历记录：一般为7~10天，在病程记录中记录一次。如遇有特殊情况的出现，如：功能突然明显改善或加重，患者不适，心理障碍，心肺功能障碍，疼痛加重，外伤等，应及时在病程中加以记录。

（9）康复治疗

1）日常康复治疗：按照康复处方中的康复治疗进行，主要为一对一徒手训练、器械训练、理疗，言语治疗、心理治疗、传统康复治疗等项目。

2）中期康复治疗：包括物理治疗、作业治疗、言语治疗、辅助肢具使用训练，日常生活活动

作能力的训练等。

3）终末期康复治疗：包括维护性的康复治疗、定期随访。前者可由患者的家属或者陪护人员在家庭内每日或隔两日对患者进行康复指导，或由康复人员上门进行康复治疗；后者可定期（3 个月一次）进行访视。

8. 社区康复评定常用方法

（1）躯体功能评定：包括徒手肌力检查（MMT）、关节活动范围度测定、肌张力及痉挛评定、平衡与协调能力评定、步行能力评定、心肺功能评定、Brunnstrom 偏瘫恢复六阶段评定、偏瘫手指功能评定、上田敏评定法等。

（2）心理功能评定包括：情绪评定、疼痛评定、认知功能评定等。

（3）言语功能评定包括：失语症评定、沟音障碍评定等。

（4）日常生活活动能力（activities of daily living, ADL）评定：Barthel 指数评定。

（5）社会功能评定。

9. 社区康复治疗常用的方法

（1）物理治疗（physical therapy, PT）：应用力、电、光、磁、波、声、水和温度等物理学因素来治疗患者的方法叫作物理疗法。其中以徒手以及应用器械进行运动训练来治疗、伤、病、残患者，恢复或改善功能障碍的方法（主要利用物理学中的力学因素）称为运动疗法，是物理疗法的主要部分。运动疗法是患者应用各种运动来治疗肢体功能障碍，矫正运动姿势异常的方法，是一种重要的康复治疗手段。在物理疗法中利用电光、声、水、温度等各种物理学因素治疗疾病，促进患者康复的疗法，常常被称作做理疗。

1）运动疗法：利用力学的原理对患者进行康复，是康复治疗最主要、最基本的治疗措施。主要包括扩大并维持关节活动度、增强肌力、增强肌肉耐力、增强肌肉协调能力、恢复平衡功能、恢复步行功能、增强心肺功能等方面的运动疗法。

2）理疗：利用冷、热、声、光、电、电磁波、激光等物理因子进行的康复治疗，是康复治疗的适宜技术。

（2）作业治疗（occupational therapy, OT）：作业疗法是让人们通过带有某种目的性的作业和活动，来促进其健康生活的一种保健专业。其目的是，通过促进患者必需的日常生活能力，发展、恢复、维持其功能，预防残疾。作业治疗主要通过一些日常生活活动、手工操作劳动或文体活动等具有一定针对性、能恢复患者功能和技巧的作业进行训练。作业疗法不但可使患者看到具体的作业成果，而且有些可获得经济效益，因而可引起患者的兴趣。包括日常生活活动、工作和娱乐三方面的治疗活动。

（3）言语治疗（speech therapy, ST）：是由言语治疗专业人员对各类言语障碍进行治疗或矫正的一门专业学科。包括对言语障碍的评价、诊断、治疗和研究。言语治疗的对象是存在失语症、构音障碍、儿童语言发育迟缓、发生障碍和口吃等各类言语障碍的成人和儿童。

（4）心理治疗：大多数身体残疾的患者常因心理创伤而存在种种异常心理状态，因而需要心理治疗师参与工作。心理治疗师通过观察、谈话、实验和心理测验（性格、智力、意欲、人格、神经心理和心理适应能力等）对患者进行心理学评价、心理咨询和心理治疗，常用的心理治疗有精神支持法、暗示疗法、催眠疗法、行为疗法、松弛疗法、音乐疗法等。

（5）文体治疗：体育和文娱活动不但可增强肌力和耐力，改善平衡和运动协调能力，还可增强患者的信心，使其得到娱乐，从而改善患者的心理状态。

（6）康复护理：在物理和作业治疗科的治疗时间是有限的，因此，以病房为主要康复环境的康复护理越来越得到重视。康复护理不同于一般的治疗护理，在一般治疗护理的基础上，采用与日常生活活动有关的物理疗法、运动疗法、作业疗法，提高残疾者的生活自理能力，如在病房中训练患者的利用自助具进食、穿衣、梳理、排泄，做关节的主、被动活动等，许多内容是一般治疗和护理所没有的。

（7）中国传统康复疗法：中国传统康复疗法是采用药物、针灸、推拿、气功、太极拳、情志调节等传统的医学手段和社会、教育、职业的综合性措施，针对先天或后天因素所致的正气虚衰、形神功能障碍或身体形态异常进行治疗或训练，以使之获得最大限度的恢复。包括针灸疗法、拔罐疗法、推拿疗法、传统运动疗法（太极拳、五禽戏等）、气功疗法、调节情志疗法等。

（三）教学方法

1. 讲授法　通过理论小讲课，向学生讲述社区康复中的相关概念，社区康复患者的初诊管理流程和日常治疗管理流程以及流程中各环节的基本方法。

2. 社区示教　教师主要通过在康复科诊治患者的过程让学生掌握和患者的沟通技巧和实践操作技能。

3. 案例教学法　选择脑卒中康复患者病例，组织学生对病例进行充分讨论，教师引导学员对案例进行综合评估和分析，提出综合性策略和措施。

（胡海鹰）

教学案例 4-15　社区康复教学案例

1. 准备阶段　选择一位标准化病人：钟某，男性，65岁，下岗工人，半年前晨练时突发右侧肢体活动不利，于某医院就诊诊断为"左侧基底节区出血"，急性期予积极降低颅内压、营养神经等治疗后遗留右侧肢体活动障碍，病情稳定后转社区卫生服务中心康复科行康复治疗。高血压病史10年，发病前未规律服用降压药，未监测血压，发病后每日服用氨氯地平5mg联合厄贝沙坦150mg一日1次降压，血压控制在140/80mmHg左右。无吸烟饮酒史，配偶已故，目前单独生活，起居饮食由保姆照顾。

2. 教学重点及教学难点

教学重点：学生问询患者，全面采集病史，建立社区个人康复档案（SOAP）。

按照初诊康复患者管理流程完成查询、初期评估、制订初期康复处方、病历记录、初期康复治疗。

教学难点：初期评定的操作、初期康复治疗方法

3. 教学实施

（1）查询患者

1）发病过程、发病后的治疗、康复治疗的情况、既往病史、家庭环境。

问：发病时是否在活动、有无头痛、恶心呕吐、当时有无意识丧失。

答：晨练过程中突然出现剧烈头痛，伴喷射性呕吐，为胃内容物，随后出现右侧肢体没力气、站不稳，接下来就失去意识，不清楚周围事物，醒来后发现在医院。

问：平时有没有类似症状发生，以及心、脑、肾等靶器官损伤情况（心前区疼痛、气短、喘息不能平卧、手足麻木、肢体活动障碍、夜尿增多、间歇性跛行等不适，发作性头痛、心悸、多

汗、发作性软瘫等）。

答：有时候有头痛，一般早上多一些，休息后可缓解，有时候走路会觉得胸口发闷，像大石头压住了一样，别的没有发现。

问：何时恢复意识，医院住院期间治疗，病情进展情况？

答：发病当天下午就清楚周围的事情了，但是醒来后觉得右边手和脚不能动了，2~3 天手和脚可以在床上挪动，但是抬不起来。医生说是用了脱水的药物及营养神经的药物，具体的可以看病历（病历记载应用了甘露醇脱水，申捷及奥德金营养神经）。

问：住院期间康复治疗？

答：后来手和脚可以动了以后医生教我锻炼过，但是有些不记得了。

问：以前还有什么疾病？

答：以前没住过院，有高血压，没吃过药，家里没人帮我量过，有时候去药店量一下，一般 160/90mmHg，特别高的时候就吃点药。

问：家庭环境、饮食（喜好甜、咸、油炸否）、睡眠、二便、体重变化情况。

答：家里老伴去世了，一个人在家，现在由保姆照顾，喜欢吃味道重一点的东西，大小便正常，体重没有明显变化。

2）阅读相关的病例资料：了解患者既往治疗，功能改善和危险问题的存在情况。

患者本次出院记录显示在住院期间完善相关检查血常规、肝肾功能、心电图、心肌酶、凝血功能、大便常规、尿常规均正常，腹部 B 超提示有脂肪肝，心脏超声提示左心增大，EF 值 49%，头部 CT 示左侧基底节区脑出血，量约 10ml。

3）物理检查：患者神清、语利、合作。血压 140/90mmHg、脉搏 86 次 / 分、呼吸 18 次 / 分。卧位，不能翻身和做起，左侧肢体均正常。右侧肢体感觉减弱，深感觉不能完成，神经反射未引出，病理反射阴性；右侧肩关节屈肌肌力 1 级，伸肌 1 级，内收肌肌力 1 级，外展肌肌力零级；肘关节屈肌肌力 2 级，伸肌肌力 2 级；右前臂呈旋前、屈腕、手呈屈指状；右下肢髋关节屈肌肌力 1 级、伸肌肌力 2 级、内收肌肌力 2 级、外展肌肌力 2 级；右膝关节屈肌肌力 1 级、伸肌肌力 2 级；踝关节背屈肌肌力 1 级、足内翻。

（2）评定

1）关节活动度评定：右侧主动活动不能完成，被动活动度均正常。

2）徒手肌力检查（见物理检查）。

3）肌张力评定：右上下肢肌张力临床等级分级 1 级。

4）协调能力评定：不能完成。

5）平衡能力评定：平衡障碍严重程度分级 1 级。

6）步行能力评定：步行能力分级（Holoden）0 级。

7）Brummstrom 偏瘫恢复 6 阶段评定：上肢Ⅰ下肢Ⅰ手Ⅰ。

8）日常生活动作能力评定、巴氏指数 20 分。

9）心理功能评定：重度焦虑。

（3）康复处方：①右侧肢体肌力增强训练；②右侧肢体关节分离诱导训练；③翻身训练；④坐位平衡训练；⑤心理指导；⑥传统康复治疗。

（4）康复治疗方法：①右侧肢体关节被动运动、主动加辅助运动；②右手皮肤毛刷刺激；③床上翻身训练、翻身坐起训练；④床边坐位平衡训练；⑤心理疏导；⑥右上肢（腕关节、手除外）和下肢的针刺推拿治疗。

（5）注意事项：防跌倒，注意体位性低血压、注意褥疮的预防、良肢位摆放、监测血压、规律服药。坚持每天门诊康复治疗。

六、患者指南

为了广泛宣传慢性病防治知识，提高社区人群自我保健知识，引导社会对慢性病防治的重视；倡导"合理膳食、适量运动、戒烟限酒、心理平衡"的健康生活方式，提高患者对慢性疾病及其并发症防治知识和技能。鼓励社区人群改变不良行为和生活方式，减少慢性疾病危险因素的流行，预防和控制慢性病及相关疾病的发生，改善人群生活质量，提高健康水平。

倡导广大慢性疾病患者进行非药物治疗（非药物治疗是指生活方式干预，即祛除不利于身体和心理健康的行为和习惯）。它可以预防或延迟慢性疾病的发生发展，下面以高血压为例，具体内容如下：

（一）非药物治疗适用范围

1. 低危患者可先治疗 3 个月。

2. 中危患者治疗 4 周。

3. 所有高血压病的辅助治疗措施，合并脂肪代谢紊乱、血糖异常、血尿酸异常者更为重要。

（二）非药物治疗的方法

1. 减少钠盐摄入　人群中，钠盐（氯化钠）摄入量与血压水平和高血压患病率呈正相关，而钾盐摄入量与血压水平呈负相关。膳食钠/钾与血压的相关性更强。我国 14 组人群研究表明，膳食钠盐摄入量平均增加 2g/d，收缩压和舒张压分别增高 2.0mmHg 和 1.2mmHg。高钠、低钾膳食是导致我国大多数高血压患者发病的主要危险因素之一。我国大部分地区，人均盐摄入量>12g/d。在盐与血压的国际协作研究中，反映膳食钠、钾量的 24 小时尿钠/钾，我国人群在 6 以上，而西方人群仅为 2~3。世界卫生组织规定每人每天摄盐量不得超过 6g 的推荐，而居民摄入钾盐则严重不足，因此，所有高血压患者均应采取各种措施，尽可能减少钠盐的摄入量，并增加食物中钾盐的摄入量。这里的 6g 不仅指食盐，还包括味精、酱油等含盐调料和食品中的盐量。平常生活中可以通过"限盐勺"来帮助我们控制摄盐量，没有"限盐勺"也不要紧，我们可以参考一啤酒瓶盖去掉胶皮垫后水平装满可盛 6g 食盐，还可以采用在原来用盐量的基础上减少 1/3~1/2 的办法。主要措施包括：

尽可能减少烹调用盐，建议使用可定量的盐勺；减少味精、酱油等含钠盐的调味品用量；少食或不食含钠盐量较高的各类加工食品，如咸菜、火腿、香肠以及各类炒货；增加蔬菜和水果的摄入量；肾功能良好者，使用含钾的烹调用盐。

2. 控制体重　随着我国社会经济发展和生活水平提高，人群中超重和肥胖的比例与人数均明显增加。在城市中年人群中，超重者的比例已达到 25%~30%。超重、肥胖是导致血压升高的重要原因之一，而以腹部脂肪堆积为典型特征的向心性肥胖还会进一步增加高血压等心血管与代谢性疾病的风险，腰围≥90cm（男性）或≥85cm（女性），发生高血压的风险是腰围正常者的 4 倍以上。适当降低升高的体质量，减少体内脂肪含量，可显著降低血压，如肥胖者体重减轻 10kg，收缩压可下降 5~20mmHg。衡量超重和肥胖最简单和常用的生理测量指标是体质指数（BMI）来衡量：BMI= 体重（kg）/［身高（m）］^{2} 和腰围。前者反映全身肥胖程度,后者主要反映向心性肥胖的程度。正常 BMI18.5~23.9;超重 24~27.9,提示需要控制体重;肥胖≥28,应减重。成年人正常腰围 <90/85cm(男/女),如腰围≥90/85cm(男/女),同样提示需控制体重。

最有效的减重措施是控制能量摄入和增加体力活动。在饮食方面要遵循平衡膳食的原则,控制高热量食物(高脂肪食物、含糖饮料及酒类等)的摄入,适当控制主食(碳水化合物)用量,强调低脂、低碳水化合物的饮食;在运动方面规律的、中等强度的有氧运动是控制体质量的有效方法。减重的速度可因人而异,但首次减重最好达到 5kg 以上,通常以每周减重0.5~1kg 为宜。对于非药物措施减重效果不理想的重度肥胖患者,应在医生指导下,使用减肥药物控制体重。

3. 合理饮食　减少膳食脂肪,营养均衡,控制总热量。补充适量优质蛋白质,总脂肪 <总热量的 30%;饱和脂肪 <10%;食用油,包括植物油(素油)每人 <25g/d,瘦肉类 50~100g/d,奶类 250g/d。

每人每周可吃蛋类 3~4 个,鱼类每周 3 次左右,少吃糖类和甜食。建议减少食用含脂肪高的猪肉,增加含蛋白质较高而脂肪较少的禽类及鱼类。多吃蔬菜和水果,新鲜蔬菜400~500g/d,水果 100g/d,研究证明增加蔬菜或水果摄入,减少脂肪摄入可使 SBP 和 DBP 有所下降。素食者比肉食者有较低的血压。饮食应以素食为主,适当肉量最理想。

4. 戒烟　彻底戒烟,避免被动吸烟。吸烟是一种不健康行为,是心血管病和癌症的主要危险因素之一。被动吸烟也会显著增加心血管疾病危险。吸烟可导致血管内皮损害,显著增加高血压患者发生动脉粥样硬化性疾病的风险。戒烟的益处十分肯定,而且任何年龄戒烟均能获益。烟草依赖是一种慢性成瘾性疾病,不仅戒断困难,复吸率也很高。因此,医生应强烈建议并督促高血压患者戒烟,宣传吸烟危害与戒烟的益处。为有意戒烟者提供戒烟帮助,一般推荐采用突然戒烟法,在戒烟日完全戒烟,戒烟咨询与戒烟药物相结合,并鼓励患者寻求药物辅助戒烟(使用尼古丁贴片或安非他酮),同时也应对戒烟成功者进行随访和监督,避免复吸。公共场所禁烟,避免被动吸烟。《尼古丁依赖程度评估表》有利于患者和医生评判依赖程度和确定进一步治疗方案(表 4-12)。

表 4-12　尼古丁依赖程度评估表

评估内容	0分	1分	2分	3分	自我评分
早晨醒来后多长时间吸第 1 支烟?	>60 分钟	31~60 分钟	6~30 分钟	5 分钟以内	
您是否在许多禁烟场所感到很难控制吸烟的需要?	否	是			
您最不想放弃的是哪一支烟?	其他时间	早晨第一次			
您每天吸多少烟?	10 支	11~20 支	21~30 支	≥31 支	
您是否在早晨醒来后的第 1 小时内吸烟最多?	否	是			
如果您患病卧床是否还会吸烟?	否	是			

1~3 分:尼古丁轻度依赖。建议使用戒烟辅助药,或靠毅力戒烟。

4~6 分:尼古丁中度依赖。建议使用戒烟辅助药。

大于 7 分:尼古丁重度依赖。建议使用戒烟辅助用药联和心理治疗。

5. 限制饮酒　虽然少量饮酒后短时间内血压会有所下降,但长期少量饮酒可使血压轻度升高;过量饮酒则使血压明显升高。如果每天平均饮酒 >3 个标准杯(1 个标准杯相当于 12g 酒精),收缩压与舒张压分别平均升高 3.5mmHg 与 2.1mmHg,且血压上升幅度随着饮酒量增加而增大。大量饮酒可导致血压增高,诱发心脑血管事件发作。因此不提倡用少量饮酒预防冠心病,而且饮酒可增加服用降压药物的抗性。所有患者均应控制饮酒量,每日酒精摄入量不应超过 25g(男性)、15g(女性),即葡萄酒小于 100ml,或啤酒小于 250ml,或白酒小于 50ml;女性则减半量,孕妇不饮酒。不提倡饮高度烈性酒。WHO 对酒的新建议是:酒,越少越好。

6. 体育运动　一般的体力活动可增加能量消耗,对健康十分有益。而定期的体育锻炼则可产生重要的治疗作用,可降低血压,改善糖代谢等。因此,建议每天应进行适当的 30 分钟左右的体力活动,而每周则应有 5 次以上的有氧体育锻炼,如步行、慢跑、骑车、游泳、做健美操、跳舞或非比赛性划船等。即"三、五、七"。三指 3 公里,30 分钟以上,一次走完最好,两三次走完也可以;五指每周运动五次左右,如能每天都运动就是有规律的健身运动,最为理想;七指运动剂量达到中等量运动,中等量运动是指运动中的心率达到(170- 年龄)次 / 分。比如,65 岁运动时的心率 =170-65=105 次 / 分。典型的运动计划包括三个阶段:① 5~10 分钟的轻度热身活动;② 20~30 分钟的耐力活动或有氧运动;③放松阶段,约 5 分钟,逐渐减少用力,使心脑血管系统的反应和身体产热功能逐渐稳定下来。运动的形式和运动量均应根据个人的兴趣、身体状况而定。

7. 减轻精神压力　保持平衡心理　心理或精神压力引起心理应激,即人体对环境中心理和生理因素的刺激作出的反应。长期、过量的心理反应,尤其是负性的心理反应显著增加心血管风险。精神压力增加的主要原因有过度的工作和生活压力以及病态心理,包括抑郁症、焦虑症、A 型性格(一种以敌意、好胜和妒忌心理及时间紧迫感为特征的性格)、社会孤立和缺乏社会支持等。应采取各种措施,帮助患者预防和缓解精神压力以及纠正治疗病态心理,必要时建议患者寻求专业心理辅导或治疗。

8. 监测血压　易患高血压人群,每 6 个月测血压一次。提倡家庭自测血压。利用各种机会性筛查测量血压。易患人群包括:①血压高值[收缩压 130~139mmHg 和(或)舒张压 85~89mmHg];②超重[体质指数(BMI)24~27.9kg/m^2)]或肥胖(BMI≥28kg/m^2);或腹型肥胖:男性腰围≥90cm(2.7 尺),女性腰围≥85cm(2.5 尺);③高血压家族史(一、二级亲属);④长期高盐膳食;⑤长期过量饮酒[每日饮白酒≥100ml(2 两)];⑥年龄≥55 岁。

(三)就诊时遇到下列情况需进行双向转诊

1. 社区初诊转出条件——可疑继发性高血压　以下几种情况应警惕继发性高血压的可能,应及时转上级医院进一步检查确诊:①合并严重的临床情况或靶器官损害;②患者年轻且血压水平高达 3 级;③怀疑为继发性高血压;④妊娠和哺乳期女性;⑤怀疑白大衣性高血压的可能,需明确诊断者;⑥因诊断需至上级医院进一步检查。

2. 社区随诊高血压转出条件　①按治疗方案用药 2~3 个月,血压不达标者;②血压控制平稳的患者再度出现血压升高并难以控制;③血压波动较大,临床处理有困难者;④随访过程中出现新的严重的临床疾病;⑤患者服降压药物后出现不能解释或难以处理的不良反应;⑥高血压伴发多重危险因素或靶器官损害而处理困难者。

3. 上级医院转回基层社区的条件　①高血压诊断已明确;②治疗方案已确定;③血压

及伴随临床症状已控制稳定。

（丁　静）

七、筛　查

1. 筛查的教学目标　掌握疾病筛查的定义、筛查的适应范围,熟悉筛查的流程,筛查量表的制订、筛查效果的评价,了解筛查的种类。

2. 筛查的教学内容

（1）筛查的定义:筛查是采用快速的检验、检查或其他措施,从外表健康的人群中查出某病的可疑患者或高危人群。用来进行筛查的试验称为筛查试验。许多疾病在临床症状和体征出现以前,已经有了病理学、生化或免疫学等改变,可以通过某些检查手段,早期发现这些疾病,以便进行早诊断和早治疗。但筛查试验不是诊断试验,对筛查结果阳性者必须尽快确诊,对确诊后的患者实施合理的治疗。有社区实践中,疾病筛查的主要目的有两个:一是早期发现某病的可疑患者,以便进一步确诊,及时进行合理治疗,延缓或阻断病情的发展,改善预后。二是通过筛查某些疾病的危险因素,发现疾病的高危人群。通过对高危人群采取措施,从而预防疾病发生。随着社会的发展,居民对健康越来越重视,筛查的运用也越来越广泛。

（2）筛查的适应范围:早期发现、早期诊断疾病是全科医生必须掌握的基本技能,它对于及时控制疾病的发展、降低治疗费用、合理利用卫生资源是非常重要的。筛查是早期发现、早期诊断疾病的重要手段之一。可以说,筛查适用于所有人群和大多数疾病,尤其是慢性非传染性疾病。通过筛查,可以有效提高疾病的早期诊断率,从而改善疾病治疗效果,改善健康状况,提高生命质量。但也不是所有疾病都适合做筛查。在选择筛查的疾病时应注意遵循以下几个原则:①所筛查的疾病是当地重大的公共卫生问题。疾病在社区中的发病率高,影响面广,如果迟发现可能会造成严重后果。对这类疾病的筛查容易得到政府和人群的重视和支持,工作易于开展,而且能取得较好的社会效益和经济效益。②所筛查的疾病具备有效的治疗方法。筛查的目的是进行疾病的早发现和早治疗,如果筛查出来的疾病无治疗方法或早期治疗效果不明显,则没有筛查的必要。③对筛查阳性者有进一步确诊的方法与条件。筛查试验不是诊断试验,对筛查阳性的人应尽快进行确诊,以便采取相应的处理措施。如果所筛查的疾病没有确诊的方法或者本地区不具备进一步确诊的条件则不适合作筛查。④所筛查疾病的自然史明确。只有对疾病的自然史有明确的了解,才能准确预测筛查可能取得的效益。盲目检查是不可取的。⑤有适当的筛查方法早期发现可疑患者。疾病的筛查方法有较高的特异度和灵敏度,且简单易行、安全有效、价格低廉。灵敏度是指筛检试验能将实际有病的人正确判断为患者的能力,即真正患病的人中筛查结果为阳性的人所占的比例。特异度是指筛检试验能将实际无病的人正确判断为非患者的能力,即未患病的人中筛查结果为阴性者所占的比例。

（3）筛查的种类:根据筛查范围,筛查可分为群体性筛查和个体性筛查。群体性筛查是针对目标人群,采用一定的筛查方法,发现本地区患病率较高的某些疾病的隐性现患人群,以便对这些人进行早诊断、早治疗,尽可能提高人群的健康状况。个体性筛查是针对个体的健康危险因素,对其易患的疾病进行筛查,主要目的是早期发现该个体所患的疾病,进行早诊断和早治疗。

（4）筛查流程与筛查计划确定:①健康危险因素评估。无论是群体性筛查还是个体性筛查,首先需要收集相关资料对筛查对象的健康危险因素进行评估。对个体的筛查首先要收集个体的年龄、性别、职业、既往史、家族史等健康相关资料,对这些资料进行综合分析。②确定筛查目标疾病,拟定筛查计划。根据筛查对象的健康危险因素,评价筛查对象是哪些常见疾病的高危人群,充分考虑现有的筛查方法及筛查对象的综合情况,确定需要重点筛查的疾病或危险因素,拟定疾病筛查计划。③编制筛查计划表,实施筛查。根据筛查计划编制筛查计划表。筛查计划表中应包括姓名、性别、出生年月、职业等基本信息以及筛查项目、每个筛查项目间隔时间等,筛查检查结果应记入个人健康档案,作为个人连续健康监测资料。④筛查评价。对筛查进行效果评价,为进一步改进提供依据。筛查效果的评价主要包括收益、检出者的预后、经济效益等。收益是指经过筛查后能使多少原来未发现的患者得到诊断和治疗。为了提高筛查的效果,首先应选择患病率高的人群进行筛查,这样既可以发现较多的患者,又可以提高筛查试验的阳性预测值,提高筛查的收益;其次可选择灵敏度高的试验方法,筛查试验的灵敏度越高,其阳性率也就越高,能检出更多的可疑患者。必要的时候可以采用多种筛查试验检查同一对象,以提高筛查试验的灵敏度和特异度。通过比较筛查与非筛查人群的病死率、死亡率、生存率等对筛查的生物学效果进行评价。此外,还要对筛查的经济效益进行评价,原则上一项好的筛查计划要求发现和确诊的患者尽可能多,而投入的卫生资源尽可能少。

3. 筛查的教学方法　①讲授法:首先通过理论讲授,主要向学员讲清筛查的定义、筛查的注意事项、筛查方法选择的原则、筛查效果评价等相关知识。②社区示教:主要通过社区实践,让学员学会针对不同的个体或人群,制订合理的筛查计划,能对筛查效果进行评价。

4. 筛查教学注意事项　①教学要有针对性:教学内容和方法要针对不同的学员,开展教学前应对学员的知识基础,学习需求,对教学内容的了解和熟悉情况进行调查,在教学过程中进行有针对性的教学,提高教学的效果。②教学目标明确,筛查是社区预防工作的重要手段之一,它对于提高人群健康状况,预防和减少疾病对人群健康危险,预防和控制慢性非传染性疾病,提高人群生活质量等具有重要意义。教学的重点放在筛查方法的选择和实施,教会学员在社区卫生工作中制订合理的筛查方案并组织实施,在实施过程中及实施后能对本次筛查计划进行正确的评价,为今后的筛查工作积累经验。

(陈鸿雁)

教学案例 4-16　**筛查教学实例**

(1)教学目标:个人筛查方案的确定。掌握筛查项目选择的依据,熟悉个人健康危险因素的评价,学会制订个人疾病筛查计划。

(2)病例分析

1)病例摘要:李某,女,47 岁,干部。因胸闷、气短、心慌、乏力 3 天就诊。心电图示,心率 48 次 / 分,心律不齐。近 1 个月睡眠欠佳,晚上不能自然入睡,服"安眠药"方能入睡。2年前患颈椎病,吃过很多药(具体不详),无明显效果。全身关节酸痛,曾到多家医院就诊,未发现器质性疾病。医生诊断患骨质疏松,吃"钙片",症状无明显缓解。

经询问患者述最近几年一直觉得疲劳,心情烦躁,有时觉得生活太乏味、单调,没有意思。了解患者的家庭情况,女儿正准备考大学,患者担心她考不上。患者的父亲一年前患了偏瘫,主要靠患者照顾。患者的婆婆患有糖尿病,血糖控制得不好,需要患者照顾。患者丈夫是单位的一把手,整天忙于开会,很少回家吃饭,家里的事一点指望不上,还听说有小秘。患者没什么知心朋友,晚上主要靠电视来打发时间。

2）病例分析:综合患者的情况可以确认患者主要问题是更年期。由于患者明显的精神紧张,心脏的问题只是这个问题的一种表现而已。围绝经期,通常称更年期,是每个妇女都必须经历的生理过渡时期,指妇女从生育能力旺盛和性生活正常逐渐衰退到老年,即卵巢功能开始衰退到完全停止的阶段。这个时期女性机体内会出现一系列的生理和心理变化,如月经紊乱、潮红、出汗、心悸、易激动、失落感、抑郁、注意力不集中等症状。由于存在很大的个体差异及受社会环境和个性特征的影响,其症状程度也有很大不同。大多数妇女通过神经和内分泌系统的自身调节及适宜的保健服务都能很好地适应这种变化并保持良好的健康状况,顺利地渡过此期。部分妇女此项症状比较明显,可能会影响正常的工作和生活。因此,围绝经期妇女尤其需要加强保健。

对于该患者,除了进行咨询和适当的补充激素和补钙外,作为全科医生还需要根据患者的情况为其选择适当的筛查项目对患者易患的疾病进行筛查。

针对个人制订的有针对性的疾病筛查方案也称为周期性健康检查。周期性健康检查是全科医生根据来就诊的患者根据其年龄、性别、职业等健康危险因素设计的疾病筛查计划。医生设计周期性健康检查的主要依据包括:①本地区危害较大的慢性病,如中老年人高血压、糖尿病等应列入首选;②所筛查的疾病在无症状期诊治可以大大降低发病率和死亡率,如各宫颈癌等;③所筛查的疾病在无症状期治疗可以取得更好的效果,如乳腺癌等;④受检者是所筛查疾病的高危人群;⑤尽可能采用价廉的无创性检查方法,如通过大便隐血筛查结肠癌。因此,要制订个性化的疾病筛查计划首先要了解所在地区人群疾病的流行病学特点和个人的疾病危险因素。

3）个体筛查的实施:首先询问个人健康史。个人健康史询问的主要目的是筛查疾病危险因素或潜在的健康问题。询问的主要内容围绕位于我国人群死因谱和疾病谱前列的心脑血管疾病、恶性肿瘤疾病等的危险因素进行。包括吸烟、酗酒、运动情况、日常饮食、卫生习惯、职业环境状况、生活环境状况、精神卫生状态、家庭疾病史、近期的体格检查结果情况等。根据个人健康史的询问,制订个性化的疾病筛查方案。针对该患者,根据其性别年龄特点及个人目前健康状况,可选择以下筛查项目:

①量血压:高血压是我国人群患病率最高的心血管疾病,不仅患病率高,而且可引起严重的心、脑、肾并发症,是脑卒中和冠心病的主要危险因素。且该患者的父母患有脑卒中,因此该患者是高血压等心脑血管疾病的高危人群,应加强对其血压的监测。

②测量身高、体重:体重和身高的测量是为了发现超重和肥胖。超重和肥胖是糖尿病、高血压、冠心病、高脂血症、胆囊炎、胆石症、脂肪肝等慢性病的危险因素。

③测量血糖:糖尿病是初级保健门诊最常遇到的内分泌代谢性疾病,是心脑血管疾病、高血压的主要原因。糖尿病患者中发生冠心病、脑卒中、失明等严重并发症者比非糖尿患者群高 2~3 倍以上。

④乳腺检查:早期发现的乳腺癌治疗效果好,生存率高,对患者生命质量影响小,此患者为 47 岁的女性,乳腺增生、乳腺癌等乳腺疾病是该年龄人群的常见病,可考虑进行乳腺放射检查。

⑤宫颈涂片:子宫颈癌是常见的女性恶性肿瘤之一,发病率占女性生殖器恶性肿瘤的第

一位。宫颈癌早期发现、早期诊断、早期治疗可以大大降低死亡率。该患者为47岁女性,是宫颈癌的高危人群,因此应定期进行宫颈涂片检查。

⑥甲状腺功能检查:绝经期妇女是甲状腺功能减退的高危人群。该患者需定期进行甲状腺功能检查。

八、综合性照顾与临终关怀

1. 教学目标　掌握综合性照顾的涵义,临终关怀的工作内容,熟悉临终关怀的原则,了解临终关怀的目的。

2. 综合性照顾与临终关怀的教学内容

(1) 综合性照顾:综合性照顾是全科医疗的基本特征之一。全科医生对全体人群不分年龄、不分性别、不分疾病,实施融医疗、预防、保健、康复、健康教育与健康促进、计划生育技术服务于一体的的全方位照顾。不仅为个体提供服务,也要为家庭及整个社区人群提供全方位服务。

综合性照顾要求全科医生不仅需要具备坚实的生物医学知识,也需要具备各种人文社会学知识。首先需要全科医生树立生物 - 心理 - 社会医学模式观,在生物 - 心理 - 社会医学模式的指导下,综合评估患者生理、心理和社会三方面的健康问题,为患者提供全方位健康照顾服务。其次,综合性健康照顾要求全科医生具备预防为主的观念,不仅处理患者的现有的问题,还要对患者的健康状况进行全面评估和管理,为患者及其家庭提供预防服务,减少健康问题的发生。同时还需要对患者进行健康教育和健康咨询,改变居民的健康观念,让居民为维护和促进自己和他们的健康承担应有的责任。此外,全科医生还要进行有效的医患沟通,改善居民的就医和遵医行为,建立良好的医患关系。再次,综合性健康照顾还要求全科医生具备终生学习的精神。医学是不断发展的学科,医学知识在不断地更新,要为居民提供优质的全科医疗服务,全科医生必须不断更新知识,掌握医学发展的前沿,利用医学科学的新进展为居民提供最适宜的健康照顾。

(2) 临终关怀:临终关怀是全科医生提供综合性照顾的体现。临终是一种临近死亡或濒临死亡的人生终极状态或生命活动的最后阶段。临终关怀也称善终服务、临终照顾等,是指对临终的患者及其家属提供生理、心理、社会的全方位的支持和照顾,以提高患者临终阶段的生活质量。临终关怀是以提高患者生命最后阶段的生命质量为目标,通过消除或减轻患者疼痛等生理症状,排解心理问题和精神烦恐,令患者内心宁静地面对死亡。同时,临终关怀还能够帮助病患家人减轻一部分压力。临终关怀强调患者和其家属的情感的、心理的、社会的、经济的和精神的需要。临终关怀的目的既不是治疗疾病或延长生命,也不是加速死亡,而是通过提供缓解性照顾、疼痛控制和症状处理来改善个人生命的质量。患者的尊严是一个最为关心的问题。

(3) 临终关怀的目的:①为临终患者提供选择死亡的地方,减少肉体的疼痛,给予最舒适的服务和照顾。②提供专门为姑息照顾而设计的服务方案,辅助末期患者和垂危病患接纳临终的事实,安详地走完人生最后一程。③提供一种神圣的模式,给予患者身、心的关怀,包括身体方面:增进舒适,减轻痛苦。心理方面:协助患者与家属渡过濒死的过程,接受疾病与死亡、家人互动关系,面对死亡的事实;遗属的辅导支持等。

临终关怀不同于安乐死,既不促进也不延迟患者死亡。主要通过对症治疗、家庭护理、缓解症状、控制疼痛、减轻或消除患者的心理负担和消极情绪。所以临终关怀常由医师、护士、社会工作者、家属、志愿者以及营养学和心理学工作者等多方面人员共同参与。

（4）临终关怀的基本原则：①护理为主的原则：临床关怀的服务对象主要是生命即将结束的患者，疾病治愈无望。应采取对症为主的照护，而不是以康复为目的的治疗。通过对患者身心护理，减轻患者的病痛，提高其临终阶段的生命质量，维护患者死亡的尊严。②适度治疗的原则：临终关怀主张以控制症状、减轻患者痛苦为目标的支持性、姑息性治疗，而不主张采用以延长患者的生命为目的昂贵的治疗，给患者带来身体和心理的痛苦，给家属增加经济负担。③注重心理的原则：注重心理关怀和支持是临终关怀重要原则。临床患者由于疾病的折磨，对死亡的恐惧、对亲人的牵挂等原因，其心理状态和行为反应复杂多变，通过心理关怀和支持，帮助患者缓解或消除焦虑和恐惧，使患者能较安详、平静地接受死亡的来临。④伦理关怀的原则：随着生物医学技术的发展，现代医学可以运用多种手段维护患者的生命，甚至使其长期维持无意识生命状态，但此时患者的生命已失去了意义，可能违背患者本身意愿，也给患者家属造成巨大经济负担。因此临床关怀还应尊重患者本身的人格和意愿，维护患者的尊严，体现符合生命伦理原则的关怀与照顾。⑤社会化原则：临终关怀是一项社会化系统工程，需要全社会共同参与。首先必须大力开展临终关怀的宣传教育，使大家以科学的态度正确对待死亡，理解临终关怀。其次，必须动员全社会共同关心、参与和支持临终关怀。

（5）临终关怀的内容：①临终生理关怀。生理关怀根据临终患者的病痛和各种症状，制订相应的护理方案，较多开展的项目是疼痛的控制和各种护理。②临终心理关怀。比起生理关怀而言，临终患者更需要心理关怀。临终患者的心态十分复杂，要仔细观察患者情绪变化，以诚待人，和蔼耐心地劝导患者正确对待疾病，协助患者调整情绪，帮助他们排除干扰，消除恐惧心理，使他们在最佳心态下接受护理，提高生命质量，最后在充满温情的气氛中安详、平静地离去。③临终生活关怀。保持室内空气新鲜、整洁、充满生活气息；做好日常护理；保持床铺清洁和卧位舒适；鼓励患者补充营养，少吃多餐。④对临终患者家属关怀。患者家属从患者生病开始直到死亡乃至死后一个相当长时期，被焦虑、忧伤、痛苦所困扰，大量体力和财力的消耗，使家属受到极大创伤。因此，对患者家属应进行安慰和疏导，帮助其以自己的方式宣泄伤感。患者死亡后一段时间内，家属在生理和心理上也是极度虚弱、极易患病，全科医生要及时做好心理疏导，使其尽快摆脱沮丧期步入正常生活。

3. 综合性照顾与临终关怀的教学方法

（1）案例教学法：选择慢性病病例，组织学员对病例进行充分讨论，教师引导学员对案例进行综合评估和分析，提出综合性策略和措施。

（2）PBL教学法：为学员创设一个情景，由学员自主收集信息和资料，去发现问题、分析问题，最终提出解决问题的综合性办法。

4. 综合性照顾与临终关怀的教学注意事项

（1）促进学员生物 - 心理 - 社会医学模式观的建立：生物 - 心理 - 社会医学模式的建立是为居民提供综合性照顾的基础，因此，综合性照顾的教学重点是使学员建立综合医学模式，使学员在面对患者时，不仅关注患者的生理疾病，同时也能关注患者心理和社会的健康问题，能综合分析患者的心理和社会状况与其生理健康之间的关系。能有意识地关注患者的家庭及其所在社区的影响健康的因素，采取综合性措施来解决患者的健康问题。

（2）强化预防为主观念：综合性健康照顾要求全科医生为居民提供融预防、医疗、保健、康复、健康教育、计划生育技术服务为一体的基层卫生服务。预防是社区卫生服务工作的重要内容。目前威胁人类的主要健康问题是慢性非传染性疾病，慢性非传染性疾病的病程长，并发症多，以现在的医学科学还没有找到经济有效的治疗手段。要减少慢性非传染性疾病对居民健康的危害，必须要加强疾病的预防。只有全科医生树立了预防为主的观念，才能为居民提供真正的综合性健康照顾。

（陈鸿雁）

教学案例 4-17 综合性照顾教学实例

1. **教学目标** 高血压患者的综合性照顾。

掌握高血压的连续性管理内容，熟悉高血压的治疗方法、高血压患者及家庭的健康教育。

2. **病例分析**

（1）病例摘要：王某，男性，52岁，工人。高血压史10余年，服用2种降压药，具体不详，但服药不规律，血压控制在150/90mmHg左右。吸烟20支/天。近1年来出现过数次胸闷、心前区不适，到大医院门诊和急诊就诊。心电图提示ST段压低，T波倒置，提示心肌缺血。心超提示左室壁增厚。心脏专科医生诊断为冠心病，予以硝酸甘油、阿司匹林和丹参治疗。近半年来胸闷发作次数增多，血压也上升至160/95mmHg左右。心脏专科医师建议患者住院行冠状动脉造影，如冠状动脉狭窄需要旋转支架，并增加一种降压药物。

（2）面对前来就诊的患者，全科医生的任务是什么？

作为全科医生，面对患者的首要任务是对患者现在的健康问题进行全面评估。要全面评估患者的问题，首先要求全科医生树立生物 - 心理 - 社会医学模式观。生物 - 心理 - 社会医学模式是根据系统论建立起来的。在这个系统框架中，可以把健康或疾病理解为从原子、分子、细胞、组织系统到人的个体，以及由个体、家庭、社区、人类社会构成的相互联系的自然系统。在这个系统中，疾病的表现形式不再是简单的线性因果模型，而是互为因果、协同制约的立体化网络模型。健康反映为系统内、系统间的高水平协调。恢复健康不是回到病前状态，而是代表一种与病前不同的系统的新的协调。生物 - 心理 - 社会医学模式是生物医学模式的补充和发展，它不是以心理和社会因素取代生物因素，也不否定生物因素的重要作用，而是恢复了心理和社会因素在医学研究系统中应有的位置。生物 - 心理 - 社会医学模式把生物、心理、社会因素作为一个三维坐标系，把人的健康问题置于社会系统中去理解，在重视生物因素的前提下，把人的健康问题置于社会系统中去理解。因此呈现在全科医生面前的不仅只是作为健康与疾病载体的人体，而是活生生的人。人的健康与疾病离不开社会、心理因素的支持。因此需要把人置于社会关系中去考虑，把健康问题看是一个社会性问题。维护健康不能仅仅只采用生物学措施，而要在经济支持、社会支持的前提下采取综合性措施，才能真正有效地维护个人及人群的健康。

针对此患者，作为全科医生除了要详细了解患者症状和体征等生物学信息，还应进一步了解患者的家庭和社会背景，将患者的健康问题放到家庭和社会背景中进行全面评估。经过问诊，全科医生了解到，患者性格内向，近半年来出现睡眠差，常常感觉担心、焦躁。因为妻子已下岗多年，有一女儿正在上大学，患者是家庭的主要经济支柱。近半年单位正在进行资产重组，患者可能也面临下岗，特别担心家庭收入减少影响女儿学习。现在又听医生说患了冠心病,不仅要增加药物,还可能需要手术安支架,费用昂贵,因而更加焦虑。该患者的主要问题是原发性高血压,由于家庭和工作的压力,患者长期处于焦虑等不良心理状态,这种心理状态不利于血压控制。由于对高血压认识不足,未坚持规范的高血压治疗。根据患者的现状全科医生对该患者采取如下处理措施:①对患者详细介绍高血压的危险因素及并发症,让患者坚持规律服药控制血压;②对患者进行心理疏导,让患者倾诉其内心感受,给予患者支持鼓励,给予适当的缓解焦虑的药物;③劝患者改变不良的行为和生活方式,帮助其戒烟,减少食盐的摄入。为患者制订运动处方,进行适当的体育锻炼。

全科医生为向这位患者的医疗服务是不是仅此而已呢? 显然不够。高血压是一种慢性病,与遗传、饮食及情绪等有着密切的关系,需要长期用药物予以控制,同时还会产生心脏、血管等多种靶器官的损害。因此,全科医生除了要处理患者的现患问题外,还要对慢性健康问题进行长期管理。全科医生要与患者一起制订高血压的长期管理目标,有针对性地指导患者改变生活方式,定期随访血压、血糖、血脂,对高血压可能造成的靶器官损害进行监测,以便早期发现,早期处理。

现在人类健康的主要威胁是慢性病,现在医学科学的主要任务是降低慢性病对人群健康的危害。作为一名全科医生,还需要树立预防为主的观念。慢性病对健康的损害是长期的、不可逆的,目前的医疗技术没有简单有效的方法来治愈慢性病。要真正降低慢性病的危害,提高人群健康状况,慢性病的预防无疑是性价比最高的手段。由于工作性质和方式的特点,全科医生必然是慢性病预防工作的重要承担者。所以,全科医生需要在应诊过程中抓住一切机会为患者提供预防性照顾。人往往在生病时更关注健康信息,并作出维护自身健康的决定。所以,全科医生在应诊时不仅要处理患者现患的健康问题,还要对患者可能罹患的健康问题开展预防服务,对患者进行常见慢性病如糖尿病、脑卒中、恶性肿瘤、呼吸系统疾病等预防的健康教育,还可以对患者制订周期性健康检查计划,对患者的健康问题进行全面的照顾和管理。

九、精神疾病的预防与控制

精神疾患是一类严重危害人民身心健康的疾病。据统计,中国目前有各种重症精神疾病患者约 1600 万,精神障碍所造成的负担在我国疾病总负担的排名中居首位,精神疾病不仅是一个重要的公共卫生问题,而且已成为一个突出的社会问题。《国家基本公共卫生服务规范(2017 版)》中明确将重症精神病更名为"严重精神障碍",并列入 13 项基本公共卫生项目,做好此类患者的"医院—社区"一体化服务与管理,使患者能够接受及时而有针对性的连续的随访治疗与康复指导是社区精神病防治医生义不容辞的任务。鉴于此,精神病带教工作也有区别于其他科室带教的特点。

(一)教学目标

1. **知识目标**　掌握精神疾病的概念、常见症状,重性精神病种类、危险因素,严重精神障碍筛查内容、分级、随访内容以及常见抗精神病药物的不良反应,以及精神疾病的预防。

2. **技能目标**　提高社区医生对精神患者的筛查能力、管理能力、沟通能力以及适时转诊能力。

(二)教学内容

1. **精神疾病的概念**　精神疾病是一个临床概念,世界卫生组织(WHO)推荐称之为"精神障碍"所指是"表现出思维、情绪、行为等方面的异常,导致个人主观痛苦或社会功能损害,并达到临床诊断标准"的任何精神方面的问题。其中严重者有精神分裂症等,轻型者如神经症(即神经官能症)、人格障碍、乃至严重的失眠症等,都属于精神疾病的范畴。

2. 精神疾病的常见症状

(1)知觉障碍:知觉障碍是精神病患者最常见的症状之一,是许多精神病的主要症状,主要包括幻觉、感知综合障碍。

1)幻觉:幻觉是虚幻的知觉,是客观世界并不存在某种事物,而患者却能感知到这种事物的存在,有幻听、幻视、幻嗅、幻味、幻触、内脏性幻觉。

2)感知综合障碍:指患者对客观事物的感知从总体上说是正确的,但对这一客观事物的个别属性例如大小、长短、粗细、形状、距离等感知反常;包括事物变性症、空间的知觉障碍、周围环境改变的感知综合障碍、对自身躯体结构方面的感知综合障碍。

(2)思维障碍:临床表现多种多样,一般分为思维形式障碍和思维内容障碍。

1)思维形式障碍:包括思维联想过程障碍(思维奔逸、思维迟缓、思维贫乏、思维松弛、破裂性思维、思维不连贯、思维中断、思维插入、思维云集、病例性赘述)和思维逻辑障碍(病理性象征性思维、语词新作、逻辑倒错性思维)两大部分。

2)思维内容障碍:主要为各种妄想,包括关系妄想、被害妄想、夸大妄想、特殊意义妄想、物理影响妄想等。

(3)注意、记忆与智能障碍

1)注意障碍:注意减弱,注意狭窄,注意增强。

2)记忆障碍:记忆增强,记忆减退,遗忘,错构,虚构。

3)智能障碍:精神发育迟滞,痴呆。

4)自制力丧失。

(4)情感障碍:包括以程度变化为主的情感障碍,以性质改变为主的情感障碍,主要提示有脑器质损害的情感障碍。

1)以程度变化为主的情感障碍:情感高涨,情感低落,焦虑,恐怖。

2)以性质改变为主的情感障碍:情感迟钝,情感淡漠,情感倒错。

3)主要提示有脑器质损害的情感障碍:情感脆弱,激惹,强制性哭笑,欣快。

(5)意志行为障碍:意志增强、减退、缺乏,精神运动性兴奋、抑制,刻板动作,模仿动作,意向倒错,作态,强迫动作。

3. 严重精神障碍概念及危险因素　《国家基本公共卫生服务规范(2017)》中规定,严重精神障碍包括6大类:精神分裂症、双向情感障碍、偏执性精神障碍(持久妄想性障碍)、分裂情感性精神障碍、癫痫所致精神障碍、精神发育迟滞伴发精神障碍。其危险因素包括:

(1)既往有攻击、冲动行为或犯罪史,既往有严重自伤、自杀行为史,有药物、酒精滥用史。

(2)目前有明显的与被害有关的幻觉、妄想、猜疑、激越、兴奋等精神病性症状,有攻击性、威胁性语言或行为,有明显的社会心理刺激,有药物、酒精滥用史。

(3)缺乏较好的社会支持系统。

(4)具有冲动、判断力差、不成熟、情绪不稳、自控力差等性格特征或反社会型、冲动型人格障碍。

（5）早年不良家庭环境,遭受父母虐待。

4. 严重精神障碍的社区筛查

（1）信息资源由患者家属、公安部门、居委会（或村委会）人员发现患者后及时报告所在各区县精神卫生中心和社区卫生服务中心、乡镇卫生院的精神病防治医生。

（2）信息资源由专网系统（包括公安部门专网、精神疾病专科医院的网报系统以及基层政府网络系统）获得。

（3）教会学员利用《精神疾病筛查问卷》（见附件 4-1）进行社区健康教育宣传或流行病学调查时发现目标人群。

（4）让学员知道社区精神病防治医生应充分利用本单位全科医生资源,加强对其精神病筛查知识的普及,收集其诊治慢性病过程中所发现的异常信息。

5. 严重精神障碍危害行为分级

危险性评估分为 6 级:

0 级:无符合以下 1~5 级中的任何行为。

1 级:口头威胁,喊叫,但没有打砸行为。

2 级:打砸行为,局限在家里,针对财物。能被劝说制止。

3 级:明显打砸行为,不分场合,针对财物。不能接受劝说而停止。

4 级:持续的打砸行为,不分场合,针对财物或人,不能接受劝说而停止。包括自伤、自杀。

5 级:持管制性危险武器的针对人的任何暴力行为,或者纵火,爆炸等行为。无论在家里还是公共场合。

6. 严重精神障碍患者随访　纳入健康管理的患者,根据病情评估进行分类随访。随访目的是提供精神卫生、用药和家庭护理等方面的信息,督导患者按时服药,定期复查,防止复发,及时发现疾病复发或加重的征兆,给予相应处置或转诊,并进行紧急处理。

对原有病情评估,检查患者的精神状况,包括感觉、知觉、思维、情感和意志行为、自知力等;询问患者的躯体疾病、社会功能、服药情况及各项实验室检查结果等;并根据患者的精神症状是否消失,自知力是否恢复,工作、社会功能状况,以及患者是否存在药物不良反应或躯体疾病情况,对患者进行以下分类干预:

（1）病情不稳定者的随访:若危险性为 3~5 级或精神病症状明显、自知力缺乏、有急性药物不良反应或严重躯体疾病的患者:建议对症处理后立即转诊到上级医院。必要时报告当地公安部门,协助送医院治疗。对于未住院的患者,在精神专科医师、居委会人员、民警的共同协助下,2 周内随访。

（2）病情基本稳定者的随访:若危险性为 1~2 级,或精神症状、自知力、社会功能状况至少有一方面较差,首先应判断是病情波动或药物疗效不佳,还是伴有药物不良反应或躯体症状恶化。分别采取在规定剂量范围内调整现用药物剂量和查找原因对症治疗的措施,2 周时随访,若处理后病情趋于稳定者,可维持目前治疗方案,3 个月时随访;未达到稳定者,应请精神专科医师进行技术指导,1 个月时随访。

（3）病情稳定者的随访:若危险性为 0 级,且精神症状基本消失,自知力基本恢复,社会功能处于一般或良好,无严重药物不良反应,躯体疾病稳定,无其他异常,继续执行上级医院制订的治疗方案,3 个月时随访。

（4）每次随访根据患者病情的控制情况，对患者及其家属进行有针对性的健康教育和生活技能训练等方面的康复指导，对家属提供心理支持和帮助。建议有条件的地区增加对患者的服务次数（图 4-6）。

图 4-6　随访流程图

7. 重性精神疾病危重情况应急处置　随访过程中，询问和检查有无出现暴力、自杀自伤等危险行为，以及急性药物不良反应和严重躯体疾病等现象。若有，对症处理后立即转诊，2 周内随访转诊情况（图 4-7）。

8. 提高与精神疾病患者沟通的能力　言语性沟通是指精神科专业性交谈，除此之外，非言语性沟通包括表情、姿势、动作、手势等在沟通过程中也起到重要作用。与精神病患者沟通时要注意以下：

（1）环境安静，避免外界干扰，家属与亲友不宜在场。

（2）注意对患者的尊重、同情、理解、安慰及保证反应，如要注意不同性别、年龄的尊称。

（3）一般先进行开放启发式交谈，然后再针对性询问式交谈。如对严重抑郁的患者询问有关自杀的问题。

（4）讲话平和、清晰、中肯，尽量中性语言，避免笼统使用术语。

（5）精神病防治医生对患者的情况选择恰当时机作出判断和给予指导，避免不良接触沟通方式，如敌意性应答。

（6）尊重精神病患者的隐私权，不议论对患者羞于启齿的言行或遭遇。不可任意谈论病情表现或议论患者缺陷、家事和不良预后等。

图 4-7　严重精神障碍应急处置流程图

（7）当交谈完一个主题或整个交谈结束前,应与患者一起分析总结交谈的主题,复述重点、解答问题,让患者明白医生已经理解其所表达的意思,如有误解可及时澄清和纠正。并在结束交谈前应向患者说明此次沟通即将结束需填写有关记录争取患者合作,使有关项目填写得客观全面,避免遗漏。

8. 严重精神障碍患者的社区康复　目前,由于多数精神疾病的病因不清楚,疾病的发生、发展、转归与结局不是很理想,精神疾病患者如何才能康复是摆在社区精神卫生工作者面前无法回避的大问题,也是精神障碍患者逐步回归家庭、回归社会重要步骤。

（1）社区康复目的

1）预防精神残疾的发生:早期发现患者给予及时充分治疗,结合全面康复措施,达到最好的治疗效果,使多数患者达到治愈和缓解,且巩固治疗防止复发,防止精神残疾的发生。

2）尽可能减轻精神残疾程度:对难以治愈的患者,要尽可能防止其精神衰退。对已出现精神残疾者,也应设法逐步提高其生活自理能力,以减轻精神残疾程度。

3）提高精神残疾者的社会适应能力:康复的过程就是使患者适应及再适应社会生活的过程,同时也减少对社会的不良影响。

4）恢复劳动能力:通过各种康复训练,使患者具有代偿性生活和工作技能,使其尚存的能力得以充分的发挥。

（2）社区康复相关措施

1）生活行为技能的训练：由居委会及社区医生指导，家属或监护人辅助患者进行日常生活技能如打扫卫生、做饭、购物等。

2）学习行为的技能训练：定期到精神患者社区康复中心（在政府的扶持下由当地街道、乡镇负责组建）参加相应课程，学会交流正确表达意思，沟通技巧等。

3）就业行为的技能训练：针对长期病情平稳的患者，由居委会及街道负责进行相关职业培训，争取参加工作。

（3）社区康复治疗方法

1）心理治疗：是非常重要的社区康复内容，主要表现为医生用语言、表情、态度或动作来影响患者，从而调节患者的情绪和感受，改变他们对所患疾病的认识和态度。基本形式有：集体治疗、个别治疗和行为治疗，均是通过现身说法，引导劝慰，解释鼓励，说服暗示，及自我调整等方法，来纠正和处理疾病继发的观念、情绪、行为的紊乱，建立正常心理和新的行为反应。①个别心理治疗如医生在与患者交流时鼓励患者眼神接触，进行面部表情的训练：微笑、点头等。训练患者用抑扬顿挫的声调进行流畅并有丰富词汇的语言交流。同时避免身体动作或姿势的僵硬呆板，对周围环境显示出协调的情感等。②集体心理治疗，可以互相讨论，训练如何与人相处，提高交往的能力，有助于适应社会生活。③行为治疗重视技能训练，鼓励患者勇于尝试，不要害怕失败，最终以就业为目标。

2）工娱治疗：阅读和影视治疗、体育活动、简单作业训练、工艺制作训练等。

3）物理治疗：激光、音乐等。

4）职业训练：评估、适应性、职业技能、庇护性就业、过渡性就业、工作安置、社会技能训练等。

（丁　静）

教学案例 4-18　精神疾病的预防与控制教学案例

（一）准备阶段

选择一份典型的精神分裂症患者病例，引导学员就此病例进行分析讨论。

病例摘要：杨某，女，30岁，身材苗条、面容姣好，毕业参加工作后，颇受单位男士们的"关注"。但近2年来，同事们渐渐发现小杨不再像以前那样梳妆打扮，穿着也不再得体，常常是邋邋遢遢的，身上也发出一阵阵浓烈的汗臭味，上班迟到早退，工作效率明显下降且总是出差错，对领导、同事与家人、朋友的关心、询问不理不睬，对年老多病的父母漠不关心，不论谁问她问题均回答极为简单。2个月前小杨开始无故摔砸东西，家人多次劝阻无效，母为阻止无端打砸，将其反锁于房间中，小杨奋力反抗破门而出，将其母打伤，家人无奈拨打110求助。在社区医生、居委会工作人员、民警的协助下将患者送至安定医院，经过1周治疗，诊断为精神分裂症。

既往史：既往体健。病前性格内向，少与人交流。家族中无精神病患者。

躯体检查与神经系统检查未发现异常。

精神检查：意识清楚，定向良好、仪态不整、衣脏发乱、接触被动、多痴笑。情感淡漠，无主动要求，思维贫乏，一般记忆、计算、判断及常识等尚好，自知力缺失。

诊断：精神分裂症

治疗:利培酮(维思通)6mg qd

（二）教学重点及教学难点

教学重点是让学员掌握精神分裂症的病因及临床表现,通过危险因素的判定进行危害行为分级。教学难点是精神分裂症的随访流程、随访内容,社会康复及常见的药品不良反应,提高现场自我保护和危重情况应急处置能力。

（三）教学实施

1. 展示病例

问:"小杨奋力反抗破门而出,将其母打伤,家人无奈拨打110求助。"当时你作为社区精防科值班医生,接到110信息后如何处理?

答:接到应急处置后,医生应立即

（1）询问事发地点,事件情况,准备相应物品,迅速出诊,必要时精防护士随同。

（2）到现场后,马上与监护人、民警、街道居委会或社区工作者等人员进行沟通,了解病情。

（3）进行危险性评估(该患者持续的打砸行为,针对财物和人,不能接受劝说而停止。危害行为分级为4级)。

（4）尝试语言说服,若持续打砸,可在民警配合下对其进行保护性肢体束缚,解除危险。

（5）应急医疗处置(地西泮注射液10mg肌内注射)。

（6）送入精神病专科医院住院治疗。

（7）完善该患者基础表格填写社区重性精神疾病患者健康档案,主要是记录患者自发病前后到目前的相关精神症状、心理变化、社会功能、健康状况等事件的档案,主要内容包括患者的一般情况资料、既往病史、发病诱因、诊疗情况、家族病史、目前症状、社区康复和管理等(见《转岗教材中卡A卡B》)。

（8）上报新发病例。

2. 共同回顾复习精神分裂症的病因及临床表现(讲述法)

（1）病因:精神分裂症患者在病前即存在一些特殊的个性特征,如孤僻、内向、怕羞、思想缺乏逻辑性、好幻想等,称之为分裂性人格。国内许多学者发现精神分裂症患者病前约50%~60%具有分裂性人格。自从Rudin(1916)开始对精神分裂症状的遗传学进行认真研究后,半个多世纪以来系统的家系调查,证明遗传因素在精神分裂症的发生中有一定作用。精神分裂症患者的家属中的患病率比一般居民高得多;且与患者的血缘关系愈近,患病率愈高:其中子女、同胞及父母为最高,分别16.4%,11.5%~14.3%,9.2%~10.3%。但遗传在病理学上的作用是相对而不是绝对的,临床上并不都是绝对的遗传性精神病。该病的发生,除遗传因素外,使人体生理、心理与环境体系中有关因素相互作用的结果本患者没有家族遗传病史,考虑其发病与其分裂性人格相关。

（2）主要临床表现:知、情、意的不协调。思维障碍是精神分裂症的特征性症状之一,包括思维联想障碍、思维逻辑障碍、思维内容障碍;而情感障碍和意志行为障碍更是该疾病的常见症状。其他还有幻觉、感知综合障碍、人格解体、双重人格、多重人格等。精神分裂症患者一般无意识障碍、无智能障碍,往往自知力缺乏。一般将幻觉、妄想、思维逻辑障碍等叫作阳性症状;而思维贫乏、情感淡漠、意志减退称为阴性症状。

此处教师可以只列出大纲,让学员自行展开详细解释。

3. 该患者在精神病专科治疗病情平稳后出院,社区精防科医生工作如何随访

(1) 社区中心精神疾病患者的信息来源:主要为公安部门的记录以及居委会、村委会、各级精神专科医院的患者出院报告等线索,以杨某为例,其家庭住址为北京市某区,从精神病专科医院出院后,相关信息会记录在 http://210.75.201.207JSWS/lozin.du,社区精防科医生要定期登录该网址,摘录下与所属辖区内有关的患者信息,而后进行主动随访。

(2) 掌握随访流程,患者出院后入户对其进行家访,了解其现在精神状态、服药情况,与其监护人进行沟通,填写《重性精神疾病患者随访服务记录表》(该患者出院后病情相对平稳,危险度评估为 0 级,继续现在治疗方案,3 个月后继续随访)。

(3) 注意抗精神病药物的副作用,该患者服用利培酮(维思通)6mg qd 治疗,其副作用为失眠、焦虑、头痛、口干;肌紧张、静坐不能、流涎等锥体外系反应;嗜睡、肥胖、疲劳、便秘、恶心、性功能障碍等。处理方式:出现焦虑失眠可酌情加用苯二氮䓬类药物。锥体外系反应可用苯海索对抗或视病情降低用量。

(4) 进行社会或社区康复:康复三项基本原则为功能训练、全面康复及重返社会。六个方面的康复内容为训练心理社会功能、大力调整和改善周围环境、开展支持性心理治疗、实行家庭及社会干预、促使逐步回归社会以及努力提高患者的生活质量。该患者可以由居委会及全科医生指导,家属或监护人辅助其进行日常生活技能如打扫卫生、做饭、购物等,鼓励定期户外活动,如与家属散步,逛商场、游园等增加与外界的接触,同时培养其兴趣爱好,如阅读书报、练字、养花、唱歌、下棋等。

4. 精神疾病的预防 通常可以分为三类。

(1) 预防精神疾病的发病。

(2) 早起发现、早起治疗,争取完全缓解与良好的预后,防止复发。

(3) 做好已患病者的康复安排,减少疾病导致的能力丧失。

1) 胎儿时期:首先需要预防各种感染,如风疹病毒、巨细胞病毒、弓形虫感染。其次是预防孕妇所接触的有毒物质如铅、汞、锰等重金属,一氧化碳、四氯化碳和各种有毒有机溶剂以及有可能导致畸形的药物。再就是各种创伤,如产前外伤,分娩时的产伤等。

2) 婴幼儿时期:需要警惕各种中枢系统感染,此外,幼儿的心理功能同样不可忽视,需要对幼儿作正确的示范作用和合理教育,既不可迁就溺爱,也不可过于严厉。

3) 学龄前期及学龄期:该阶段需要全面关心儿童的德智体和卫生保健状况。

4) 青少年期:作为儿童到成人的过渡时期,父母需要帮助孩子妥善处理好角色转变。值得注意的是,青年时期为重性精神障碍发病的第一个高峰。

5) 更年期:此期主要以焦虑抑郁为关注对象。

6) 老年期:阿尔茨海默病是老年期需要高度关注的重点。

5. 预防性干预

(1) 对心理素质虚弱者进行干预:如以学校为基地,对有心理缺陷的儿童进行训练;对成人进行自控能力的干预,如建立互助小组;减少疾病复发的易感性事件,如通过干预减少患者在家庭中与亲属的情绪冲突。

(2) 针对已发生事件进行预防性干预:主要是减少刺激性事件对易感人群的不良影响。如给予必要的社会支持。

附件4-1　精神疾病筛查问卷

指导语:为了促进公众的健康,我们需要了解您身边的人(居委会的居民,村里的人,家中的人)是否曾经出现下述情况,不论何时有过,现在好或没好,都请您回答我的提问。我们保证对您提供的信息保密,谢谢您的帮助。现在请问您有没有人发生过以下情况:

1. 曾经住精神病院,目前在家。　　　　　　　　　　　　　　　　　　有　没有
2. 因精神异常而被关锁家中。　　　　　　　　　　　　　　　　　　　有　没有
3. 经常胡言乱语、或经常说一些别人听不懂、或者不符合实际的话。　有　没有
(比如说自己能够和神仙或者看不见的人说话、自己本事特别大等)
4. 经常无辜吵闹、砸东西、打人,不是因为喝醉了酒。　　　　　　　有　没有
5. 经常自言自语自笑,或者表情呆滞,或者古怪。　　　　　　　　　有　没有
6. 在公共场合行为举止古怪,衣衫不整,甚至赤身露体。　　　　　　有　没有
7. 疑心特别大,怀疑周围的人都在议论他或者爱他(比如给他下毒等)。有　没有
8. 过分话多(说个不停),活动多,到处乱跑,乱管闲事等。　　　　　有　没有
9. 对人过分冷淡,寡言少语、动作慢、什么事都不做,甚至整天躺在床上。有　没有
10. 自杀,或者自残。　　　　　　　　　　　　　　　　　　　　　　有　没有
11. 无故不上学、不上班、不出家门、不和任何人接触。　　　　　　　有　没有

注释:

1. 本问题清单用于精神病线索调查,由基层医疗机构的精神病防治医生或经过培训的调查员(如护士等)在对知情人调查提问时填写。

2. 调查提问时逐条向知情人解释清楚,使知情人真正了解问题的含义。

3. 每个问题答为“有”或“没有”。

4. 当知情人回答有人符合任何一条中任何一点症状时,应进一步了解该人的姓名、性别、住址等情况,并通知其家属带其到精神专科医院诊断治疗。

附件4-2　精神疾病患者电子表卡

电子表卡 A　精神疾病患者基本信息

一、个人信息		填表说明
病例编号	—————— - —— - ——————	6 位地区号(国家统一),中间暂为00(系统管理用),后 5 位病例编号(项目区用),由项目区自行统一编号并填入,一旦编号即固定不变。请将编号填入该患者以后所有的技术表中编号一栏
姓名		
性别	男,女	(打钩)
出生日期	_____年_____月_____日	阳历
民族	汉族、回族、藏族、苗族、彝族、壮族、满族、侗族、瑶族、白族、蒙古族、朝鲜族、维吾尔族、哈萨克族、其他	常用 12 个,加其他
身份证号		(15 或 18 位)

地区		
文化程度	文盲,半文盲,小学,初中,高中,中专,大专,大学,大学以上,不详	(打钩)
创建日期	_____年_____月_____日	系统会自动生成登录时间;纸版上则填写填表时间
创建者签名		完成此表信息采集者的姓名
二、婚姻和经济情况		
婚姻状况	已婚,未婚,丧偶,离婚	(打钩)
共同居住者	父母,配偶,子女,父母配偶,配偶子女,三代同堂,兄弟姐妹,亲戚,朋友,同学,同事,无	(打钩)
医疗付款方式	社会基本医疗保险,商业保险,自费医疗,公费医疗,大病统筹,合作医疗,其他	(打钩)
职业	技术人员,公务员,军人,商业人员,服务人员,农林牧渔劳动者,工人,公司职员,学生,教师,无业,离退休,其他	(打钩)
经济状况	好,一般,较差,贫困(按当地贫困线标准)	(打钩)
三、家庭		
地址		目前有效居住详细地址,即按照此地址可找到患者。若无,填写其他,注明原因
邮编	_____	(六位)
电话		有效、长期的电话号码,或者监护人电话
联系人姓名		家属,监护人,村居委干部
联系方式		
四、工作或学习单位		
名称		1. 如无工作或学习单位的,写"无" 2. 职业除选择农民、无业,其他都要填写
地址		工作单位地址,具体到号,如无工作或学习单位的,写"无"
邮编	_____	单位邮编
电话		单位电话
联系人姓名		单位负责人
联系方式		手机
五、看护人情况		
姓名		监护人
与患者关系	父母,配偶,子女,兄弟姐妹,亲戚,朋友,同事,同学,老师,无,其他	"无"指没有看护人
地址		有效地址,即按照此地址可找到看护人

续表

邮编	——————	监护人地址邮编
电话		监护人电话
联系人姓名		联系人不一定是看护人,如果是同一人,就填一样的
联系方式		

电子表卡 B　精神疾病患者疾病信息

一、个人信息

病例编号	—————————-———-————	同 A 表
姓名		
性别	男,女	
创建日期	_____年_____月_____日	系统会自动生成登录时间;纸版上则填写填表时间
创建者		

二、既往病史

初发病日期	_____年_____月_____日	首次发病的时间
初诊日期	_____年_____月_____日	发病后首次就诊的时间
确诊日期	_____年_____月_____日	疾病得到确诊的时间(副主任医生确诊或第三次门诊)
确诊医院		全称
确诊医院病历号		就诊医院病历号
起病形式	急,亚急,慢性	
家族史	阳性(_____),阴性	仅指精神疾病家族史,阳性者要注明(写明家属谁患有什么疾病)
住院次数	_____次	_____次(既往住院次数、现住院的不算)
末次出院日期	_____年_____月_____日	阳历
确诊诊断		参见《全国精神疾病信息管理系统》(网络)统一诊断名称和编码表。不管采用哪种诊断标准,这里的诊断名称一律根据本表,也就是 CCMD-3 为标准
诊断编码		参见《统一诊断名称和编码表》,填写与上述诊断对应的 ICD 或 CCMD 编码。两者只能填一种。ICD 编码均以 F 开始
所用诊断标准	ICD-10,CCMD-3	在下拉列表中选择所使用的诊断标准
总病程	<1 年,≥1 年	创建日期 - 初发病日期
暴力	_____次	起病至填表时的次数;最高或无数次则填 999

肇事	_____次	起病至填表时的次数
肇祸	_____次	起病至填表时的次数
自杀	_____次	起病至填表时的次数
自伤	_____次	起病至填表时的次数
司法鉴定	无, 有(结论:)	结论抄写鉴定的结论。司法局主管,包括刑事和民事案件
劳动能力鉴定	无, 有(结论:)	结论抄写鉴定的结论。劳动局主管,丧失劳动能力的救助
伤残鉴定	无, 有(结论:)	结论抄写鉴定的结论。由法院委托,涉及损伤赔偿。结论:**精残、智残**
残疾鉴定	无, 有(结论:)	结论抄写鉴定的结论。由残联委托,涉及生活费补贴
关锁情况	无关锁,关锁,关锁已解除	

三、本次病情和治疗情况

病情	稳定期(缓解期),波动期,急性发作期(疾病期),慢性残留期(慢衰期)	
暴力行为	0　1　2　3　4　5	这里指暴力行为的分级,不是次数。按风险评估级别标准
就诊医院	全称(未门诊、自行购药的不选)	
就诊医院病历号	(未门诊、自行购药的不选)	
就治地点	门诊,住院	医生出诊属于门诊,未门诊、自行购药的不选
服药情况	连续,间断,未服	未服药的服药方式选空
服药方式	自行服药,他人给药自己服,强制给药,暗中投放,注射给药,多途径,未服不适用	
依从性	好,中,差	按时按量自行服药选好,不服药选差,其他选中
治疗药物及剂量	药物名称 + 剂量 + 服用方法	仅填精神科相关药物。未服者填"无"。口服药要注明药物名称和日剂量,如:氯丙嗪400mg/d;长效针剂要注明药物名称和用药间隔,如:癸酸氟哌啶醇注射液(哈力多)50mg/15d
不良反应	按实际写	如有不良反应,请填写症状或综合征名称;如无不良反应,填"无"
未治原因	经济条件不允许,觉得病已好/认为无病,对治疗无信心,药物不良反应,其他,空	接受治疗的人,这格跳过为"空"
治疗效果	痊愈,好转,无变化,加重,死亡,其他,未治	指目前治疗方案(药物)的效果

十、妇女保健

社区妇女保健工作与医院妇产科以诊治妇科疾病为主的工作内容有所不同,除治疗妇科门诊常见病、多发病外,还承担人群管理、健康教育、计划生育服务等服务工作。作为合格的社区妇女保健师资,本身要具备相关学科领域如妇产科学、妇女保健学、预防医学、流行病学、人文社会科学以及健康教育的基本知识,在带教学的过程中传授给学员正确的科学知识,还应注意教会学员某些独立操作的技能,如妇产科临床操作技能、人际交流和咨询技能以及调查研究技能等。

(一)教学目标

1. 知识目标　掌握社区妇女保健服务对象的界定,人群范围,熟悉各个时期工作重点。

熟悉孕产妇保健工作流程,了解孕早期、孕中期、孕晚期以及产后访视几个阶段的工作内容;掌握围绝经期妇女健康管理内容及转诊指征、妇科常见疾病(如滴虫性阴道炎、外阴阴道念珠菌病、细菌性阴道病、老年性阴道炎、盆腔炎等)的诊断和治疗方法。熟悉不同避孕方法的优缺点及适宜人群,能够为妇女提供正确的计划生育指导。

2. 技能目标　掌握妇女常见多发病普查中的妇科检查、白带与宫颈分泌物的采集、宫颈刮片、宫颈活检以及乳腺手诊等操作基本技能;通过实践,能够对围绝经妇女进行保健指导,能够为育龄妇女提供正确的计划生育指导。

(二)教学内容

1. 社区妇女保健服务对象的界定　社区妇女健康管理的对象为社区内 15 岁以上、60 岁以下常住女性,包括育龄期及围绝经期妇女,重点对象为社区内孕产妇。根据 WHO 规定,育龄期妇女年龄范围在 15~49 岁,围绝经期妇女年龄范围在 40~60 岁。鉴于两者无法截然分开,年龄有重叠,所以建议 40 岁以上妇女按围绝经期进行健康管理。孕前期妇女和孕产妇为育龄期妇女中特殊人群,分别按孕前期妇女和孕产妇健康管理规范进行管理。

根据《国家基本公共卫生服务规范(第三版 2017 年版)》,孕产妇保健是国家基本公共卫生服务项目之一,社区卫生服务机构要为辖区内常住的孕产妇提供孕期健康管理、产后访视和产后 42 天健康检查等服务。通过实践,要求熟悉社区孕产妇管理适宜技术:如早孕诊断、预产期的计算、不同孕周产前检查相关内容、孕期营养指导、胎动自我监测、产后访视内容、产后 42 天健康检查内容、母乳喂养相关知识。

(1)服务内容

1)孕早期健康管理:孕 13 周前为孕妇建立《母子健康手册》,并进行第 1 次产前检查。注意孕妇健康状况评估内容要详尽,包括一般体检、妇科检查和血常规、尿常规、血型、肝功能、肾功能、乙型肝炎,有条件的地区建议进行血糖、阴道分泌物、梅毒血清学试验、HIV 抗体检测等实验室检查。

2)孕中期健康管理:孕 16~20 周、21~24 周各进行 1 次健康教育和指导,对孕妇的健康状况和胎儿的生长发育情况进行评估和指导。注意识别需要做产前诊断和需要转诊的高危重点孕妇。

3)孕晚期健康管理:督促孕产妇在孕 28~36 周、37~40 周去有助产资质的医疗卫生机构各进行 1 次健康教育和指导。若发现有高危情况应及时转诊。

4)产后访视:乡镇卫生院、村卫生室和社区卫生服务中心(站)在收到分娩医院转来的产妇分娩信息后,应于出院后 1 周内到产妇家中进行产后访视,进行产褥期健康管理,加强母乳喂养和新生儿护理指导,同时进行新生儿访视。

　　5）产后 42 天健康检查:乡镇卫生院、社区卫生服务中心为正常产妇做产后健康检查,对于有合并症或并发症的产妇建议到原分娩医疗卫生机构检查。通过询问、观察、一般体检和妇科检查,必要时进行辅助检查对产妇恢复情况进行评估。对产妇应进行心理保健、性保健、避孕、预防生殖道感染、纯母乳喂养 6 个月、产妇和婴幼儿营养等方面的指导。

图 4-8　孕产妇健康管理流程图

　　2. 围绝经期妇女保健　由于卵巢功能减退,激素水平变化,围绝经期妇女可能会出现潮热、多汗、血压波动、心悸等症状,严重者影响工作和生活,教师应让学员能够识别更年期常见症状,并予以保健指导(如饮食、运动、常见疾病筛查指导),了解激素替代治疗的利弊,指导学员掌握转诊指征,与妇产专科医生协同做好围绝经期妇女保健工作。

（1）服务内容

1）为围绝经期妇女建立社区妇女健康管理档案，根据检查结果完善该档案，每年进行一次健康评估。

2）通过询问主观资料和客观检查为围绝经期妇女进行健康状况初步评估。①主观资料包括妇女月经史、婚育史、既往病史和手术史及目前健康情况、生活方式，目前健康状况重点询问有无围绝经期妇女常见疾病的典型症状，如乳房异常感觉、月经量或月经周期的改变、异常阴道出血、白带异常、下腹部疼痛或包块、潮热、多汗、情绪激动、阴道干燥等。②客观检查包括一般检查、乳腺检查、妇科 B 超、血生化检查，骨密度检查等。

3）紧急转诊指征：大量阴道流血，剧烈下腹痛，内、外科相关急症等，立即转诊至综合医院，并在 2 周内随访转诊结果。

4）择期转诊至妇科门诊进行妇科检查、宫颈癌筛查。

5）对未发现明显异常的围绝经期妇女给予一般保健指导：包括心理保健指导、饮食指导、运动指导、乳房自检指导、卫生保健指导、疾病筛查指导等。

6）对有一些疾病相关危险因素的妇女，除一般保健指导外，针对不同的危险因素制订健康促进方案。

（2）服务流程：见图 4-9。

图 4-9　围绝经期妇女健康管理流程图

3. 常见妇科疾病的诊断与治疗　学员应能从患者的症状、体征、结合化验室检查结果诊断出滴虫性阴道炎、外阴阴道念珠菌病、细菌性阴道病、老年性阴道炎以及盆腔炎等妇科疾病,并能予以正规治疗,适时转诊。

4. 两癌(宫颈癌,乳腺癌)筛查指导(见教学案例 4-19)

(1)宫颈癌筛查指导。

(2)乳腺癌筛查指导。

(三)教学方法

1. 社区门诊示教法　教师主要通过妇女保健门诊,根据遇到的实例,有针对性地为学生讲解病例,如遇到老年性阴道炎的病例,可以为学生讲解老年性阴道炎的病因、临床表现、治疗方法以及与老年女性反复泌尿系感染的关系等。(应考虑接诊示教)

2. 讲授法　通过小讲课,将理论知识点与实际工作紧密结合,每次小讲课应围绕一个主题进行,如孕产妇社区管理适宜技术、更年期保健、计划生育服务、宫颈癌和乳腺癌的筛查与社区管理等,讲解时间宜控制在 45 分钟左右,每周可安排 1~2 次小讲课,讲课结束前应安排 10 分钟的互动时间。

3. 案例教学法　可以采用情景再现法,模拟妇女保健服务现场,首先由教师演示妇女保健服务过程,之后由教师讲解知识点,接下来学生分组模拟现场练习,最后由教师总结。情景再现法案例教学适合用于避孕咨询服务、社区妇女健康管理等实践教学内容。

教学案例 4-19　两癌筛查指导

1. 宫颈癌筛查指导　子宫颈癌是发生在宫颈阴道部与宫颈管内被覆上皮的恶性肿瘤。高危型人乳头瘤病毒(HPV)的持续性感染是导致子宫颈浸润癌及其高等级癌前期病变的主要原因。从 HPV 持续性感染,发展到宫颈癌前期病变,再发展到子宫颈浸润癌,通常需要 10~20 年。积极进行规律的子宫颈癌筛查,对发现的癌前期病变或早期浸润癌进行规范化的早诊早治,是防治子宫颈癌的有效手段。

宫颈病变规范化诊断流程为:细胞学检查、阴道镜检查、组织学检查,即所谓的"三阶梯"诊断步骤。宫颈细胞学筛查是三阶梯技术中的初级筛查技术,筛查结果异常者根据异常情况可以选择阴道镜检查及宫颈活检,进行组织学检查进一步确诊。宫颈病理学(组织学)检查是三阶梯技术中的顶级诊断,也是确诊宫颈病变的金标准。

宫颈细胞学检查包括传统宫颈刮片(巴氏涂片)和液基细胞学检查(TCT)两种,可同时配合行人乳头瘤病毒(HPV)高危型的检测。中国癌症基金会提出的子宫颈癌筛检及早诊早治技术指南建议筛查使用方案如下:

最佳筛查方案:HPV 检测 + 液基细胞检测(TCT):灵敏度 98%,特异度 >80%。此种筛查方法中如细胞学或 HPV 检测阳性,应进一步检查。

一般筛查方案:HPV+ 巴氏涂片。

基本筛查方案:仅用肉眼观察(VIA)+ 碘试验,灵敏度 70%,可发现 2/3 以上患者,假阳性率 25%。

筛查起始时间:经济发达地区在 25~30 岁,经济欠发达地区在 35~40 岁,高危人群均应适当提前;终止时间为 65 岁。间隔是 1 次 / 年;连续 2 次正常,延长至 3 年;连续 2 次 HPV(−),可延长间隔 5~8 年。筛查方案和方法亦可有所不同,可因地制宜。

宫颈癌高危人群包括:性生活开始时间过早(小于 16 岁);多个性伴侣,或经常有不洁的性交;性伴侣的包皮过长;性伴侣患性传播疾病;多次生产或流产,曾有 HPV 感染;有宫颈癌家族史；吸烟、吸毒者。

调查数字还显示，我国 25 岁以上的妇女中，有超过 70% 的人从未做过宫颈防癌检查。全科医生应该发挥自身优势，对每一位接受服务的妇女进行宫颈癌防治的宣教，通过健康教育、健康指导来提高妇女保健意识，接受宫颈癌筛查，与妇科医生一起维护妇女健康。

2. 乳腺癌筛查指导　乳腺癌是女性最常见的恶性肿瘤之一。在我国占全身各种恶性肿瘤的 7%~10%，并呈逐年上升趋势。部分大城市报告乳腺癌占女性恶性肿瘤之首位。

早期乳腺癌可以没有任何临床表现，仅有影像学检查的异常。如果进一步发展可出现患侧乳房的无痛、单发小肿块。肿块质硬，表面不光滑，与周围组织分界不很清楚，在乳房内不易被推动。随着肿瘤增大，可引起乳房局部隆起。若累及 Cooper 韧带，可使其缩短而致肿瘤表面皮肤凹陷，即所谓"酒窝征"。邻近乳头或乳晕的癌肿因侵入乳管使之缩短，可把乳头牵向癌肿一侧，进而可使乳头扁平、回缩、凹陷，癌块继续增大，如皮下淋巴管被癌细胞堵塞，引起淋巴回流障碍，出现真皮水肿，皮肤呈"橘皮样"改变。乳腺癌发展至晚期，可侵入胸筋膜、胸肌，以致癌块固定于胸壁而不易推动。

因为乳腺癌病因尚不清楚，目前尚难以提出确切的病因学预防（一级预防）。但重视乳腺癌的早期发现、早期诊断、早期治疗（二级预防），经普查检出病例，将提高乳腺癌的诊断与治疗效果和生存率。乳腺癌筛查方法很多，如乳腺临床检查、乳腺彩超检查、乳腺 X 线摄影检查、乳腺病理检查等。全科医生应掌握乳腺临床检查方法。现介绍如下：

乳腺检查时室内光线要充足，暴露要充分。为了方便妇女及时参加乳腺癌筛查，乳腺检查的时间不受月经周期限制，建议检查的最佳时间为月经来潮后，月经周期的第 9~11 天。

（1）视诊：视诊时让受检者双手先后下垂和上举，检查者从正面和左右两侧观察受检者乳房。重点观察以下内容：

1）外形轮廓：两侧乳腺是否对称，大小是否相似，如大小明显异常应排除先天性原因所致。乳腺外形轮廓是否浑圆，有无隆起或凹陷。

2）乳腺皮肤：有无红肿、浅表静脉扩张、局限性隆起、酒窝征、橘皮征、溃破、慢性窦道等。

3）乳头、乳晕：注意颜色、形状，有无乳头溢液、有无脱屑、糜烂、湿疹，有无水肿，有无乳头抬高、偏斜或回缩。

（2）触诊

1）目的：明确乳腺有无肿块，有无明显不对称增厚变硬，有无乳头溢液及溢液的性质等。

2）体位：检查者和受检者一般取坐位，面对面端坐，受检者两臂自然下垂或置于膝上，受检者若乳腺较大或明显下垂应取仰卧位检查。

3）区域划分：从乳头中心划一条纵线和一条与乳腺中心轴垂直的横线，将乳腺分为内上、内下、外上、外下四个象限和乳晕区、尾叶。

4）手法：检查者用右手检查受检者左侧乳腺，用左手检查受检者右侧乳腺。

用中间三指的末节指腹来触诊，触诊时中间三指并拢，手指伸直或稍背曲，三指指腹同时做范围约一角硬币大小的圆周运动；手指横向运动时，将食指或无名指向外移开两横指距离，然后其余两指跟进；手指纵向移动时，食指先向指端或掌侧移动一指距离，其余两指随后跟进。

5）力度：对于乳腺周边腺体较薄或无腺体部位采用轻力度触诊，对于乳腺较厚腺体部位分别采用轻度和中度两种力度触诊,对于腺体最厚部位分别采用轻度、中度和较重度三种力度触诊。轻度力度触诊皮肤病变和表层乳腺组织,中度力度触诊中层乳腺组织,较重度力度触诊深层乳腺组织和胸壁病变。

6）范围:上至锁骨下、内到正中线、下界为乳腺下皱襞下方、外达腋中线。

7）方法:坐位触诊时,从腋中线开始做由外向内连续带状运动,至正中线处再做由内向外连续带状运动,直至触诊全整个上述触诊范围;仰卧位触诊时,检查者站在受检者的右侧,从腋中线开始作由头侧向尾侧连续带状运动,至乳腺下皱襞下缘处再做由尾侧向头侧连续带状运动,直至触诊全整个上述触诊范围;最后用食指和拇指轻轻挤压乳晕,观察有无乳头溢液;触诊发现乳腺有肿块时,要记录肿块数目、大小、位置、质地、边界、表面状况、活动度、有无压痛等;触诊发现有不对称增厚时,要记录不对称增厚的位置、质地、范围、表面状况、活动度、有无压痛等;发现有乳头溢液时,要记录溢液乳孔的位置、单侧或双侧、单孔或多孔、溢液的性状及溢液量等。

8）注意事项:触诊时中间三指要并拢,不要使用除末节指腹以外的手指其他部位触诊,尤其不要用指尖触诊;不要抓捏乳腺;检查力度要适当,既要触到病变,又不要造成受检者疼痛或造成损伤;手指移动时要确保有重叠,以免遗漏病变;手指移动前要恢复轻度力度;触诊的速度一般 1 秒做一次圆周运动;乳腺临床检查时重点触诊乳腺,同时要注意腋窝和锁骨上淋巴结检查。

教学案例 4-20 **避孕咨询实践教学案例**

（一）准备阶段

教师事先准备一个咨询的案例,记录整个咨询的过程,案例要典型,咨询过程要遵循中国生殖健康 / 计划生育咨询的四个原则,即"以人为本""价值中立""坦诚谈性"和"综合咨询"的原则,采用 GATHER（聚焦）框架提供的指南,为服务对象提供所需要的信息。具体包括以下 6 个步骤:①问候（greeting）;②提问（asking）;③介绍一些方法（tell）;④帮助服务对象做出决定（help）;⑤做进一步解释（explain）;⑥预约随访（return）。同时,在咨询中要贯穿 5 种咨询技巧:①限制性和开放性问题结合;②有效地倾听;③释意;④使用服务对象能够理解的语言;⑤适当应用辅助材料。讲课前要把案例录制成视频资料。

（二）教学重点及教学难点

1. 掌握各种避孕方法的适应证与禁忌证。

2. 咨询的步骤和技巧。

案例:小王,女性,今年 25 岁。刚顺产生了第一个孩子,是五个月大的男孩,产后一直未行经。正在母乳喂养,来社区卫生服务站咨询,目前哺乳期,是否需要避孕? 可以采用哪种避孕方法?

咨询过程:

（1）问候

医生:您好,欢迎您来到 × × 社区卫生服务中心,请问您需要什么帮助?

小王:我想咨询避孕的方法。

（2）提问

医生:您多大了? 有孩子吗?

小王：我今年 25 岁，有一个五个月大的男孩，是顺产的，现在还在喂奶，也一直没来月经，听朋友说这时候不会怀孕，也不用避孕，医生，您说是这样吗？

医生：这种说法是错误的，在哺乳期间发生的闭经称为生理性闭经，虽然月经尚未复潮，但卵巢却有可能恢复排卵，第一次排卵就有受孕可能。所以，哺乳期并不是"安全期"，利用哺乳期闭经避孕极不可靠。

因在哺乳期内不采取避孕措施而导致意外妊娠，此时的子宫薄软而脆，刮宫手术风险较大，特别容易发生子宫穿孔、出血。因此，有性生活必须积极采取避孕措施以免意外妊娠。

小王：哦，是这样啊！那您说我要采取什么避孕措施呢？

医生：哦，您都了解哪些避孕方法？

小王：上环、安全套、吃药等，但都不是很了解。

（3）介绍一些方法

医生：像您这种情况，已经有一个孩子，可以选择宫内节育器，也就是俗称的"上环"；这是一种长效避孕措施，还可以采用屏障避孕法，比如安全套，这是一种短效避孕措施，每次性生活都需要使用的。因为在哺乳期，所以不适合用药物避孕。你对避孕方法的选择有什么想法？

（4）帮助服务对象做出决定

小王：我老公每次性生活的时候都不愿意用安全套，但是听说上环是一个手术，做不好的话会子宫穿孔，环会掉到肚子里，是这样吗？

医生：我先给你讲讲"上环"的过程吧！（拿出女性生殖器官模型和一个宫内节育器）你看，这是阴道，这是宫颈，这是子宫，医生通过这个工具把环通过宫颈送到子宫底部，在放环之前，医生要先探明宫腔的深度，之后在工具上做出标志，送环过程中，到达预定深度后，医生停止再进一步进入，把环放在宫腔。所以一般情况下，不会发生子宫穿孔，但是，如果子宫有炎症、或位置过度前屈或后倾，也有穿孔的可能，所以医生在上环之前或仔细检查，不适合上环的话或建议你不要上环。另外，上环手术是需要到正规医院由有资质的医生做手术，这一点很重要。

小王：哦，是这样呀，听你这么一讲我明白了，上环不像想象的那么可怕。那您这可以上环吗？

医生：我们这计划生育手术室的医生都持有计划生育技术服务合格证，您可以到我们这来上环。手术要在月经干净 3~7 天进行，如果哺乳期闭经的话，要避孕 20 天，之后化验没有怀孕就可以上环了，手术前不能有性生活，手术之前要进行妇科检查和必要的实验室检查。

小王：哦，那我就先采取避孕套避孕，20 天后来实验室检查，如果没问题就上环。

（5）做进一步解释

医生：（拿出一个避孕套和一个男性生殖器模型，一边演示一边说）使用避孕套也要注意选择型号合适的避孕套，避免过大或过小。使用前用吹气法检查避孕套有无破损，如发现漏气则不能使用；避孕套使用之前要将前端的贮精囊捏扁，把囊内的空气挤出，然后将它套在已勃起的阴茎头上，性交前戴套；射精后阴茎不要长时间留在阴道内，应在阴茎未软缩之前，用手按住套口使阴茎连同避孕套一起从阴道内抽出，以防阴茎软缩后避孕套脱落在阴道内或精液从避孕套口溢入阴道，致使避孕失败；性交结束后检查避孕套有无破裂，如有破裂应及时采取补救措施，72 小时内服用紧急避孕药或 5 天内放置宫内节育器；避孕套存放时不要接触樟脑和油脂润滑剂如凡士林、矿物油、软膏、眼膏、按摩油等。避孕套避免暴露在高温、潮湿和阳光下；对乳胶过敏者，可用温水清洗后，局部涂肤轻松软膏，并改用其他方法避孕。

小王：哦，这么一个小小避孕套都有这么多讲究呀，谢谢您，医生。

（6）预约随访

医生：不客气，有问题您可以随时来咨询，没问题的话 20 天以后过来检查。

小王：好的，医生再见。

3. 准备教学工具　包括录制的视频资料，电脑，投影设备等。

（三）教学的评价

1. 第一步理论讲解　避孕节育相关知识：如避孕方法选择，避孕方法介绍，意外妊娠的补救措施等，四个原则及 GATHER（聚焦）框架内容见前述。

具体咨询技巧：①限制性和开放性问题结合；②有效地倾听；③释意；④使用服务对象能够理解的语言；⑤适当应用辅助材料。

2. 第二步情景再现及讲解　播放咨询案例的视频资料，播放过程中有针对性的讲解 GATHER（聚焦）框架具体步骤以及咨询中应用到的具体咨询技巧，使学员对 GATHER（聚焦）框架和咨询技巧有一个形象、直观的认识，便于学员掌握。

3. 第三步学员进行分组情景练习再现练习，设置特定的场景，老师模拟服务对象，学员模拟提供咨询者。

4. 教师用 5 分钟时间对本次授课主要内容进行总结，评价同学表现。

教学案例 4-21　围绝经期妇女保健小讲课案例

教学目的和要求

1. 掌握围绝经期、围绝经期综合征、绝经等概念。

2. 掌握围绝经期综合征临床表现。

3. 了解围绝经期内分泌变化，熟悉围绝经期症状产生的原因，了解雌激素替代疗法的依据。

4. 熟练掌握围绝经期妇女保健指导，了解围绝经期妇女月经紊乱处理方法，了解此激素替代疗法适应证、禁忌证。

教学意义

1. 围绝经期保健指导对于提高围绝经期妇女生活质量、预防绝经相关疾病及提高妇女晚年生活质量具有重要意义。

2. 在社区卫生服务机构，很多围绝经期综合征妇女以心悸、血压波动等症状到全科诊室就诊，被诊为冠心病、高血压等疾病，进行一系列检查。掌握围绝经期综合征相关症状，可以拓宽全科医生诊疗思路，减少不必要的检查，为患者提供及时正确的诊疗及保健指导。

3. 围绝经期妇女保健是以人为中心，为围绝经期妇女提供全面、综合、系统的保健指导，通过学习围绝经期妇女保健，能够帮助全科医生更好地理解社区卫生服务以人为本、以健康为中心的服务模式。

教学重点

1. 围绝经期、围绝经期综合征定义。

2. 围绝经期综合征临床表现。

3. 围绝经期妇女保健指导。

续表

教学目的和要求

教学方式

1. 以课堂讲授为主要手段,适当互动,帮助学生回忆《妇产科学》教材相关知识,进一步学习新知识。

2. PPT中适当插入图片,使学生对抽象知识有一个具体的印象,便于理解和记忆。如可以插入卵巢组织的幻灯片,通过不同年龄卵巢组织中原始卵泡的数量变化,来讲解卵巢功能下降直至耗竭的过程。

3. 通过临床上的实例,帮助学生理解围绝经期综合征临床表现。

4. 通过具体案例的解决,使学生更好的掌握围绝经期妇女保健指导,为将来在工作中为围绝经期妇女提供保健指导打下基础。

教学难点及解决方法

围绝经期的内分泌变化

难点分析:围绝经期内分泌变化涉及多种激素,如雌激素、孕激素、雄激素、促卵泡生成素、促黄体生成素等,且围绝经期早期和晚期激素变化不同。该部分涉及内容较多,变化复杂多样,理解起来比较困难。

解决方法:在纷乱的头绪中抓住根本是关键。激素水平的变化根源是卵巢储备功能的改变,从卵巢功能变化入手,分析卵巢功能不同状态下激素水平的变化,同时借助组织学图片、关系图等帮助学生理解和记忆。

教材及参考书

《妇女保健学(第2版)/国家卫生和计划生育委员会全国高等医药教材建设研究会"十二五"规划教材》,熊庆 王临虹主编,人民卫生出版社,2014

课后思考题

1. 结合社区慢性病管理相关知识,说一说围绝经期妇女应该积极筛查哪些疾病(和社区慢性病管理相结合,突出社区卫生服务以人为本、全面呵护居民健康的理念)?

2. 作为一名全科医生,应该为围绝经期妇女提供哪些保健指导?

教学内容	教学设计	时间分配(分钟)
导入(开场白) 以下是门诊咨询者的一段话:医生您好!我今年42岁,最近半年月经不规律,有时有潮热、出汗,现在脾气也不如以前好,不顺心的时候总是想哭,为什么会有这些症状,我是不是得了什么病?有没有什么办法改善?有人说服用激素可以治疗,我可不可以应用?	通过咨询者提出本节课主要解决的问题,让学生带着问题去听课,在听课过程中寻找答案。	2
围绝经期妇女保健	提出本节课讲述内容。	
一、相关概念 (一)围绝经期(perimenopause) 指围绕绝经的一段时期,包括从接近绝经出现有关的内分泌、生物学和临床特征起至最后一次月经后一年。	**讲授:** 首先幻灯片辅助讲述围绝经期的概念;分析概念中的关键点:**接近绝经、出现有关特征、最后一次月经后一年**,说明各	3

教学内容	教学设计	时间分配（分钟）
（二）绝经（menopause） 指月经永久性停止。包括自然绝经和人工绝经。 自然绝经（natural menopause）：指由于丧失卵泡功能而导致月经永远停止。没有其他病理性和生理性原因，连续闭经 12 个月。 人工绝经（induced menopause）：指手术切除双侧卵巢或医源性丧失卵巢功能，比如说化疗，放疗后月经终止。 （三）围绝经期综合征 围绝经期综合征是指妇女在围绝经期由于性激素减少所致的一系列躯体及精神心理症状。	个关键点的含义；之后讲述该概念中最重要的成分：绝经；最后讲述围绝经期是一段时间，幻灯片以时间为轴线画图表示围绝经期，起点为接近绝经出现有关特征，终点为最后一次月经后一年。 **互动：** 讲述人工绝经时提问：单纯子宫切除算不算绝经？ **讲授：** 首先讲述幻灯片辅助围绝经期综合征概念；之后分析概念中的关键点，**围绝经期和性激素减少所致的症状**。最后用提问的方法让学生判断所举实例是否属于围绝经期综合征，达到教学目的。 **互动：** 提问：35 岁女性，工作压力大，家庭关系不和，近半年出现抑郁失眠等症状，但月经正常，是否可以诊断为绝经期综合征？	2
二、围绝经期综合征临床表现 围绝经期综合征主要表现为**月经紊乱**及一系列**雌激素下降引起的相关症状**。 1. **月经紊乱**表现 突然闭经 月经稀少 阴道不规则出血：应警惕子宫内膜癌的发生。 2. **雌激素下降引起的症状** 早期症状： 潮热出汗、神经精神症状、失眠、心血管症状、肌肉关节疼痛等。 中晚期症状： 泌尿生殖道萎缩相关疾病， 骨质疏松：严重可以导致骨折。对身体健康危害较大。	**讲授：** 首先介绍围绝经期综合征的临床表现为**月经紊乱**及一系列**雌激素下降引起的相关症状**，明确关键点为**月经紊乱及雌激素下降引起的相关症状**；之后详细介绍月经紊乱的临床表现及雌激素下降引起的相关症状的临床表现。 **举例：** 结合门诊遇到的患者实例，使学生了解围绝经期综合征临床表现，便于记忆。	8
三、围绝经期症状产生的原因及围绝经期内分泌变化 围绝经期症状产生的根本原因是卵巢功能减退。	**讲授＋图片＋提问＋讨论** 因为该部分较为复杂，教学方法以讲授为主，中间穿插提问和讨论，加深理解和记忆，最后用关系图表示激素水平变化，使复杂的内分泌变化变得有条理，便	12

续表

教学内容	教学设计	时间分配（分钟）
卵巢功能衰退,卵泡对 FSH 敏感性下降,对促性腺激素刺激的抵抗性逐渐增加,然后表现为下丘脑和垂体分泌激素的改变。 **1. 雌激素水平** 围绝经期早期:呈波动状态,降低或升高; 晚期:下降; 绝经后:处于较低水平。 **2. 孕酮** 绝经过渡期:减少 绝经后:无 **3. 雄激素:** 下降。 **4. FSH** 绝经过渡期:呈波动状态 绝经后:升高 **5. LH** 绝经过渡期:正常 　　绝经后:升高 **6. GnRH:** 增加。 围绝经期最重要的内分泌变化是雌激素水平变化。这是引起围绝经期症状的原因,也是目前激素替代治疗(hormone replacement therapy HRT)的基础。	于记忆。PPT 中插入卵巢组织学图片,使"卵巢功能衰退"这一知识点变得具体,便于理解。具体如下: 　　首先概括性**讲述**围绝经期症状产生的根本原因是卵巢功能衰退,明确关键点;讲述时利用卵巢组织学图片,通过不同年龄原始卵泡数量的不同来解释卵巢功能的衰退,形象直观,便于学生理解和记忆。 　　之后通过**回答问题**复习卵巢主要分泌的激素(雌激素、孕激素),并讲解围绝经期卵巢分泌激素水平的变化; 　　提问:卵巢主要分泌那几种激素? 　　之后**讨论**为什么会有这些变化,加深学生对知识点的理解; 　　讨论:为什么围绝经期早期雌激素水平会出现波动,有时甚至高于正常卵泡期水平? 　　之后复习垂体和下丘脑分泌的激素并讲解围绝经期这些激素的变化; 　　接下来用**关系图**表示这些激素变化之间的关系,便于同学理解运用。 　　最后讲述激素替代治疗的原理。	
四、围绝经期妇女保健指导 围绝经期妇女保健包括:一般保健指导,月经紊乱的治疗,药物治疗 （一）一般保健指导 饮食指导 运动指导 心理疏导 合理补充钙剂 选择性筛查疾病 （二）围绝经期功血的治疗 重点是(早期发现)和排除子宫内膜恶性病变,以及采用药物治疗控制月经紊乱。全科医生遇到月经紊乱患者应及时转诊。 （三）药物治疗 1. 非激素治疗　中药治疗围绝经期综合征,如坤宝丸、更年安等。	**讲授** 　　首先提出围绝经期妇女保健指导包含内容:一般保健指导,月经紊乱的治疗,药物治疗; 　　之后对每一种方法进行介绍,重点介绍一般保健指导,因为这是全科医生在日常工作中能够运用的知识。 　　简单介绍月经紊乱的治疗和 HRT,强调转诊的重要性。	18

续表

教学内容	教学设计	时间分配（分钟）
2. 激素替代治疗（hormone replacement therapy, HRT） （1）HRT 适应证： 1）绝经相关症状 2）泌尿生殖道萎缩相关问题 3）低骨量及绝经后骨质疏松 （2）HRT 禁忌证 1）绝对禁忌证：妊娠、不明原因子宫出血、血栓性静脉炎、胆囊疾病及肝脏疾病； 2）相对禁忌证：乳腺癌病史、反复性血栓性静脉炎病史或血栓、血管栓塞性疾病。 **激素替代治疗有利有弊，应由专科医生对围绝经期妇女进行评估，制订治疗方案。** **总结：** 回顾一开始门诊咨询者提出的问题，结合本节课讲述主要内容，作出回答： 您好，根据您所说的状况，我认为您现在已经处于围绝经期了，围绝经期是女性要经历的一个正常的生理过程，但是，在这个过程中，由于激素水平的变化，可能会产生一些不适的症状，您可以通过心理、饮食、运动等方法进行一些调节，同时要注意补充钙剂，积极筛查疾病；因为您有月经不规律的症状，建议您到妇产科医生门诊就诊，进一步诊治。同时进行激素治疗前的评估，确定是否可进行激素治疗及制订激素治疗方案。	带领学生一起，通过回答讲课开始咨询者的问题，对本节课内容做一回顾。 见"教学概况"	4 1
布置思考题		

十一、儿 童 保 健

1. 教学目标　掌握儿童各年龄阶段保健的内容，儿童营养评价、指导与干预，熟悉儿童生长发育规律。

儿童保健的主要任务是研究儿童年龄期生长发育的规律及其影响因素，以通过有效措施，促进有利因素，防止不利因素，保障儿童健康成长。儿童保健的内容主要包括儿童的体格生长和社会心理发育、儿童营养、儿童健康促进和儿科疾病的预防及管理等。

2. 儿童保健的教学内容

（1）新生儿保健：新生儿期特别是出生后 1 周内的新生儿的发病率和死亡率极高，婴儿死亡中约 2/3 是新生儿,因此,新生儿保健是儿童保健的重点。新生儿家庭访视是新生儿保健的重要措施。新生儿家庭访视的目的是协助家长做好新生儿保健,宣传科学的育儿方法,提倡母乳喂养,早期发现并指导家长处理存在的问题,和减轻新生儿疾病,促进新生儿健康成长。新生儿家庭访视的主要内容包括新生儿的出生情况、新生儿生活状态、新生儿喂养与护理指导、新生儿生长发育监测、新生儿常见疾病的防治、免疫接种等。

（2）婴儿保健:婴儿期儿童的体格生长十分迅速,需大量各种营养素满足其生长需要,但婴儿的消化功能尚未成熟,因此容易发生消化紊乱和营养缺乏性疾病。进行婴儿保健需要建立婴儿保健管理体系,对本地区婴儿建立健康管理档案。婴儿保健的主要目的是为儿童提供一个健康、愉快、安全的生活环境,以保证儿童的身心健康、生命安全。婴幼儿保健的主要内容包括儿童生长发育监测、良好行为和生活习惯的养成及常见疾病的防治等,尤其是消化紊乱和营养性疾病的防治。

（3）幼儿期保健:由于感知能力和自我意识的发展,对周围环境产生好奇、乐于模仿,幼儿期是社会心理发育最为迅速的时期。该时期应重视与幼儿的语言交流,通过游戏、讲故事、唱歌等活动促进幼儿语言发育与大运动能力的发展。同时,应培养幼儿的独立生活能力,安排规律生活,养成良好的生活习惯,如睡眠、进食、排便、沐浴、游戏、户外活动等。定期进行体格检查,预防龋齿。由于幼儿期的儿童已经具备一定的活动能力,且凡事都喜欢探个究竟,因此还应注意异物吸入、烫伤、跌倒等意外伤害的预防。幼儿期保健需要对幼儿定期进行健康检查,以便早期发现幼儿成长过程中的问题或疾病,进行及早干预,更好地维护和促进幼儿健康。

（4）学龄前期保健:学龄前期儿童智能发展快、独立活动范围大,是性格形成的关键时期。因此,加强学龄前儿童的教育很重要。应注意培养其学习习惯、想象与思维能力,使之具有良好的心理素质。可通过游戏、体育活动增强体质,在游戏中学习遵守规则和与人交往。每年应进行 1~2 次体格检查,进行视力、龋齿、缺铁性贫血等常见疾病的筛查与矫治。保证充足营养,预防溺水、外伤、误服药物以及食物中毒等意外伤害。

（5）学龄期与青春期保健:此阶段儿童求知欲强,是获取知识的最重要时期,也是体格发育的第二个高峰期。该时期应提供适宜的学习条件,培养良好的学习习惯,并加强素质教育;应引导积极的体育锻炼,不仅可以增强体质,也培养儿童的毅力和意志力;合理安排生活,供给充足的营养,预防屈光不正、龋齿、缺铁性贫血等常见病的发生;进行法制教育,学习交通规划和意外伤害的防范知识。在青春期进行正确的性教育,使其在生理和心理上有正确有认识。

（6）儿童常见疾病的防治与管理:如小儿腹泻、儿童呼吸道感染、营养性疾病、常见传染病、儿童生长发育问题、儿童意外伤害等疾病及健康问题的预防和管理等。

（7）儿童营养评价与干预。

3. 儿童保健教学方法　　儿童保健的内容非常多,儿童保健的教学方法也应因教学内容的不同灵活选择。

（1）讲授法:在充分了解学员的基础上,根据需求,安排教学内容,对学员进行儿童保健基础知识和技能的讲授。

（2）示教法:对儿童保健的基本技能向学员示教,并指导学员操作,使学员能熟练掌握儿童保健的基本技能。

（3）案例教学法：选择典型的病例，组织学员对病例进行讨论，充分发挥学员的主观能动性，教师引导学员对案例进行综合评估和分析，提出保健策略和措施。

（4）PBL教学法：为学员创设一个情景，由学员充分发挥学习能动性，去发现问题、分析问题，最终提出解决问题的办法。

4. 儿童保健教学注意事项　儿童保健教学的主要目的是使学员掌握儿童保健的方法和手段，在教学过程中应特别重视儿童保健技能的培养，如儿童生长发育的测量和评价方法、儿童生长发育的干预、儿童常见疾病的诊治技术、儿童意外伤害的预防等。

（陈鸿雁）

教学案例 4-22　儿童保健教学实例

1. 教学目标　儿童肥胖的综合照顾。

掌握儿童肥胖的评价方法，儿童肥胖的原因。熟悉儿童肥胖的危害及防治。

2. 案例分析　3 岁的丹妮，身高 1m，体重 21kg，比正常的体重超出了 6kg 左右。丹妮的父母认为孩子就应该是"胖乎乎"的。

（1）儿童肥胖的评价：生长发育评价有助于了解儿童现时的生长发育水平，是否有发育异常的可能以及今后的发展趋势等。迄今还没有一种方法能完全满足对个体儿童的发育进行全面评价的要求，因此需要根据评价目的选择适当的方法。指数法是根据人体各部分之间的比例关系，借助数学公式编成指数，用以评价发育水平、体质或营养状态的方法，也是相对较简单和常用的评价方法。BMI 指数是评价生长发育的常用指标之一，用个体的体重公斤数除以身高米数的平方即得到该个体的 BMI 指数。它不仅能较敏感地反映体型的胖瘦程度，而且受身高的影响相对较小，与营养状况相关性较高。BMI 指数在童年期及青春早期随年龄增大而上升，青春中、晚期及成年期相对稳定。根据 WHO 推荐的身高体重比例，在丹妮的年龄阶段，BMI 指数在 14~17 为正常，目前丹妮的 BMI 指数为 21，属肥胖体型。

（2）肥胖发生的影响因素：肥胖是一种常见的营养代谢性疾病，肥胖与心脑血管疾病和糖尿病等均有密切关系，对人类健康有明显危害。近年来生活水平提高，高热量、高脂、高糖食物摄入大量增加，加之膳食结构不合理，体力活动减少等原因，我国儿童少年中的肥胖检出率大大增加。单纯性肥胖发生的原因较复杂，影响因素可大体归纳为遗传和环境两大方面。①遗传因素：肥胖受遗传影响，有一定的家族倾向。有研究发现，双亲都肥胖者子女约 70% 肥胖；双亲之一肥胖者，子女肥胖占 40%；双亲都不肥胖子女仅 10%~14% 发生肥胖。②环境因素：饮食营养、社会经济条件、家庭环境和体育活动等与儿童肥胖的发生有密切关系。调查表明，肥胖儿一日三餐中的热量摄入比同龄正常体重儿童多得多；不良饮食习惯，如吃饭速度快、晚上进食多、爱吃甜食、边吃饭边看电视等都容易发生肥胖。肥胖患病率还受父母文化程度的影响。文化程度高的父母往往较担心孩子肥胖，知道肥胖的危害，因而更倾向于调整孩子的饮食量，鼓励他们多参加体育活动。文化程度低的父母则相反，往往鼓励孩子多食，更倾向于购买那些价廉而热量高的食物，自己吃饭也无节制，因此子女肥胖患病率高。不爱活动的儿童容易肥胖，而那些活动量大、户外活动多的儿童较少发生肥胖。

通过对丹妮父母询问了解到，丹妮最爱喝的是汽水，饿了喜欢用炸薯条填肚子，而且她不爱动，最喜欢的游戏是像菩萨一样坐在沙坑里。而这些，正是导致丹妮超重的原因。其实，还有很多父母没有发现他们的孩子已经太胖了，他们和丹妮的父母一样，认为孩子就应该这样"胖乎乎"的。要解决丹妮的问题,首先需要让丹妮父母对丹妮的超重问题有正确的认识。不喜欢运动,不健康的饮食,是导致孩子发胖的主要原因,这也是全科医生应该提醒家长注意的。

（3）肥胖对儿童健康的影响:①心理影响。肥胖对儿童心理的影响甚至比生理损害更严重。肥胖发生越早,心理压抑越大,对个性、性格、气质、情绪和社会化能力发展有长久不利影响。青春期少年因对体型、形象的高度敏感,对肥胖更加苦恼;女孩往往因减肥心切而过分节食,影响健康。少数青少年因心理冲突激烈而产生自杀意念和行为。②健康影响。肥胖婴儿易患呼吸道感染,重度肥胖者易患疖子、黑色棘皮症、皮肤皱褶处擦伤等。儿童少年时期的肥胖若得不到纠正,约60%可带入成年。肥胖既是一种独立的疾病,同时也是多种慢性病如高血压、冠心病、糖尿病等的重要危险因素。国际上已将肥胖症的识别和干预视为成人期心血管疾病和一级预防主要内容。

（4）儿童肥胖的防治:儿童肥胖最重要的措施是从小进行合理喂养,培养儿童良好的饮食习惯,纠正偏爱高糖、高脂、高热量、含糖饮料的不良习惯。肥胖儿童应限制过量进食,供给的热量、蛋白质和其他营养素要做到既保证充分生长发育,同时又能使储存脂肪逐渐减少。少年期肥胖的治疗,开始应将每日热量摄入限制在原热能摄入的90%左右,1个月后如体重下降满意可继续维持该水平,同时注意补充足量维生素和矿物质。对于丹妮的情况,需要调整丹妮日常的饮食结构,用矿泉水代替汽水,用苹果代替薯条。加强体育锻炼与户外活动是预防肥胖发生的最主要措施,应养成每天坚持锻炼的习惯。需要增加丹妮的运动量,如父母与丹妮一起玩球,骑三轮车、轮滑等。

最后需要对丹妮的身高体重情况进行记录,能评估丹妮体重控制情况,及时发现问题,调整治疗方案。

十二、传染病预防与控制

随着社会经济的发展和现代科学技术的进步,传染病危害虽得到有效防控,发病率和死亡率总体呈现下降趋势,但新发传染病暴发不断,一些已控制的传染病再度流行。因此,传染病仍是严重危害人类健康的疾病之一,严重威胁人们的健康和生存。积极开展传染病疫情的风险管理、规范信息报送和传染病处理,是预防和控制传染病危害的有效措施,也是基层医疗卫生机构及工作人员的重要任务。

（一）教学目标

1. 知识目标　掌握传染病流行的三个环节和两个影响因素,传染病的预防控制措施,传染病防治相关政策与法规,传染病预防与控制工作规范;熟悉传染病的报告病种、报告程序、报告方式、报告时限,计划免疫,传染病防治的基层工作方法和工作内容;了解传染病的流行状况、特征、基本要素。

2. 技能目标　在巩固传染病相关理论知识、强化传染病预防与控制的专业知识基础上,通过参与传染病预防控制相关信息的收集与报告、现场调查和资料分析处理等实践工作,培养预防和控制传染病的正确思维方式,提升自我防护能力,具备独立分析问题与解决问题的能力;通过模拟训练、现场实践等方式,掌握法定传染病预防、监测、报告、控制与管理主要方法,提高流行病学现场调查基本能力和传染病预防控制问题的处置能力;通过实践操作,掌握传染病基本诊疗操作技能、消毒隔离及采样方法,学会传染病预防等宣传教育方法,具备一定的医患沟通、人际沟通和媒体应对的能力。

(二) 教学内容

1. 传染病概念　传染病(infectious diseases)是指由传染性病原微生物或它们的毒性产物所引起的能在人与人、动物与动物、人与动物之间相互传播的一类疾病。

2. 传染病的流行过程　人群中发生传染病流行的过程需要三个环节,即传染源、传播途径和易感人群,缺少任何一个环节,传染病的流行则不发生。三个环节的连接会受到自然因素和社会因素的影响,呈现出抑制或促进传染病流行的双向作用,其中社会因素影响更大。

3. 传染病预防控制策略　为预防、控制和消除传染病的发生与流行,保障人体健康和公共卫生,我国实行预防为主的传染病防治方针,实施防治结合、分类管理、依靠科学、依靠群众的策略。

4. 传染病预防控制体系　各级人民政府领导传染病防治工作。国务院卫生行政部门主管全国传染病防治及其监督管理工作。县级以上地方人民政府卫生行政部门负责本行政区域内的传染病防治及其监督管理工作。县级以上人民政府其他部门在各自的职责范围内负责传染病防治工作。

各级疾病预防控制机构承担传染病监测、预测、流行病学调查、疫情报告以及其他预防、控制工作。医疗机构承担与医疗救治有关的传染病防治工作和责任区域内的传染病预防工作。城市社区和农村基层医疗机构在疾病预防控制机构的指导下,承担城市社区、农村基层相应的传染病防治工作。

5. 传染病预防控制措施

(1) 预防接种:预防接种是预防、控制以及消灭传染病的重要措施,包括人工自动免疫、人工被动免疫、和被动自动免疫。由于各国的社会经济发展水平不同、传染病的流行特征差异以及获得有效疫苗的可能性不一,所采取的计划免疫方案也不同。我国的计划免疫工作主要是儿童基础免疫,最近的国家预防接种服务规范将0~6岁儿童和其他重点人群作为服务对象,并制订了预防接种服务流程(图4-10)。

图4-10　预防接种服务流程

预防接种单位必须为区县级卫生行政部门指定的单位,具有医疗机构执业许可证件,具备《疫苗流通和预防接种管理条例》规定的冷藏设施、设备和冷链管理制度并按照要求进行疫苗的领发和冷链管理,保证疫苗质量。

承担预防接种的人员应当具备执业医师、执业助理医师、执业护士或者乡村医生资格,并经过县级或以上卫生行政部门组织的预防接种专业培训,考核合格后持证方可上岗。

基层医疗卫生机构应按照《疫苗流通和预防接种管理条例》《预防接种工作规范》《全国疑似预防接种异常反应监测方案》等相关规定做好预防接种服务工作。通过公安、乡镇(街道)、村(居)委会等多种渠道,利用提供其他医疗服务、发放宣传资料、入户排查等方式,向预防接种服务对象或监护人传播相关信息,主动做好辖区内服务对象的发现和管理。

预防接种异常反应的处理。预防接种异常反应是指合格的疫苗在实施规范接种过程中或者实施规范接种后造成受种者机体组织器官、功能损害,相关各方均无过错的药品不良反应。接种单位及其医疗卫生人员发现预防接种异常反应、疑似预防接种异常反应或者接到相关报告的,应当依照预防接种工作规范及时处理,并立即报告所在地的疾病预防控制机构以及县级人民政府卫生主管部门、药品监督管理部门。预防接种异常反应争议发生后,接种单位或者受种方可以请求接种单位所在地的县级人民政府卫生主管部门处理。预防接种异常反应的鉴定参照《医疗事故处理条例》执行。

(2)疫情控制

1)一是控制传染源:传染源包括患者、病原携带者、接触者、动物传染源。对患者应做到"五早"即早发现、早诊断、早报告、早隔离、早治疗,患者一经确诊为传染病或可疑传染病即按规定实行分级管理。对病原携带者做好登记、管理和定期随访至其病原体检查2~3次阴性后。对接触者采取隔离观察、医学观察、应急接种和药物预防等措施。对动物传染源酌情采取捕杀、隔离治疗等措施。

2)二是切断传播途径:常见的传播途径有:经空气传播、经水传播、经食物传播、经接触传播、经节肢动物传播、经土壤传播、医源性传播、血液传播、母婴传播等。有效措施包括疫点消毒、应急接种、预防性服药等。

3)三是保护易感人群:易感人群是指有可能发生传染病感染的人群。人群易感性的高低取决于该人群中易感个体所占的比例。针对性的措施包括免疫预防、药物预防和个人防护。

(3)疫情报告

1)组织机构职责:各有关部门与机构在传染病信息报告管理工作中按分级负责、属地管理的原则履行相应职责。卫生计生行政部门负责本辖区内传染病信息报告工作的管理。疾病预防控制机构负责本辖区内传染病信息报告工作的业务指导和技术支持。卫生监督机构配合卫生计生行政部门开展对传染病报告管理工作情况的监督检查,对不履行职责的单位或个人依法进行查处。医疗机构执行首诊负责制,依法依规及时报告法定传染病,负责传染病信息报告管理要求的落实。承担基本公共卫生服务项目任务的基层医疗卫生机构还需负责收集和报告责任范围内的传染病信息,并在县级疾病预防控制机构指导下,承担本辖区内不具备网络直报条件的责任报告单位报告的传染病信息网络报告。

2)责任报告单位及报告人:各级各类医疗卫生机构为责任报告单位;其执行职务的人员和乡村医生、个体开业医生均为责任疫情报告人。责任疫情报告人应按照传染病诊断标准及时对传染病患者或疑似患者进行诊断。根据不同传染病诊断分类,分为疑似病例、临床诊断病例、确诊病例和病原携带者四类。

3）报告病种:按《中华人民共和国传染病防治法》规定管理的传染病按甲、乙、丙三类进行管理,甲类传染病实行强制性管理,乙类传染病实行严格管理,丙类传染病实行监测管理。根据最新传染病发病情况,国家适时对纳入法定传染病的病种进行调整。

4）报告程序与方式:传染病报告首诊负责制。首诊医生在诊疗过程中发现传染病患者、疑似患者和规定报告的病原携带者后应按照要求填写《中华人民共和国传染病报告卡》或通过电子病历、电子健康档案自动抽取符合交换文档标准的电子传染病报告卡。具备网络直报条件的机构,在规定时间内进行传染病和(或)突发公共卫生事件相关信息的网络直报;不具备网络直报条件的,按相关要求通过电话、传真等方式进行报告,同时向辖区县级疾病预防控制机构报送《传染病报告卡》。基层医疗卫生机构传染病报告与处理服务流程(图 4-11)。

图 4-11 基层医疗卫生机构传染病报告与处理服务流程

（4）疫情风险管理:在疾病预防控制机构和其他专业机构指导下,各有关机构包括乡镇卫生院、村卫生室和社区卫生服务中心(站)协助开展传染病疫情的风险排查、收集和提供风险信息,参与风险评估和应急预案制(修)订。

（5）疫情处理

1）患者医疗救治和管理:按照有关规范要求,对传染病患者、疑似患者采取隔离、医学观察等措施,及时转诊,书写医学记录及其他有关资料并妥善保管。

2）传染病密切接触者和健康危害暴露人员的管理:对传染病接触者或其他健康危害暴露人员开展追踪、查找,对集中或居家医学观察者提供必要的基本医疗和预防服务。

3）流行病学调查:对本辖区患者、疑似患者开展流行病学调查,收集和提供患者、密切接触者、其他健康危害暴露人员的相关信息。

4) 疫点疫区处理:做好医疗机构内现场控制、消毒隔离、个人防护、医疗垃圾和污水的处理工作。对被污染的场所进行卫生处理,开展杀虫、灭鼠等工作。

5) 应急接种和预防性服药:开展应急接种、预防性服药、应急药品和防护用品分发等工作,并提供指导。

6) 宣传教育:根据辖区传染病和突发公共卫生事件的性质和特点,开展相关知识技能和法律法规的宣传教育。

(三)教学方法

1. 教学设计　基于《国家基本公共卫生服务规范》,按照教学目标和教学要求,撰写传染病预防与控制实践教学的教学方案,确定教学内容、教学方法和教学评价。教学内容包括理论知识、专业知识、操作技能、实践能力;教学方法包括小讲课、案例教学、演示教学、实践性教学;教学评价的内容包括教学过程和教学结果,对象为参与教学活动的教师和学生。

2. 教学准备　教师需了解学生的学业背景,熟悉教学目标和教学要求,选用适宜的教学方法,准备好教材、教学课件、教学讲义、参考文献、评价表等资料。具备条件,可开展集体备课和教学试讲活动。学生应了解教学大纲,预习教学内容,查阅相关文件和文献,做好自主学习。此外,还需与教学管理人员确定教学时间、教学场地、教学用具和实践现场。

3. 教学实施

(1) 小讲课:以理论结合基层实践为基本原则,以一个学习内容为要点,注重通过对理论知识的综合归纳,启发和培养学生的基层实践思维和能力。小讲课适用于传染病预防与控制基础知识讲授,讲授内容和知识点应根据基层实际工作的需要,选取实用且有针对性的内容,如传染病流行过程、传染病预防控制体系、预防接种、疫情控制策略、传染病报告病种、服务流程等。授课教师准备小讲课内容时可征求学生的意见,共同确定授课题目。小讲课一般安排在案例教学、实践操作前,每次小讲课时间控制在 30 分钟内,讲课结束前应安排互动时间。

(2) 案例教学:在理论学习基础上,以真实案例为素材进行教学设计,引导学生针对案例进行讨论和分析,培养学生正确的思维方法,提高发现、分析和解决某一具体问题的能力。按照主题突出、客观真实、难易适度等选编基层预防与控制传染病的典型案例如结合病、病毒性肝炎、细菌性痢疾等,预先设计一系列问题和讨论引导计划。课前组建 4~6 人的学习小组并布置案例,促使学生主动参与教学过程。教师在教学过程中主要起到主持人的作用,负责引导讨论和归纳总结。学生是课堂讨论的主角,应鼓励学生充分发表见解,在经讨论得出结论后,引出下一步的案例分析情景。案例讨论结束后,学生汇报讨论结果,最后由教师总结意见,解释和分析问题,形成最终结论,并对整个案例分析过程进行小结。

(3) 演示教学:教师可通过呈现教具、实物、示范操作、模拟训练等教学方式传授传染病预防与控制的操作性实践技能,如体格检查、个人防护、消杀设备使用、传染病报告填写、流行病现场调查过程演练、语言沟通技巧训练、现场急救等。教学前,教师应按教学内容选择适合的演示教学方式,设计好教学过程中演示内容。教学中,教师应将操作步骤和注意事项详细讲解,边演示边强调要领和重点,确保所有的学生都能看到演示,必要时进行重复演示。教师演示后,在学生确保其已理解和记忆的基础上,让学生重复教师的演示过程。学生在练习中可互相借鉴和指正,教师最后给以评议,指出错误。

(4) 实践性教学:在教师的指导和辅助下,通过以个体的形式安排学生承担现场传染病预防与控制的相关实践或服务工作如流行病学个案调查、预防接种、传染病疫情报告、资料汇总与分析、撰写报告等,可培养和巩固学生的实践思维、基本技能、操作技巧、沟通能力等,有助于学生独立、主动和创造性地开展工作。实践性教学前,教师应紧密结合基层工作合理安排学生参加现场实践,要求学生掌握有关的服务规范、工作流程和工作要求。实践过程中,教师应注重指导和鼓励学生,督导实践过程和做好突发情况的应急准备。实践后,由教师组织进行总结,讨论分析存在的主要问题,提出改进之处。

4. 教学评价

(1)教师评价:采用相应的评价表或问卷,可通过审阅教案、查阅个人或集体备课记录、观摩试讲、现场听课、课后教学对象调查等方式对教师的教学态度、技能、水平与效果进行评价。

(2)学生评价:基层实践学业评价包括形成性评价和终结性评价。各科室应根据基层医疗卫生服务机构传染病防控的实践教学要求,结合教学目标对学生实践的教学效果进行评估,内容包括职业态度、现场工作能力、研究能力等方面。

1)职业态度评价:可通过360°观察评价、问卷调查、出勤考核等多种方式,对学生的工作责任心、人际沟通、团队协作、劳动纪律、职业素养等方面进行全面评价。

2)现场工作能力测评:可采用审阅学习记录、实践操作技能抽查考试、口试、理论考试等方式,测试学生对常见传染病的诊疗、疫情判断、疫情报告、疫情处置等知识与技能的掌握状况。

3)研究能力评价:可采取案例分析考试等形式,测试学生在传染病预防控制实践过程中应具备的现场观察能力、判断能力、综合分析能力、知识综合应用能力以及流行病调查技术运用能力。

(李伟明)

教学案例 4-23　传染病预防与控制教学示例

(一)教学要求

掌握传染病首诊医生和报告人的职责,传染病报告和处理规范,预防接种服务规范;熟悉传染病预防控制体系,常见传染病的检测方法和基层用药原则,传染病患者的基层管理。基本具备独立完成传染病风险管理、传染病发现登记、传染病报告和常规处理的能力。

(二)教学准备

1. 认真研读全科医生规范化培训内容与标准细则,基于全科医生规范化培训教材内容制作小讲课多媒体课件。

2. 教学案例　从基层常见传染病中选择一个具有典型代表性的传染病预防与控制教学案例。

3. 准备法定传染病报告卡,传染病流行病学个案调查表。确定传染病网络直报系统运行正常。

4. 课前布置自主学习任务,发放案例资料,推荐参考文献。

5. 联系确定教学地点和实践现场

6. 教学参考案例　某年6月12日上午9点,某区某街道社区卫生服务中心接诊到来自郊区的一位中年男居民。自述于半个月前无明显诱因感乏力,食欲减退,无恶心、呕吐。6

天前渐感胸痛、咳嗽、咳痰,偶有痰中带血,色红,每日 4~5 口,伴发热,以午后为甚,夜间盗汗。既往身体健康,无类似病史。无外伤手术史,无传染病史,无药物过敏史,家人无结核病史。体检:T 38℃,P 100 次 / 分,R 24 次 / 分,BP 105/75mmHg。急性病容,神清,全身淋巴结不肿大;右上肺呼吸音稍增粗,锁骨上下区有细湿啰音,心率 100 次 / 分,心律齐,无杂音。其余检查正常。辅助检查:血常规:RBC $4.5×10^{12}$/L,Hb 115g/L,WBC $11×10^9$/L,N 54%,L 44%,单核细胞 2%;痰结核菌涂片检查(+);X 线胸片,右上肺野有斑片状阴影,密度欠均匀,边缘模糊,其余肺与心、膈显示正常。据区疾病预防控制机构通报,近年来辖区内肺结核病流行强度为散发,不时发现肺结核患者。

（三）教学实施

1. 小讲课

（1）安排 2~3 次,每次 20~30 分钟。

（2）授课题目:可重点围绕传染病预防与控制基层实践工作职责和要求确定授课题目,如传染病预防与控制概述,传染病报告与处理规范,预防接种服务规范等。

（3）授课内容:①传染病预防与控制概述:传染病概念,传染病的流行过程及影响因素,传染病的诊断,传染病预防控制策略、传染病预防控制体系、疫情控制措施等。②传染病报告与处理规范:报告组织机构职责,责任报告单位及报告人,报告病种,报告程序与方式,传染病报告与处理服务流程等。③预防接种服务规范:预防接种概述,我国儿童基础免疫程序,预防接种管理,预防接种的工作要求,异常反应的处理,预防接种服务流程等。

（4）教学手段:PPT 课件、板书等。

（5）注意事项:要以基层实际问题为中心,将散乱的知识贯穿联系;设置一个或多个问题,调动学生的参与性和主动性;PPT 课件需图文并茂。

2. 案例讨论

（1）提前发放案例资料,要求学生完成案例课前学习。

（2）按 3~5 人预分小组,布置案例讨论教室。

（3）教师组织案例分组讨论,根据教学案例设置一系列问题,引导学生对案例进行分析讨论。

问题 1:基层医疗卫生服务机构首诊医生要做好哪些个人防护?

参考答案:①所处的接诊地点通风换气,保持室内空气流通;②规范穿戴工作服、口罩;③接触患者体液等物质及被污染的物品时应戴手套;④每次接触患者后立即对手进行消洗和消毒。

问题 2:基层医疗卫生服务机构在结核病防治工作中需履行哪些职责?

参考答案:①负责对辖区内前来就诊的肺结核可疑者进行筛查及推荐转诊;②负责肺结核患者居家治疗期间的督导管理;③负责追踪肺结核或者疑似肺结核患者及有可疑症状的密切接触者;④对辖区内居民开展结核病防治知识宣传。

问题 3:基层首诊医生发现疑似肺结核患者如何处理?

参考答案:(图 4-12)①发现疑似患者后,应在 24 小时内按要求使用钢笔或签字笔填报《中华人民共和国传染病报告卡》,字迹清楚,内容完整、准确,填报人签名。传染病报告卡中须填报患者有效证件或居民健康卡、社会保障卡、新农合医疗卡等身份识别号码;患者为学生或幼托儿童须填报其所在学校 / 幼托机构全称及班级名称。②在全科门诊日志中做好登记,及时通知基层医疗卫生机构预防保健部门核实登记,并在规定时间内网络直报。③开展流行病学个案调查,要特别重视患者信息的准确性和完整性。④规定时间内向辖区县级疾病预防控制机构报告。⑤及时联系转诊定点医疗机构,填写"双向转诊单",推荐和督促疑似患者到结核病定点医疗机构进行检查。

图 4-12　肺结核患者筛查与推介转诊流程图

问题 4:若该疑似肺结核患者被定点医疗机构确诊,全科医生如何开展后续工作?

参考答案:①接到上级专业机构管理肺结核患者的通知后,要在 72 小时内访视患者(图 4-13)。②督导服药(图 4-14)。③随访管理。

接到上级专业机构管理肺结核患者通知

- 72小时内访视患者
1. 确定督导人员,督导人员优先为医务人员,也可为患者家属。若选择家属,则须对家属进行培训。与患者确定服药地点和服药时间,按照化疗方案,告知督导服药人员服药记录卡的填写方法、取药时间和地点,提醒患者按时取药和复诊
2. 对患者的居住环境进行评估,告诉患者及家属做好防护工作,防止传染
3. 对患者及家属进行结核病防治知识宣传教育
4. 告诉患者出现异常时及时就诊
5. 72小时内2次访视均未见到患者,则将访视结果向专业机构报告

图 4-13　肺结核患者第一次入户随访流程图

图 4-14　肺结核患者督导服药与随访管理流程图

（4）分组汇报小组讨论结果。

（5）教师点评和总结。

（6）注意事项：教师要营造轻松气氛，使讨论不偏离主题，鼓励学生充分阐述观点，重视分析的思维过程，控制发言时间，点评要重点突出并解答疑惑。

3. 演示教学

（1）演示内容：个人防护技能，预防接种技能，填写传染病报告卡，填写双向转诊单，操作传染病网络直报系统，流行病个案调查等。

（2）演示的方式：采取教师实际操作，视频，PPT等方式。可根据演示内容的难易情况，确定先讲解、后演示，或先演示、后讲解的方法，提高思维和技能训练的效果。

（3）演示的操作步骤：介绍主题，说明目标，操作演示，练习强化。

（4）示例：穿戴防护用品技能演示

1）介绍主题：介绍正确穿戴防护用品在传染病预防与控制中的重要性和必要性，让学生尽快进入参与演示教学的状态。

2）说明目标：教师要说明穿戴防护用品演示要达到的目标，讲解演示中涉及相关知识，强调观察时的注意事项，以便学生在观察时能把握重点。

3）操作演示：在讲解说明基础上，将演示技能分成几个组成部分，逐一分解并详细演示。如果有必要的话，可以进行第二次或第三次演示。

穿戴防护用品：

步骤1：戴口罩，一只手托着口罩，扣于面部适当的部位，另一只手将口罩戴在合适的部位，压紧鼻夹，紧贴于鼻梁处。在此过程中，双手不接触面部任何部位；

步骤2：戴帽子，戴帽子时注意双手不接触面部；

步骤3：穿防护服；

步骤4：戴上防护眼镜，注意双手不接触面部；

步骤5：穿上鞋套或胶鞋；

步骤6：戴上手套，将手套套在防护服袖口外面。

脱掉防护用品：

步骤1：摘下防护镜，放入消毒液中。

步骤2：脱掉防护服，将反面朝外，放入黄色塑料袋中。

步骤3：摘掉手套，一次性手套应将反面朝外，放入黄色塑料袋中，橡胶手套放入消毒液中。

步骤4：将手指反掏进帽子，将帽子轻轻摘，反面朝外，放入黄色塑料袋中。

步骤5：脱下鞋套或胶鞋，将鞋套反面朝外，放入黄色塑料袋中，将胶鞋放入消毒液中。

步骤6：摘口罩，一手按住口罩，另一只手将口罩带摘下，放入黄色塑料袋中，注意双手不接触面部。

4）练习强化：教师可以让学生围绕穿戴防护用品需注意的问题和要领演示主题作进一步思考，把演示中看到的现象进行归纳。按照教师演示的步骤进行练习，让学生自己动手操作或角色扮演练习。通过这一环节的教学，使演示教学的效果得到进一步强化。

5）注意事项：注意避免为了演示而演示，演示内容要贴近基层实践，难度不宜太大，控制演示时间，注意学生反应。

4. 实践操作

（1）实践内容：安排学生以个体或小组的形式承担完成预防接种，填写传染病报告卡，填写双向转诊单，操作传染病网络直报系统，流行病个案调查，传染病疫情报告、资料汇总与分析、撰写报告等工作。

（2）实践形式：确定基层实践工作任务，在基层带教医师的指导下学生进行现场实践。

（3）注意事项：现场实践前，学生应掌握有关的服务规范、工作流程和工作要求。实践过程中，教师应注重指导和鼓励学生，督导实践过程和做好突发情况的应急准备。实践后，由教师组织进行总结，讨论分析存在的主要问题，提出改进之处。

（四）教学效果评价

采用出勤考核、360°观察评价、实践操作技能、口试、测试试卷等对学生的职业态度、理论知识、工作能力进行评价。基层实践带教及教学管理教师对考核结果进行总结反馈，讨论分析存在的问题，进一步完善实践教学。

十三、突发公共卫生事件应急处置

随着社会和自然环境的变化，威胁人群健康安全的突发性事件层出不穷。我国地域辽阔，区域间经济社会发展差异大，自然灾害和重大安全事故时常出现，突发急性传染病疫情、群体性不明原因疾病、突发中毒事件、社会安全事件等不断发生，是各类突发公共卫生事件最严重的国家之一。基层医疗卫生服务机构是突发公共卫生事件应急处置的最基层组织，全科医生在突发公共卫生事件应急处置中起着重要的基础作用，其所具备的处突能力是应急体系能否快速、准确、有效、有序应对突发公共卫生事件的重要前提。

（一）教学目标

1. 知识目标 掌握突发公共卫生事件的分类，突发公共卫生事件分级，突发公共卫生事件报告和处理规范；熟悉突发公共事件医疗卫生紧急救援分级，突发公共卫生事件的相关政策和法规，突发公共卫生事件应急准备、监测、风险评估、应急响应，突发公共卫生实践报告内容、报告程序、报告时限和报告方式；了解突发公共卫生事件特征，我国突发公共卫生事件趋势。

2. 技能目标 在巩固突发公共卫生事件相关理论知识、强化突发公共卫生事件处置的专业知识基础上，培养正确的应急处置思维，通过实践操作、培训演练等方式，掌握突发公共卫生事件早期识别评判、信息报告、现场应急处理、流行病学调查、监测、现场紧急医疗救治等专业技能，掌握常规应急技术如个人防护、标本采集、消毒隔离、现场急救、事件现场控制方法与评价等技术，《突发公共卫生事件相关信息报告卡》填报方法；具备一定的公众心理危机干预和公众媒体的应对能力。

（二）教学内容

1. 突发公共卫生事件概念 突发公共卫生事件（emergent events of public health）是指突然发生，造成或者可能造成社会公众健康严重损害的重大传染病疫情、群体性不明原因疾病、重大食物和职业中毒以及其他严重影响公众健康的事件。具有突发性、多样性、危害性、公共性等特征。

2. 突发公共卫生事件分类 一是根据事件的表现形式可将突发公共卫生事件分为以下两类：①在一定时间、一定范围、一定人群中，当病例数累计达到规定预警值时所形成的事件。例如:传染病、不明原因疾病、中毒(食物中毒、职业中毒)。②在一定时间、一定范围,当环境危害因素达到规定预警值时形成的事件,病例为事后发生,也可能无病例。例如:生物、化学、核辐射事件。

二是根据事件的成因和性质,突发公共卫生事件可分为:重大传染病疫情、群体性不明原因疾病、重大食物中毒和职业中毒、新发传染性疾病、群体性预防接种反应和群体性药物反应,重大环境污染事故、核事故和放射事故、生物、化学、核辐射恐怖事件、自然灾害导致的人员伤亡和疾病流行,以及其他影响公众健康的事件。

3. 突发公共卫生事件分级　根据突发公共卫生事件的性质、危害程度、涉及范围,划分为特别重大(Ⅰ级)、重大(Ⅱ级)、较大(Ⅲ级)和一般(Ⅳ级)四级。

4. 突发公共事件医疗卫生紧急救援分级　根据突发公共事件导致人员伤亡和健康危害情况将医疗卫生救援事件分为特别重大(Ⅰ级)、重大(Ⅱ级)、较大(Ⅲ级)和一般(Ⅳ级)四级。

5. 突发公共卫生事件基层应急组织体系　突发公共卫生事件基层应急组织体系包括社区(乡镇)突发公共卫生事件应急指挥机构、社区(乡镇)应急处理日常管理机构、社区(乡镇)卫生应急技术机构、社区(乡镇)内其他相关机构。

社区卫生服务中心(乡镇卫生院)是社区(乡镇)突发公共卫生事件应急处置的技术机构,承担的职责包括:①能力建设。负责本单位专业人员的技术培训,提高医务人员应对突发公共卫生事件的能力;②技术支撑。参与制定《社区预案》,承担技术方案的编制工作,技术方案应与现有的技术规范、方案保持一致;指导、协助驻社区(乡镇)各单位、居委会(村委会)制定突发公共卫生事件应急预案;开展"社区卫生诊断",分析社区(乡镇)内各类公共卫生安全隐患,提出改进意见;开展社区(乡镇)居民的健康教育工作,普及突发公共卫生事件应急知识和技能;③信息收集。建立突发公共卫生事件相关信息管理组织,指定专人负责突发公共卫生事件相关信息管理,按照相关法律、法规规定的报告程序,及时报告本社区(乡镇)内突发公共卫生事件相关信息;④措施落实。配合属地县(区)级卫生计生行政部门和专业防控机构,落实社区(乡镇)突发公共卫生事件的应急处置措施;协助社区(乡镇)突发公共卫生事件应急领导小组,监督、检查各项防控措施的落实情况;协助上级医疗卫生机构,开展患者的初诊、转诊和应急医疗救治工作;配合相关部门,做好社区(乡镇)突发公共卫生事件应急培训和演练。

6. 突发公共卫生事件基层应急措施

(1) 开展患者初诊、救治和转诊工作。

(2) 指定专人负责突发公共卫生事件相关信息的报告与管理工作,按照相关法律法规规定的报告程序,对各类突发公共卫生事件及时报告。

(3) 配合专业防治机构开展现场流行病学调查;设立传染病隔离留观室,对传染病患者、疑似患者采取隔离、医学观察等措施,对密切接触者根据情况采取集中或居家医学观察,对隔离者进行定期随访;协助相关部门做好辖区内疫点、疫区的封锁管理;指导患者家庭消毒。

(4) 按专业机构要求,对本社区(乡镇)患者、疑似患者、密切接触者及其家庭成员进行造册登记,为专业防控机构提供基本信息。

(5) 做好医疗机构内现场控制、消毒隔离、个人防护、医疗垃圾和污水的处理工作。

（6）开设咨询热线，解答相关问题。为集中避难的群众提供基本医疗服务。

（7）在专业防治机构的指导下，具体实施应急接种、预防性服药、现场消毒、杀虫、灭鼠等工作；分配发放应急药品和防护用品，并指导社区（乡镇）居民正确使用。

（8）做好出院患者的随访与医疗服务工作，落实康复期患者的各项防控措施。

（9）根据本社区（乡镇）突发公共卫生事件的性质和特点，对居民进行《突发公共卫生事件应急条例》等相关法律法规知识的宣传；开展针对性的健康教育和自救、互救、避险、逃生等个人防护技能的培训。

（10）指导驻社区（乡镇）各单位突发公共卫生事件防控措施的制订与落实，协助做好对社区（乡镇）各单位突发公共卫生事件防控工作的监督、检查。

7. 突发公共卫生事件基层监测与风险管理　社区卫生服务中心（乡镇卫生院）是突发公共卫生事件监测网络的网底，社区卫生服务中心（乡镇卫生院）应做好和协助上级部门做好以下工作：按照国家有关法律、法规的规定，建立、运行、维护好突发公共卫生事件相关信息监测报告网络；开展突发公共卫生事件相关信息的日常监测；接受上级卫生行政部门的监督管理和专业防治机构的业务指导，保证监测质量。

在上级部门和其他专业机构指导下，各有关机构包括社区卫生服务中心（站）、乡镇卫生院、村卫生室协助开展突发公共卫生事件的风险排查、收集和提供风险信息，参与风险评估和应急预案制（修）订。执行首诊负责制，严格门诊工作日志制度以及突发公共卫生事件报告制度，负责突发公共卫生事件监测信息报告工作。

8. 突发公共卫生事件报告　作为突发公共卫生事件报告网络的网底，社区卫生服务中心（乡镇卫生院）为责任报告单位，责任报告人包括社区（乡镇）内执行职务的各级各类医疗卫生机构的医疗卫生人员、个体开业医生等。突发公共卫生事件相关信息报告范围，包括可能构成或已发生的突发公共卫生事件相关信息。

（1）报告内容：包括事件名称、事件类别、发生时间、地点、涉及的地域范围、人数、主要症状与体征、可能的原因、已经采取的措施、事件的发展趋势、下步工作计划等。可分为初次报告、进程报告、结案报告。

1）初次报告：报告内容包括事件名称、初步判定的事件类别和性质、发生地点、发生时间、发患者数、死亡人数、主要的临床症状、可能原因、已采取的措施、报告单位、报告人员及通信方式等。初次报告要体现"快"。

2）进程报告：要求"及时续报"。报告事件的发展与变化、处置进程、事件的诊断和原因或可能因素，势态评估、控制措施等内容。同时，对初次报告的《突发公共卫生事件相关信息报告卡》进行补充和修正。重、特大事件和有明显扩大趋势的较大事件应及时报告上述变化情况，较大和一般事件按医疗卫生救援指挥部或卫生计生行政主管部门的要求时限报告。进程报告要体现"新"。

3）结案报告：事件结束后，应进行结案信息报告。达到《国家突发公共卫生事件应急预案》分级标准的突发公共卫生事件在相应级别卫生计生行政部门组织评估确认事件终止后2周内，对事件的发生和处理情况进行总结，分析其原因和影响因素，并提出今后对类似事件的防范建议。结案报告要体现"完整和准确"。

（2）报告方式：获得突发公共卫生事件相关信息的责任报告单位和责任报告人，应当在2小时内以电话或传真等方式向属地卫生行政部门指定的专业机构报告，具备网络直报条件的同时进行网络直报,直报的信息由指定的专业机构审核后进入国家数据库。不具备网络直报条件的责任报告单位和责任报告人,应采用最快的通信方式将《突发公共卫生事件相关信息报告卡》报送属地卫生行政部门指定的专业机构,接到《突发公共卫生事件相关信息报告卡》的专业机构,应对信息进行审核,确定真实性,2小时内进行网络直报,同时以电话或传真等方式报告同级卫生行政部门。基层医疗卫生机构突发公共卫生事件报告与处理服务流程(图4-15)。

图 4-15　基层医疗卫生机构突发公共卫生事件报告与处理服务流程

9. 突发公共卫生事件基层应急现场工作

(1)现场工作启动:基层医疗卫生机构获悉事件相关信息后,应当立即核实,初步证实后应当立即报告上级卫生计生行政主管部门和专业机构,并迅速组织进行现场调查和实施控制措施。事件达到突发公共卫生事件相应级别时,应当向卫生计生行政主管部门提出应急响应的建议。做好与急救救治机构之间的衔接,确保信息畅通。

(2)开展现场医疗卫生救援:在初步调查的基础上根据现场情况全力开展医疗救治工作。在实施医疗卫生救援过程中,依据"先救命后治伤、先救重后救轻"的原则开展工作,既要积极开展救治,又要注重自我防护,确保安全。

按照国际统一的标准对伤病员进行初次检伤分类,分别用绿、黄、红、黑四种颜色,对轻、重、危重伤病员和死亡人员进行标记,标明在伤病员或死亡人员的手腕或脚踝等显要部位,以便后续救治辨认或采取相应的措施。危重症患者:标红色标,应优先处置、转送;重症患者:标黄色标,次优先处置、转送;轻症患者:标绿色标,可延期处置、转送;濒死或死亡者:标黑色标,可暂不做处置。认真记录检伤分类结果,以便后续进行统计汇总。

(3)转送伤员:充分做好转运前的准备,当现场环境处于危险或在伤病员情况允许时,在现场医疗救援指挥部的统一安排下,坚持先重后轻的转运原则,优先转运红标危重和黄标重伤员,绿标轻伤员可暂缓转运。认真填写伤病员转送信息并提交接纳的医疗机构,同时报现场医疗卫生应急指挥部汇总,及时通知收治伤病员的医疗机构,做好接收伤病员和救治准备。在转送时要科学搬运,避免造成二次损伤。

（4）适时开展心理救援：按照相应的实践指南，组织人员及时开展灾后心理救援工作，针对被救助者的年龄、性别、文化背景的差异提供个性化的心理救援服务。同时为救援人员提供必要的心理干预和咨询服务，必要时做好心理随访工作。

（5）现场信息收集、汇总、交流及上报：在开展现场医疗卫生救援时，应当采集、收集、统计、整理和汇总相关数据、事件调查研究、救治工作进展等信息，及时上报同级卫生计生行政主管部门、上级业务指导机构或当地救援指挥机构。同时注意现场工作结束时，应当按要求将事件资料完整归档立卷。

（三）教学方法

1. 教学设计　按照教学目标和教学要求，撰写突发公共卫生事件应急处置基层实践的教学方案，确定教学内容、教学方法和教学评价。教学内容包括理论知识、专业知识、实践技能；教学方法包括小讲课、案例教学、操作演示、应急演练；教学评价的内容包括教学过程和教学结果，对象为参与教学活动的教师和学生。

2. 教学准备　教师需了解学生的学业背景，熟悉教学目标和教学要求，选用适宜的教学方法，准备好教材、教学课件、教学讲义、参考文献、演练方案、报告卡等资料。学生应了解教学大纲，预习教学内容，查阅相关文件和文献，做好自主学习。此外，需与教学管理人员联系确定教学时间、教学场地、演练用具和现场。

3. 教学实施

（1）小讲课：注重通过对理论要点的归纳总结，培养学生处置突发公共事件的思维和基础能力。小讲课适用于突发公共卫生事件基础知识讲授，讲授内容符合国家相关法规和政策的精神和要求。选取实用性和针对性强的内容，如突发公共卫生事件基层应急组织体系、突发公共卫生事件的分类、突发公共卫生事件分级、突发公共事件医疗卫生紧急救援分级、突发公共卫生服务基层应急措施、突发公共卫生事件报告和处理服务流程等。授课教师应结合当地突发公共卫生事件发生情况准备小讲课具体内容。小讲课安排在案例教学、操作演示、应急演练前，每次小讲课时间控制在30分钟内，讲课结束前安排提问互动时间。

（2）案例教学：以突发公共卫生事件真实案例为素材进行教学设计，充分调动学生就案例进行讨论和分析，培养学生正确的思维方法，提高发现、分析和解决某一具体问题的能力。按照主题突出、客观真实、难易适度等选编基层突发公共卫生事件应急处置的典型案例，例如食物中毒、职业中毒、传染病暴发等，围绕发现、报告和现场处理重点环节预先设计一系列问题和讨论引导计划。课前组建4~6人的学习小组并布置案例和提出要求，激发学生主动参与教学过程。作为教学过程中的主持人，教师主要负责引导讨论和归纳总结。以学生为中心，鼓励学生充分发表见解，激发出学生的创新性思维，在经讨论获得结论后，引出下一步的案例分析情景。案例分组讨论结束后，需形成书面意见，由各组推选学生汇报讨论结果，最后由教师总结意见，解释和分析问题，形成最终结论，并对整个案例分析过程进行小结。

（3）操作演示：教师可通过展示应急设备、示范操作、模拟训练等教学方式传授突发公共卫生事件的处置技能，如个人防护、急救设备使用、报告填写、网络报告、流行病现场调查、现场急救、心理咨询等。教学前，教师应按教学内容选择适合的演示用具和方式，设计好教学过程中演示内容。教学中，教师应将操作步骤和注意事项详细讲解，边操作边强调要领和重点，确保所有的学生都能看到示范操作，必要时进行重复示范。教师示范操作后，在学生确保其已理解和记忆的基础上,让学生模拟教师的操作过程。学生在模拟练习中可互相借鉴和指正,教师最后给以评议,指出错误,提出建议。

（4）应急演练:在教师的组织和指导下,采用角色扮演的方式安排学生开展基层医疗卫生机构突发公共卫生事件模拟应急演练,通过模拟承担突发公共卫生事件处理工作如发现登记、分诊、报告、现场救援、信息收集与分析、转送伤员、心理援助等,培养和巩固学生的实践思维和操作技能,提升学生的实践处置能力。应急演练前,教师准备和编制出模拟突发公共卫生事件应急演练方案,并要求学生认真学习演练方案,掌握《突发公共卫生事件应急预案》等相关法律法规以及服务规范、工作流程、工作要求,明确学生各自扮演的角色和职责。应急演练过程中,教师应做好现场指挥和统筹协调工作,督导应急演练过程和做好突发情况的应急准备。应急演练后,由教师组织学生进行总结,共同讨论分析存在的主要问题,提出改进之处。

4. 教学评价　教学评价分为教师评价和学生评价两方面。教师评价内容包括教学态度、技能、水平与效果等;学生评价内容包括职业态度、现场工作能力、研究能力等,具体方式参见传染病预防与控制。

（李伟明）

教学案例 4-24　突发公共卫生事件应急处理教学示例

（一）教学要求

掌握突发公共卫生事件首诊负责制,突发公共卫生事件的分类和分级,突发公共卫生事件报告和处理规范;熟悉突发公共事件医疗卫生紧急救援分级,突发公共卫生事件基层应急组织体系和应急措施,突发公共卫生事件基层监测与风险管理。基本具备突发公共卫生事件早期识别评判、信息报告、现场应急处理、流行病学调查、个人防护、标本采集、消毒隔离、现场急救、公众心理危机干预等能力。

（二）教学准备

1. 认真研读全科住院医师规范化培训内容与标准细则,基于全科医生规范化培训教材内容制作小讲课多媒体课件。

2. 教学案例　选择一个具有典型代表性的基层常见突发公共卫生事件为教学案例。

3. 应急演练方案　选择一个具有代表性的基层突发公共卫生事件处置为例,制订应急演练教学方案,可安排学员参与编制。

4. 准备突发公共卫生事件报告卡、流行病学个案调查表,确定突发公共卫生事件网络直报系统运行正常。

5. 课前布置自主学习任务,发放案例资料,推荐参考文献。

6. 联系确定教学地点、现场、应急演练用具和设备。

7. 教学参考案例　某日下午2点左右,某县一私立幼儿园新学期开学第一天,老师陆续发现多名学生午餐后出现呕吐现象,老师和家长将孩子们送到就近的镇卫生院接受治疗。据该镇卫生院工作人员介绍,从当天下午3点半开始,3小时内卫生院陆续接到该幼儿园70多名学生来就诊,多名学生有严重呕吐症状,经医生初步诊断为食物中毒,其中34名病情较重的学生被留院观察,其余病情较轻的学生由家长接回家。

（三）教学实施

1. 小讲课

（1）安排 1~2 次,每次 20~30 分钟。

（2）授课题目:围绕突发公共卫生事件基层应急处置的职责拟订授课题目,如突发公共卫生事件概述、突发公共卫生事件报告与处理规范等。

（3）授课内容

1）突发公共卫生事件概述:突发公共卫生事件概念,突发公共卫生事件分类,突发公共卫生事件分级,突发公共事件医疗卫生紧急救援分级,突发公共卫生事件基层应急组织体系和运行机制,突发公共卫生事件基层应急措施,突发事件常用法律法规及规范性文件等。

2）突发公共卫生事件报告和应急处理规范:报告单位职责,责任报告单位及报告人,报告内容,报告方式,突发公共卫生事件报告与处理服务流程等。

（4）教学手段:PPT 课件、板书等。

（5）注意事项:以问题为导向将知识点贯穿联系;设置一个或多个问题,调动学生的参与性和主动性;PPT 课件需图文并茂。

2. 案例讨论

（1）提前发放案例资料,要求学生完成案例课前学习。

（2）按 3~5 人预分小组,课前布置案例讨论教室。

（3）教师组织案例分组讨论,根据教学案例设置一系列问题,引导学生对案例进行分析讨论。

问题1:基层医疗卫生服务机构在突发公共卫生事件应急处置工作中需履行哪些职责?

参考答案:①开展患者初诊、救治和转诊工作。②负责突发公共卫生事件相关信息的报告与管理工作,按照相关法律法规规定的报告程序,对各类突发公共卫生事件及时报告。③配合专业防治机构开展现场流行病学调查;设立传染病隔离留观室,对传染病患者、疑似患者采取隔离、医学观察等措施,对密切接触者根据情况采取集中或居家医学观察,对隔离者进行定期随访;协助相关部门做好辖区内疫点、疫区的封锁管理;指导患者家庭消毒。④按专业机构要求,对本社区（乡镇）患者、疑似患者、密切接触者及其家庭成员进行造册登记,为专业防控机构提供基本信息。⑤做好医疗机构内现场控制、消毒隔离、个人防护、医疗垃圾和污水的处理工作。⑥开设咨询热线,解答相关问题。⑦在专业防治机构的指导下,具体实施应急接种、预防性服药、现场消毒、杀虫、灭鼠等项工作;分配发放应急药品和防护用品,并指导社区（乡镇）居民正确使用。⑧做好出院患者的随访与医疗服务工作,落实康复期患者的各项防控措施。⑨根据本社区（乡镇）突发公共卫生事件的性质和特点,对居民进行相关法律法规知识的宣传;开展针对性的健康教育和个人防护技能的培训。⑩指导驻社区（乡镇）各单位突发公共卫生事件防控措施的制订与落实,协助做好对社区（乡镇）各单位突发公共卫生事件防控工作的监督、检查。

问题2:突发公共卫生事件如何分级? 教学参考案例可确定为几级?

参考答案:根据事件的性质、危害程度、涉及范围,突发公共卫生事件划分为特别重大（Ⅰ级）、重大（Ⅱ级）、较大（Ⅲ级）和一般（Ⅳ级）四级。教学参考案例初步诊断为食物中毒,中毒人数为 70 多名,可确定为一般（Ⅳ级）突发公共卫生事件。

问题3:突发公共卫生事件的责任报告单位和责任人?

参考答案:①各级各类医疗机构、疾病预防控制机构、采供血机构均为责任报告单位;②责任报告单位执行职务的人员和乡村医生、个体开业医生均为责任疫情报告人。

问题4:基层首诊医生发现突发公共卫生事件如何报告?

参考答案:①获得突发公共卫生事件相关信息的责任报告单位和责任报告人,应当在2小时内以电话或传真等方式向属地卫生行政部门指定的专业机构报告,具备网络直报条件的同时进行网络直报,直报的信息由指定的专业机构审核后进入国家数据库。②不具备网络直报条件的责任报告单位和责任报告人,应采用最快的通信方式将《突发公共卫生事件相关信息报告卡》报送属地卫生行政部门指定的专业机构。

问题5:基层医疗卫生机构如何组织开展突发公共卫生事件基层应急现场工作?

参考答案:①启动现场工作。获悉事件相关信息经证实后应当立即报告上级卫生计生行政主管部门和专业机构,并迅速组织进行现场调查和实施控制措施,做好与急救救治机构之间的衔接,确保信息畅通。②开展现场医疗卫生救援。按照"先救命后治伤、先救重后救轻"的原则开展救援工作,根据国际统一的标准对伤病员进行初次检伤分类,认真记录检伤分类结果。③转送伤员。在现场环境处于危险或在伤病员情况允许时,按照现场医疗救援指挥部的统一安排参与转运伤员。在转送时要科学搬运,避免造成二次损伤。④开展心理救援和心理咨询。⑤现场信息收集、汇总、交流及上报。

(4)分组汇报小组讨论结果。

(5)教师点评和总结。

(6)注意事项:教师要使讨论不偏离主题,重视学生讨论分析的思辨过程,控制发言时间,点评突出要点。

3. 操作演示

(1)演示内容:个人防护、急救设备使用、报告填写、网络报告、流行病现场调查、现场急救、心理咨询等。

(2)演示的方式:采取教师实际操作,视频,PPT等方式。教学活动按先讲解、后演示、再操作进行安排,注重提高思维和技能训练的效果。

(3)演示的操作步骤:介绍主题,说明目标,操作演示,练习强化。

(4)示例:填报《突发公共卫生事件相关信息报告卡》和网络直报。

1)介绍主题:介绍信息报告在突发公共卫生事件应急处置中的重要性,让学生进入参与操作演示的状态。

2)说明目标:教师要说明填报信息报告卡和网络直报操作演示要达到的教学目标,讲解操作演示中涉及相关知识,布置在观摩学习时要注意的关键环节和重点。

3)操作演示:在讲解说明基础上,先演示信息报告卡的填写操作,报告卡信息经核定无误后演示网络直报操作。

填报信息报告卡。步骤1:介绍《突发公共卫生事件相关信息报告卡》的结构和内容;步骤2:选取某一实例信息或角色扮演,按报告卡具体内容逐项填写并讲解填报注意事项;步骤3:向专业机构报送《突发公共卫生事件相关信息报告卡》。

网络直报。步骤1:介绍《突发公共卫生事件网络直报操作系统》;步骤2:登录网络直报系统,讲解操作界面,分段演示新建报告、添加附件、进程报告、结案报告、事件修改、事件删除、个案归并等操作技能。步骤3:选取某一实例信息报告卡,完整演示将信息录入直报系统。

4）练习强化:让学生围绕突发公共卫生事件信息报告卡填写和网络直报的要点进行总结分析,对演示中看到的情况进行归纳。要求学生按照教师操作演示的内容和程序,独自完成报告卡填写、采用测试网络练习网络直报,并相互审核。

5）注意事项:注意操作演示内容要来自基层实践,控制操作演示时间,注意学生反应。

4. 应急演练

（1）演练背景案例:患者杨XX,女,23岁,于2017年1月21日一家三人到江西过春节,有活禽接触史,2月4日返回昆明,出现发热症状,自感乏力,自行服药,未缓解,遂到住宿小区旁的某社区卫生服务中心就诊。据国家疾病预防控制部门通报,江西省为H7N9流感重点疫情省份。

（2）制订模拟突发公共卫生事件应急演练实施方案:应急演练的目的主要是通过模拟实践,培养学生现场应急处置突发公共卫生事件的能力,促使学生掌握应急处置相关工作流程、程序和技术要求。演练方案由基层实践基地预先制订,或在带教教师指导下由师生共同制订。方案内容包括演练目的、组织机构和职责、演练要求、演练人员和分工、演练物资、场景和程序设计、演练总结等。

背景案例场景设计:

场景1:普通门诊。首诊医生发热预检、分诊流程演练。

场景2:发热门诊与隔离。发热门诊接诊流程演练（另含传染病患者登记与传染病报告卡填写）,病例转送隔离病房隔离治疗,七步洗手法流程演示,个人防护（着装、卸装）。

场景3:现场处理:布置警戒线,划分清洁区、污染区、疫点。

场景4:突发公共卫生事件报告。突发公共卫生事件的发现与报告流程演练,报告方式（电话报告和网络直报）,报告时限（自发现病例2小时内报告）,报告的主要内容（事件名称、事件类别、发生时间、地点、涉及的地域范围、人数、主要症状与体征、可能的原因、已经采取的措施、事件的发展趋势、下步工作计划等）。

场景5:协助县/区疾控中心开展流行病学调查与采集样品送检（注:学生必须熟悉流行病学调查与采集样品送检相关内容及程序,演练时可省略）。

场景6:消毒演练（注:初始消毒与终末消毒合并进行,消毒演练只进行一次）。

场景7:突发事件进展报告。每日向县/区疾控中心报告事件最新进展情况一次,如有特殊情况随时报告。（注:学生必须熟悉突发公共卫生事件进展报告相关内容及程序,演练时可省略）。

（3）演练方式:演练采用角色扮演的方式,根据场景设计安排学生分别扮演首诊医生、就诊患者、报告人员、流调人员、消杀人员等应急处置角色,明确各人员角色的职责和任务。

（4）演练准备:演练前要求学生认真学习应急演练实施方案,深入理解所扮演角色职责和要求,充分做好各项准备,教师进行督促检查。根据应急演练需要,准备物品。

（5）演练实施:在老师组织和指导下,要求学生按照应急演练场景和程序环节完成演练内容。

（6）演练总结:对学生的表现进行点评分析,纠正不规范情况,针对薄弱环节提出整改意见。

（7）注意事项:注意安全,避免发生意外。

第七节　实践教学的其他问题

一、临床带教教师制

1. 临床带教教师制基本概念　在临床实践教学阶段的全部或部分时间内,以一名临床医师作为带教教师,指导一名或多名学生通过观察、参与其临床实际工作来进行学习的教学模式,称为临床带教教师制。这种教学模式,学生通过近距离全程观察与不同程度互动参与,既可以学习带教教师所展示的专业知识技能与职业道德操守,也可以了解临床一线医患关系及医护关系的建立定位、沟通互动和危机处理等工作环节,非常有利于学生在知识、技能和素质三个领域得到全面进步与发展。长期以来的实践教学表明,临床带教教师制是临床医学实践教学不可替代的重要教学模式。

2. 临床带教教师制工作规范

(1)带教教师资质:根据《医学教育临床实践管理暂行规定》(卫科教发[2008]45号),临床带教教师是指经临床教学基地和相关院校核准,承担临床教学和人才培养任务的执业医师。为树立良好的"模范"与"标杆",必须从临床医师中认真考察,严格遴选,形成能胜任"传道解惑、授业树人"重任的带教教师队伍。优秀的带教教师必须具备以下条件:

1)医德高尚、热爱教学:带教教师是学生直接观察、模仿、学习的对象,其品德操守、仪表言行在临床实践教学活动中的重要性不言而喻。只有医德高尚的临床医师才能做到"身正为师、德高为范",熏陶出专业思想稳固,道德风尚良好,全心服务患者的临床医学人才。

由于带教教师需要在完成自身临床工作任务的同时指导学生,从某种角度看,临床实践教学任务对带教教师而言其实是所谓的"额外负担"。这种"额外负担"不仅意味着带教教师个人必须付出更多的脑力与体力劳动,还可表现为学生在学习过程中带来的临床工作效率降低,风险增高。事实上,更令带教教师担心的是学生参与临床工作可能造成医疗差错与事故,引发医患纠纷。唯有热爱教学的临床医师才能甘愿承担起这一"额外负担",而教学意识淡漠者即便专业水平再高也不宜承担带教教师的重任。

2)学识丰富、业务过硬:通常认为,作为带教教师具有的学历学位,应高于其指导下学生结束此阶段学习后预期获得的学历学位。知识全面、技术精湛的带教教师能更准确地解答临床疑难问题,能更规范地示教指导临床技能,能让学生获得更多动手动脑参与临床工作的机会。在具有良好教学传统的大学附属医院和教学医院,一般都由高年主治医师及以上资历的临床医师担任带教教师。

3)精于教学、善于沟通:教学工作既是一门技术,更是一门艺术,绝非是无师自通、一蹴而就的低水平简单劳动。优秀的临床医师未必是优秀的带教教师,实际工作中业务水平突出的临床医师带不好教学查房,主持不好病案分析,指导不了学生的例子比比皆是。合格的带教教师应该接受过系统规范的教学能力培训,掌握教学基本原理,能熟练运用主流教学方法,以取得较好教学效果。此外,带教教师在临床实践教学中处于主导地位,是师生关系、医患关系、医护关系等的核心所在。具有良好沟通能力是建立师生互动,医患互信,医护和谐,以推动教学工作顺利开展的重要保障。

(2)"导师制"与"一对一":导师制是十五世纪初起源于英国牛津大学的一种教育方法

和人才培养模式,其特点就是在师生之间建立"导学"关系,以"一对一"的方式因材施教。在临床实践教学中,带教教师肩负"传道解惑、授业树人"重任,可谓学生阶段性的人生与职业导师。这就需要带教教师具有改传统"教学"模式为"导学"模式的理念,以问题为基础学习(problem based learning,PBL)、案例为基础学习(case based learning,CBL)、团队工作学习等方式,最大限度地激发学生主观能动性,培养其独立思考与解决问题的能力,从而真正体现临床带教教师制的重要性与优越性。

在大学医院与教学医院等单位,临床带教教师制应严格按1∶1的师生比执行;教学条件相对欠佳的地方,师生比也不应超过1∶2,否则临床带教教师制的价值则难于体现。

3. 临床带教教师制工作内容　临床带教教师制的本质就是带教教师在日常临床工作中对学生的言传身教与潜移默化。为培养德才兼备的临床医学工作者,带教教师对学生的指导主要包括三个方面:

(1) 专业知识教学

1) 带教教师以具体工作为切入点,如:门诊接诊、收治入院、采集病史、病历书写、诊疗处置以及预后判断等,通过亲身示范,指导学生运用前阶段学习中掌握的基本原理与基本知识来解决临床问题,同时不断积累临床操作与认知技能。

2) 带教教师以教学查房、病例讨论、专家会诊等形式,为学生集中复习巩固知识要点,传授医学新知,培养临床思维与批判性思维能力。

(2) 人文精神熏陶:带教教师自身在临床工作中展现的良好医德医风和敬业爱岗精神,可以培育学生形成正确道德价值观念和稳固临床专业思想,使其坚定不移地选择临床医学职业生涯。带教教师营造的良好医患关系、医际关系与医护关系,既是学生得以顺利进行临床实践学习的重要保障,更是助其不断提高沟通能力,增强团队精神的榜样与动力。可以说,只有兼备人文精神与精湛医术,才能造就杰出临床医学人才。

(3) 法规行规教育:临床医师直接面对社会大众的生、老、病、死,有时甚至处于各种社会矛盾的交汇点,这就要求临床医师日常工作的言行与决策必须严格遵循国家有关法律法规与行业规范,否则既会危及自身职业生涯,又可能影响社会和谐安定。因此,临床带教教师一方面在日常临床工作中要以身作则,成为依法依规执业行医的表率,另一方面更要结合实际指导学生认真学习领会《中华人民共和国执业医师法》(中华人民共和国主席令第5号)、《医疗机构从业人员行为规范》《加强医疗卫生行风建设"九不准"》(国卫办发〔2013〕49号)等法规行规,让学生知晓医事法规,遵守医疗行规,安全健康地成长为临床医学事业的接班人。

二、临床实践教学中的伦理与法律问题

凡有人类活动的领域,都需要以伦理与法律来规范人们的行为和关系。伦理是指在处理人与人,人与社会相互关系时应遵循的道理和准则,是对道德现象的哲学思考。法律是由国家制订并强制实施,以规定权利和义务为内容的普适性社会规范。临床实践教学亦不例外,带教教师、学生与患者之间以及他们与外部环境之间的伦理和法律问题,必须高度重视和认真研究。

1. 现状与对策　临床实践教学中的伦理与法律问题主要存在于医患之间,其根源在于带教教师、学生与患者在需求和权益上的差异甚至冲突。现实状况是:带教教师首先是临

床医师,其职责是全力为患者提供优质高效的医疗服务,但作为带教教师,他们又必须分出精力来指导学生,这可能会降低工作效率,可能会减少医患沟通,可能会泄露患者隐私,还可能因为所指导的学生参与实际工作而带来工作失误,进而引发医疗纠纷。学生必须通过临床实践来获得知识与技能,但他们的实践学习过程可能并不一定会受到患者的欢迎,因为患者来到医院的首要主观期望是获得优质高效的医疗服务,尽快解除病痛折磨,恢复健康状态,而不是成为医学教育的客体——临床教学资源。同时,随着社会文化经济水平的不断提高,患者日益注重在就医过程中自身是否得到尊重、保有隐私,诊疗处置是否准确及时、费用合理。

除此之外,这种伦理与法律问题还存在于师生关系、医护关系、医际关系、学术诚信等方面。例如,带教教师是否在教学过程中平等对待、公平指导每一名学生? 是否与医疗同事建立起和谐关系? 是否尊重临床护理团队? 学生是否做到了独立而诚实地学习与工作?

作为教学主体,带教教师与学生在面对和处置临床实践教学中的伦理与法律问题时,相比患者担负有更大责任。带教教师首先要加强学习,提高自身素养,在临床实践教学工作每一细微之处体现出正确的伦理价值观与法律严谨性,以之引导学生;同时转变观念,化风险为机遇,针对当前国内医学院校医学伦理课程设置尚不规范,法律法制教育更未普及这一现实,真正把临床实践教学的各个环节建设成医学伦理和法律法制教育的第二课堂。学生则应该在带教教师指导下,严格遵循医学伦理道德与相关法律法规,通过积极沟通和团队协作,避免在学习过程产生伦理与法律过失。

2. 临床实践教学相关伦理准则　古老的希波克拉底誓言,现代的西方教育者誓词,以及我国医学生誓言,实际上就是对临床实践教学伦理准则的朴素凝练,值得我们牢牢谨记,事事践行,时时警醒。部分名言摘录如下,以备师生共勉。

希波克拉底誓言:"我愿尽余之能力与判断力所及,遵守为病家谋利益之信条,并检束一切堕落及害人行为,我不得将危害药品给予他人,并不作该项之指导,虽有人请求亦不与之"……"无论至于何处,遇男或女、贵人及奴婢,我之唯一目的,为病家谋幸福"……"凡我所见所闻,无论有无业务关系,我认为应守秘密者,我愿保守秘密"。

教育者誓词:……"我将履行作为教育者的全部义务,不断改善这一公共福利事业,增进人类的理解和能力,并向一切为教育和学习做出努力的作为和人表示敬意"……"我还将坚持不懈地维护这一信念——鼓励并尊重终身学习和平等对待所有的学生。为忠实地完成这一职业义务,我保证做到努力钻研所教内容,不断改善我的教育实践,并使在我教导下的学生能够不断进步"。

医学生誓词:"我志愿献身医学,热爱祖国,忠于人民,恪守医德,尊师守纪,刻苦钻研,孜孜不倦,精益求精,全面发展。我决心竭尽全力除人类之病痛,助健康之完美,维护医术的圣洁和荣誉"。

在实际工作中,带教教师与学生作为教学主体都应该严格遵循以下准则:

(1) 行善:无论临床医疗服务还是医学实践教学,所有活动都需发自于善念,表现出善意,收止于善果。

(2) 尊重:尊重生命,尊重患者;尊重科学,尊重事实;尊师重教,师生互敬;尊重同僚,医护和谐。

(3) 最优:最优的诊疗服务,最优的医患沟通,最优的教学案例,最优的教学方法,最优的教学效果。

（4）公平：同等对待纳入教学与非纳入教学的患者，同等指导所有学生，同等尊重所有带教教师。

（5）保密：保守患者隐私，并善意保守患者相关的病情等医疗秘密。

3. 临床实践教学相关法律法规　如果说伦理是人们对道德的追求，那么法律则是人们行为的底线。带教教师与学生熟悉并遵循临床实践教学相关法律法规，既有利于保障患者正当权益，也有助于师生顺利开展教学工作。需要重点关注的有以下几个方面：

（1）患者权利

1）知情同意权：知情同意权是指患者有知情并做出判断、选择的权利，但同时也表明，医生有对患者说明的义务。

《医疗机构管理条例实施细则》（中华人民共和国卫生部令第 35 号）第六十二条规定：“医疗机构应当尊重患者对自己的病情、诊断、治疗的知情权利”。

《医学教育临床实践管理暂行规定》第十一条规定：“在安排和指导临床实践活动之前，应尽到告知义务并得到相关患者的同意”。

2）隐私权：英国《牛津法律辞典》认为，隐私权是不受他人干扰的权利，关于人的私生活不受侵犯或不得将人的私生活非法公开的权利要求。我国法学专家有的认为“隐私权也称为私生活的秘密权，是指公民对自己的个人生活秘密和个人生活自由为内容，禁止他人干涉的一种人格权”，也有定义为“所谓隐私权，也就是公民个人隐瞒纯属个人私事和秘密，未经本人允许不得公开的权利”。

《关于贯彻执行〈中华人民共和国民法通则〉若干问题的意见（试行）》（法［办］发［1988］6 号）第一百四十条规定：“以书面形式、口头形式宣扬他人的隐私或者捏造事实公然丑化他人人格，以用侮辱、诽谤等形式损害他人名誉，造成一定影响的，应当认定侵害公民名誉权的行为”。

《中华人民共和国执业医师法》第二十二条规定：“医师在执业活动中应关心、爱护、尊重患者，保护患者的隐私”。

《医学教育临床实践管理暂行规定》第七条规定：“临床教学基地及相关医疗机构应采取有效措施保护医学教育临床教学实践活动中患者的知情同意权、隐私权和其他相关权益”。

因此，带教教师和学生需要特别注意依法进行临床实践教学，保护患者知情同意权和隐私权。切实做到无论是病史体征，还是诊疗方案，在运用于临床实践教学活动前都应明确告知患者并征得同意；切实做到绝不在教学之外任何情况下泄露患者的疾病诊断、诊疗计划、体貌特征、社会地位、经济收入等个人隐私。

（2）临床教学基地开展实践教学的合法性：《医学教育临床实践管理暂行规定》第四条指出“临床教学基地是指院校的附属医院以及与举办医学教育的院校建立教学合作关系、承担教学任务的医疗机构，包括教学医院、实习医院和社区卫生服务机构等”。

在第五条也要求“临床教学基地负责组织医学生的临床教学实践活动，为实施临床教学实践活动和完成教学任务提供必要的条件，维护临床教学实践过程中相关参与者的合法权益”。

这说明，大学附属医院与教学医院等临床教学基地依法进行实践教学活动是完全正当并受法律保护的行为。

（3）带教教师与学生权利：根据《医学教育临床实践管理暂行规定》，临床带教教师是指经临床教学基地和相关院校核准，承担临床教学和人才培养任务的执业医师，拥有为医学事业培养接班人的权利，有学者称之为"医学诊疗带教权"。带教教师的医疗行为受《中华人民共和国执业医师法》约束与保护，教学行为受《中华人民共和国高等教育法》（中华人民共和国主席令第7号）约束与保护。

《中华人民共和国宪法》第四十六条"中华人民共和国公民有受教育的权利和义务"，以及《中华人民共和国高等教育法》第五十三条规定"高等学校学生的合法权益，受法律保护"，这表明医学生有要求通过临床实践学习成为临床医学人才的权利。

然而，医学生在实践教学中的法律身份问题是我国长期以来的敏感话题。尽管《医学教育临床实践管理暂行规定》第十二条说明"医学生在临床带教教师的监督、指导下，可以接触观察患者、询问患者病史、检查患者体征、查阅患者有关资料、参与分析讨论患者病情、书写病历及住院患者病程记录、填写各类检查和处置单、医嘱和处方，对患者实施有关诊疗操作、参加有关的手术"，但是对此法规的具体临床执行与司法解释仍是目前的难点与热点问题。

2012年，国家教育部、原卫生部共同颁布的《关于实施临床医学教育综合改革的若干意见》（教高［2012］6号）明确提出要"探索建立医学生实习资格认定制度。逐步形成临床医学教育分阶段质量监控机制，确保医学生临床实习阶段的实践能力培养质量。探索建立医学生实习执照制度，为医学生临床实践教学活动提供制度保障"，这无疑是可以促进临床实践教学的健康发展的重要举措。

三、临床思维与批判性思维能力训练

1. 临床思维能力训练　实践教学是促使医学生向临床医师转化的重要手段，不仅着眼于帮助学生积累临床知识，磨炼操作技能，更重视培养学生的临床思维能力。临床思维能力是指临床医师将已有知识结合患者信息，通过综合分析与临床推理建立诊断与鉴别诊断，作出临床决策的能力，它决定着临床医师实际工作水平的高低，是临床医师必须具备的基本素质。

虽学说纷纭，但临床思维的基本过程大致可以表述为收集临床资料、组织诊断信息、产生诊断假设及核实诊断假设这四个步骤的周而复始，螺旋上升。因此，传统的临床思维能力训练就是对上述步骤的针对性教学，如：巩固基础医学与临床医学知识，提高采集病史体征的能力，增强综合分析与逻辑推理能力等。

随着现代医学不断发展，生物-心理-社会医学模式在赋予临床思维能力新内涵与外延的同时，也对临床思维能力训练提出了新的要求。我们需要在实践教学中更加重视以下方面的工作：

（1）以医学道德教育为核心提升学生的人文素养：道德水准决定思维方向，而所谓的"人文素养"，即"人文科学的研究能力、知识水平和人文科学体现出来的以人为对象、以人为中心的精神——人的内在品质"。临床医学事业的接班人应该明白：只有用高尚医德和人文关怀建立与患者之间良好沟通，才能收集到真实可靠的临床信息；只有以患者为中心，一切从患者利益出发，才能作出符合实际的临床决策。

（2）在强化医学知识的同时优化学生的知识结构：①帮助学生在实践学习中以患者为中心，将既往学习的按学科编书，按系统成章，按课表讲授，条块分割的知识片段融会贯通，灵活应用；②鼓励学生学习医学相关的生命科学、材料科学及信息科学知识，构建立体的知识平台，更好地研究理解不断变化发展的疾病谱、日益复杂的病因病理；更好地学习掌握先进的理化和生物诊疗手段。

（3）引导学生建立循证医学思维与批判性思维：循证医学思维的核心内容是强调任何医疗决策的确定都应基于客观的临床科学研究依据；任何临床的诊治决策，必须建立在当前最好的研究证据与临床专业知识和患者利益相结合的基础上。批判性思维特质则是勇于质疑和善于创新，是审视与磨炼思维的思维。在实践学习中，循证医学思维和批判性思维能帮助学生在大量的临床资料、医学新知、教师经验、同学建议等信息中正确把握最新、客观、可靠、前瞻的依据，作出科学推理与决策。

2. 批判性思维能力训练　　所谓批判性思维，就是审慎地用推理去判明一个断言是否为真。它一方面指善于反思，敢于质疑，以及联想、创新、客观等思维习惯；一方面指推理、归纳、演绎、评价和自控等思维技能。批判性思维因具有勇于批判和善于批判的科学特质，被公认是创新的核心动力。与批判性思维相对应的是思维定式，它是人们思维活动时所呈现出来的一种准备状态，使人的思维活动从既定的角度、起点出发，只关注思维对象的特定方面，而无视思维的其他方面。思维定势有多种表现形式，如唯权威、唯经验、唯书本、非理性与自我中心等。

为帮助破除思维定势，提升创新能力，美国教育界自20世纪70年代起掀起了"批判性思维运动"。在医学教育领域，国际医学教育组织（Institute for International Medical Education，IIME）于2001年在"全球医学教育最基本要求（global minimun essential requirements in medical education，GMER）"指出，"批判性评价现有临床经验和技术的能力、不断自我学习和评估的能力、求知创新意识及进一步发展的潜力"是医学生必须具备的重要核心能力。但令人遗憾的是，针对我国医学教育现状的研究表明：课程设置、教学内容和教学方法等诸多领域都是我国医学生批判性思维能力培养的薄弱环节。

为培养与提升学生批判性思维能力，可以开设专门思维训练课程进行批判性思维教学，也可以在现有课程体系中潜移默化地养成批判性思维素质，还可以将两者有机结合运用。在教学中引导学生进行批判性学习，批判性思考，指导学生写反思日记等，都是有益于培养批判性思维能力的具体训练手段。但无论何种方式与方法，在批判性思维能力训练中需重视以下三方面工作：

（1）营造有利于批判性思维能力训练的教学环境：临床医学教学素有严肃、严谨、严格优良传统，却也需防止"医道尊严"与"师道尊严"的叠加效应令学生唯唯诺诺地"师云亦云"。如果完全丧失反思与质疑的能力，更遑论挑战与批判勇气。为培养学生的批判性思维能力，应该努力创造与之相适应的师生平等民主教学环境，以具体行动促进批判与质疑精神的萌发与壮大，譬如开设专门的批判性思维训练课程或者讲座，在教学活动中专门预留评价批判的时间，或特别设置缺陷与不足引导学生质疑和争论等。

（2）运用有利于批判性思维能力训练的教学方法：长期以来，我国医学教育确有理念落后、手段单一的不足。临床实践教学中也难免有教师流于"填鸭式"教学的积弊，令学生受限于书本知识，习惯于机械记忆，缺乏主动思考和质疑精神。为培养学生的批判性思维能力,应该大胆引入与之相适宜的新型教学方法。医学教学的研究与实践都表明,以 PBL 和 CBL 等教学方法,确能在开放式探究和引导式探究中提升学生的批判性思维能力。

（3）建立自身具有批判性思维能力的教师队伍:学生批判性思维能力训练得以成功进行的关键,在于建立自身具有批判性思维能力的教师队伍。只有作为教学主体与主导的教师具有批判精神,富于想象,勇于创新,敢于对教学活动进行自我剖析、自我批判与自我创新,才会令教学中有民主平等的新环境,有师生互动的新方法,才会有批判性思维的大发展。

（夏　天）

第一节 教学方法概述

一、教学方法的概念

教学方法,是指为实现教学目标,使学生掌握知识、技能和技巧,在教与学的师生相互作用的过程中所采取的教学策略、教学方式和途径,即教师如何传授教学内容、教材,学生如何接受教学内容、教材的方法体系。教学方法是引导、调节教学过程的重要手段,旨在实现学科课程所计划的教学目标。

不同国家、不同社会历史文化背景的学者对"教学方法"的解说也不同:

巴班斯基(苏联教育家)认为"教学方法是在教学过程中为使学生掌握知识、技能、技巧而对之进行教育,促进其全面发展的师生相互联系的活动方式";克拉克和斯塔尔(美国教育家)把教学方法定义为"教师为达到教学目的而组织和使用教学技术、教材、教具和教学辅助材料的方法,分为教学策略和教学手段两部分";王道俊等(中国教育家)对教学方法的诠释是"为完成教学任务而采用的方法,包括教师教的方法和学生学的方法,是教师引导学生掌握知识技能、取得身心发展而共同活动的方法";《教育大辞典》(上海教育出版社)定义教学方法为"师生为完成一定教学任务在共同活动中所采用的教学方式、途径和手段"。

可以看出,中外教育学家分别从各自的理解层面和视角对"教学方法"作了解释,它们之中有相似的地方,也有所差异,而从这些不尽相同的描述中,我们可以领会到对"教学方法"这一概念的各种界定之间的共性及其本质:

1. 遵循特定的教育教学原则和规律,体现特定的教育教学思想;
2. 指向特定的教学目标;
3. 教学活动中所采取的各种策略和行为方式的总称;
4. 教学活动中师生双方均需要参与和遵循的方法体系;
5. 关系到教学效果和教学质量的重要因素。

二、教学方法的基本特点

与其他的理论方法体系一样,教学方法也有着自身的基本特点:

1. 教学方法受教学目标和教学内容的制约。
2. 教学方法来源于实践,是千百年来人类教学实践的经验和总结。
3. 教学方法是多样的,不同的教学目的和教学内容、不同的教学条件可能使用不同的教学方法。
4. 每一种教学方法的功能都是局限的,均有其所长,也有其所短。

5. 教学方法的实施受到教学组织形式、教学条件或教学环境的影响和制约。

6. 教学方法是变化发展的,随着时代的变迁及教育教学理念的改变,教学方法也在变革、在成长。

三、医学教学方法的概念

医学教学方法属于医学学科教学的范畴,既有着作为教学方法的普遍共性,也有属于医学教学领域的特殊性。基于上述对"教学方法"这一概念的定义和释解,医学教学方法就是在医学教学过程中,为实现医学教学目标,使医学生掌握医学知识、技能和技巧所采取的教学策略、教学方式和途径。医学教学方法亦是来源于实践,是在长期的医学教学实践中,由无数的从事医学教学的工作者逐步积累和发展起来的。

四、医学教学方法的发展及趋势

在人类与疾病的长期斗争中逐渐形成了医学,随着人类社会的进步,医学在发展,医学教育也应然而生。自从有了医学教育,也就有了医学教学方法。从原始社会的口耳相传、观察模仿的朴素"教学方法",到奴隶社会、封建社会的师徒式教学、讲授教学,及至19世纪西方医学传入中国,医学教学方法的发展在我国经历了几千年漫长的历程。20世纪后,随着教育理念的转变,涌现出了很多新的教学方法,医学教学的方法体系也日臻完善。

医学是关于生命的科学,它融汇了生物科学、心理 - 行为科学、社会科学等多门学科知识,并随着基础科学和科学技术的发展而发展;医学更是一门实践的科学,医学的理论必须与实践相结合,并在实践中应用才得以实现医学的价值。当今社会已步入了高科技、信息化的时代,医学知识和信息不断增加及医疗技术手段的快速更新令人目不暇接。纵观医学这门学科,无论是基于其特性还是它的变化发展,都要求医学教育能培养出实践能力强,并富有创造力、开拓力及自主学习能力的终身学习者。

20世纪"生物 - 心理 - 社会"的新医学模式的诞生要求临床医生不再只是从生物学的层面来看待患者,更要从生物、心理、社会的多维角度去思考问题和处理问题,临床医生不单要有整体的临床思维能力和高超的诊疗技术,更应当具备良好的人际交流和医患沟通的技能。

显而易见,医学的发展和变革对医学教育提出了巨大的挑战,传统的填鸭式、灌输式的教学方式已愈来愈显示其局限性。20世纪50年代初,Malcolm Knowles提出了"以学生为中心"的教学模式,之后各种现代的医学教学方法不断出现,包括小组学习、讨论式教学、基于问题的学习、学导式教学、模拟教学等。这些方法虽有着各自的组织形式、策略和教学功能,但均体现了以学习者为主体的启发式、引导式的现代教学观,也无一不着重于对医学学习者综合能力和素质的培养。

五、教学方法的分类

教学方法的分类就是将各种各样的教学方法,依照一定的属性、规则或标准,分别归入有内在联系的体系内。

教育学中有着多种教学方法的分类模式。国外的有依据人的认识活动规律的巴班斯基教学法分类,威斯顿和格兰顿的依据教师与学生交流媒介或手段的分类;国内的如李秉德教授按照教学方法的表现形式及相应的学生认识活动特点的分类,黄甫全教授的层次构成分类模式等。由于学术领域的差异,医学教学方法的分类不能照搬照抄一般教育学或其他学科领域的教学分类方法,而必须体现出医学学科及其医学教学的特殊性。然而,迄今为止,尚没有统一规范的医学教学方法的分类系统,现有的一些医学教学方法的分类是在一般教学方法分类原则的基础上,结合医学教学的特点进行的,以下是其中主要的和较为常见的分类方法。

(一)按教师、学生和教材相互关系的分类

1. 提示型教学方法　教师提示的方式,教师处于教学活动的中心,由教师作讲授、演示,这种条件下,学生是以受纳性学习方式为主。

2. 自主型教学方法　学生为主体的生产性学习,在教师的引导下,学生借助教材、参考文献、计算机、网络等技术进行自学,也可以是就某一主题或问题进行的讨论学习、研究学习。

3. 共同解决型教学方法　介于上述两种之间,基本的形态是教学对话和课堂讨论(集体讨论),此种情况下,学生的学习兼有受纳性与生产性的特点。

(二)按教学功能的分类

1. 阐释型教学法　即单方面向学生传递或展现知识和信息,如传统的讲授法、演示法等,学生在教学活动中是处于被动的学习地位。

2. 扩展型教学法　包括讨论、问答等教学法,医学教学中基于案例的学习和基于问题的学习均属于这种方法。扩展型教学法鼓励学习者主动学习,并通过互动开拓思路、发现问题、解决问题。

3. 模仿型教学法　这一教学法主要是使学生在安全且仿真的环境中学习技能,如模拟教学,包括角色扮演、标准化患者教学。

(三)按教学目标的分类

1. 系统传授医学知识的方法,如讲授法、学导式教学法等。

2. 教授基本技能的方法,如演示法、模拟教学法、实践教学法等。

3. 锻炼临床思维、培养综合能力和素质的方法,如案例教学(包括床旁教学)、PBL教学等。

(四)按教学条件或技术手段的分类

1. 以语言为主要手段传授知识技能的方法,如讲授法、问答法等。

2. 以直观教具或现场场景传授知识技能的方法,如演示法、实践教学法等。

3. 以现代化科技技术或手段为特征的方法,如多媒体技术教学、模拟教学、网络教学等。

以上几种教学方法的分类,虽各自依循一定的分类原则,却也不无交叉之处。无论是哪一种方法,其共同的目的都在于通过对不同教学方法的整理和归纳以形成系统的教学方法分类系统,从而帮助教师能更好地、更有效地去学习和认识教学方法,并在实际教学中合理地选择和应用教学方法。

(王亚军)

第二节　常用医学教学方法介绍

一、讲　授　法

(一)什么是讲授法

讲授法是指教师以口头语言直接向学生系统、连贯地传授知识的方法。在这一教学活动中,教师是主体,通过系统讲授和分析促使学生理解和掌握教材内容;学生是知识信息的接受者,以听讲的方式学习教材内容。

按其性质和功能的差别,讲授法又可细分为讲述、讲解、讲读和讲演4种基本方式。

1. 讲述　即是教师运用语言对事物或事件进行系统的叙述或描述的讲授方式。讲述能在较短的时间内为学生认识事物提供广泛材料,促进学生对事物的理解。

2. 讲解　即是运用阐释、分析、解答等方式讲授知识内容,揭示事物本质特点、构成要素、发展过程及其规律的讲授方式。讲解是发展学生的理解能力、分析问题和解决问题能力的重要方法。

3. 讲读　即是边讲边读,讲读结合、相辅相成的一种讲授方式,主要应用于语言类教学或讲授教材中的某些重点段。

4. 讲演　即教师用自己的语言对教学内容作系统的讲述、分析、论证和结论的一种讲授方式,主要有专题讲座和系统复习两种方式。专题讲座就是教师就学科领域的某一重要问题,系统全面地阐述学术知识、最新动态及个人见解和观点。系统复习包括阶段复习和总复习,可以帮助学生进一步巩固所学,并使知识有序化。

上述四种基本方式可以融会贯通地应用于讲授,每种方式的选择都要根据其特点和优势。

在讲授法教学中,最为普遍和常见的形式是大课讲授,其教学组织、教学原则和要求请参见本书第三章第一节"课堂教学"部分。

(二) 教学功能和优势

关于讲授法的教学功能和优势大致可以概括为以下几点:

1. 运用讲授法,教师能在相对短的时间内向众多的学生传授大量的、系统的科学文化知识,其简捷、高效的特点是其他教学方法难以媲美的。

2. 系统的讲授有利于学生全面、深刻、准确地把握教材。讲授法是采取定论的形式向学生传递知识;借助讲授,教师把深奥、抽象的书本知识变得具体形象、浅显易懂,避免了学生在学习认识过程中走不必要的弯路。学生通过听讲不但学到了系统的学科知识,而且还能够学习蕴藏其中的逻辑结构和思维方式,进而领会教材的深邃内涵及学科的思想观点。

3. 讲授法是以教师为主导的教学活动,其良好的组织性给予教师对教学的可控感。

4. 讲授法对教学手段或条件的要求较低,与其他教学方法相比,讲授所使用的物质资源和人力资源是最少的,便于广泛运用。

5. 讲授法是各种教学方法的基础。几乎所有的教学方法都需要用到"讲"的形式,同时,讲授法也可以培养学生的听讲能力,学生要学会"善于听讲",这是有效学习的一种基本模式。

(三) 局限性和注意点

1. 在讲授法中,由于教师占据主导地位,学生处于被动的、不活跃的状态,从而抑制了学生的主动思维,不利于其独立思考和解决问题能力的培养。因此,讲授法在实际应用中可以根据教学内容适当安排与讨论法、案例教学等其他教学方法相结合,弥补其在开发学生的学习主动性、独立性和解决问题能力等方面的不足。

2. 讲授法可能使学生陷入"假知"状态。一堂大课下来,经由教师清晰透辟的讲授,学生可能满以为自己都懂了，但殊不知知识的真正掌握还必须通过独立、主动的思考和实践应用。为了解决"假知"的情况，教师一方面可以在讲授中多采用启发性的方式，促进学生的主动思考；另一方面也可以结合其他以知识的实践应用为特色的教学法。

3. 讲授法是采用教师单向传递知识的方式，虽然可以同时适于众多的学生，但也使师生的课堂对话与交流受到了限制。由于学生和学生间难免存在已有知识水平、接受能力等方面的差异，如果缺乏沟通，就无法及时了解学生对知识的掌握情况和个体需要，进而可能影响到教学的实际效果，所以，教师应尽量注意讲授过程中与学生的交流和互动。

4. 教师的口头语言表达能力直接关系到讲课的效果，故而希望教师能通过不断的磨炼，力求达到语言的简练准确、条理分明、生动幽默、情真词切。另外，除口头表达外，教师还应当善于运用肢体语言，如眼神、表情、手势或移动位置等来吸引学生的注意，激发他们的学习兴趣。

（四）教学应用

讲授法作为一种历史悠久的传统教学方法，因其在传授知识方面的系统、全面、简捷和高效等独到的优势，千百年来经久不衰。从其特质和功能来看，讲授法适用于系统的已成定论的学科知识的传授。在医学教学领域，它广泛应用于医学院校的课堂、各种专题讲座或研讨会上；同时，讲授法也可以与其他教学方法配合应用于医学教学中。

二、小组讨论法

（一）什么是小组讨论教学法

小组讨论教学法（以下简称"小组讨论法"）即是以小组的形式，针对某个主题进行讨论、彼此交换意见以实现教学目标的一种教学方法，它蕴含了小组学习和讨论法学习两种概念，属自主型或扩展型教学法。

小组是小组讨论法的组织形式，是由数个学习者组成的集合，他们互相交流、共同学习。每一个小组的形成和进步都可能经历适应、冲突、达成一致及终止辩论的动态的过程。

所谓讨论法，不同于一般的谈话，它是围绕某个主题展开的，是组内成员知识、技能或观念的分享、交换和拓展；讨论主要通过语言交流进行，也借助倾听、观察或肢体语言的方式。

小组讨论法是以学生为中心的教学模式的体现，是在教师辅导下的小组成员间的合作学习，它能锻炼、培养学生自主学习、思考和交流等多方面的能力，下面就其教学组织和流程、教学原则、教学功能及局限性等作介绍。

（二）教学组织和流程

一场小组讨论课能否取得良好的教学效果与教学的组织密切相关。一般情况下，小组讨论教学分为讨论前准备、讨论中及讨论后评价等三个阶段。

1. 讨论前准备

（1）讨论主题和问题的设计：课前，教师应认真研究并根据教学内容设计讨论主题及相应的问题。主题要具体、明确，符合学生的能力和兴趣；问题要有程序性和启发性，能刺激学生批判性思维。

（2）学生准备：学生应按照教师布置的讨论主题和问题预先复习教材，查阅相关的文献资料。

（3）建立小组：可从学生的知识能力水平、意愿、性别等方面考虑，尽量使各小组力量均衡;小组人数以 5~8 人为宜,人数过少会缺乏讨论的气氛,减少意见的多元性并可能增加组员的压力;人数太多则不能保证人人都有机会发表自己的意见。

（4）选择组长:组长是小组的核心,组长应在知识和能力方面有较好的基础,并具有一定的组织能力。

（5）座位布置:以小组内各成员的视线均能互相接触为原则。

2. 讨论中　讨论开始,教师可先向学生重申讨论的主题和问题,并对讨论时间及规则作相关说明。讨论过程中,教师应促进学生发表个人见解,适时引导、启发;并需关注讨论进展,维持讨论围绕主题进行而不偏题。讨论结束时,小组需对讨论作归纳。

3. 讨论后　由各小组长提呈本组的讨论结果和意见,并由教师进行总结和评价,说明讨论解决的问题及存留的疑问,澄清学生模糊或错误的概念,并对学生的积极参与给予赞扬,也需指出有待改进的地方。

（三）教学原则和要求

小组讨论法是一项集体的学习活动,鼓励学生以互动的方法开拓思路,发现问题,它的成功实施有赖于遵循一定的原则。

1. 小组讨论的主题是基于教学内容（教材）的,应遵循课程内容的进展。

2. 讨论是有目标、有计划的,课前教师和学生都应做好充分的准备。

3. 为使小组讨论顺利进行,应预先制订清楚和明确的作业规则。

4. 小组讨论是平等参与的教学活动,是一种合作性的集体学习,教师应鼓励小组的每个成员发表自己的见解、观念和感受。

5. 小组讨论中,教师的主要作用是促进、指导、总结和评价。

6. 教师应始终观察小组讨论活动,并加以督导。

（四）教学功能和优势

由于小组讨论法是小组学习和讨论法学习的结合,因此它兼有两者的优势,其具体教学功能如下:

1. 可使学生加深对所学知识和技能的理解、掌握。

2. 可增加学生间的互动,彼此分享知识、经验和感受,有利于激发学习兴趣。

3. 可创造主动的学习环境,形成积极的学习态度。

4. 可锻炼学生分析、归纳、总结和演绎等能力,提升认知水平。

5. 可澄清观念,树立标准,形成正向的态度与价值。

6. 可发展学生批判性思维的能力。

7. 可培养学生的语言表达能力。

8. 可缩小学生彼此间的差距,增加自信心和满足感。

9. 可发展学生沟通、合作的社交技能。

10. 可通过小组间竞争增加小组的凝聚力,使小组讨论的教学效果得到更好的发挥。

（五）局限性和注意点

1. 小组讨论法比较适合于教学中一些概念、形式还没有形成正式结构、缺乏共识即存在一定争议的主题,如果用于概念明确、结构体系完整的知识点,则难于发挥其教学优势。

2. 小组讨论法是需要良好设计和准备的教学活动,如果讨论主题或问题设计欠合理,学生准备不充分,则可能会限制讨论的开展。

3. 教师应该意识到小组的循环过程,在小组成立的初期需要谨慎领导,当小组步入成熟期后,则应该给予充分的自由度,不可任意介入到讨论中,除非为解决关键性问题,尽量减少提醒或暗示。

4. 小组讨论是需要教师精心组织和督导的教学活动,如果组织不良则可能陷入较为混乱的状态。

5. 小组讨论中,学生们可以围绕主题畅所欲言,但当出现争议时,也允许保留不同的意见。

(六) 教学应用

在医学教学领域,理论知识的学习、临床技能学习、案例学习、交流技能学习等均可采用小组讨论的教学方式,基于问题的学习(PBL)则是小组讨论法的衍生。

三、床旁教学法

(一) 什么是床旁教学法

床旁教学法较为直接的解释就是在真实病例的床边开展的教和学的活动,可归入临床实践教学方法中。

床旁教学法在医学教学领域被广为采用,是训练医学生从书本理论知识逐渐过渡到临床实践的必经阶段,也是提高低年资住院医生临床能力的重要方法。

床旁教学中的教材即是病房中实际存在的患者,带教老师、学生和患者在病房中构成了一个真实的"教学环境"。床旁教学法能否有效地运行,在于教师是否对教学作出了合理的规划和安排。

(二) 教学组织和流程

床旁教学是以小组的形式进行的,一般由一位教师和 2~5 名学生构成。

按床旁教学的流程大致可分为教学前准备、临床教学、总结和讨论等三个阶段。

1. 教学前准备 为使床旁教学能顺利地进行并实现预期的教学目标,在接触患者前,需做好如下的准备工作。

(1) 教师应根据教学内容、课程进展选择合适的临床病例(典型病例,患者神志清醒并愿意配合教学)。

(2) 知情同意:应预先告知患者及家属并征得他们的同意,要向患者说明教学的目的、大致过程,以获得最大限度的配合。

(3) 应事先告知学生将要学习的病例,使之通过复习教材或练习可以更积极地投入到床旁教学中去。

(4) 接触患者前,带教老师还需要向学生简略地介绍患者的一些背景资料和医患交流中的基本注意事项。

2. 临床教学 床旁教学法的目的是通过让学生接触少数的经过挑选的病例学会或巩固临床基本技能,提高临床诊疗能力,临床教学有四种模式。

(1) 演示模式:带教老师为学生示范如何采集病史和体格检查或临床操作,适合于初涉足临床的医学院见习和实习学生带教。

(2) 指导模式:教师在旁指导,由学生进行病史采集、体格检查或临床操作,适合于临床实习或低年资住院医师的培训。

（3）观察模式：教师在旁观察，学生独立完成病史的采集和体格检查或临床操作，适合于已有一定临床经历和经验的实习生、低年资住院医生的培训或考核。

（4）汇报模式：学生在没有督导的情况下完成病史采集、体格检查或临床操作，然后向带教老师作具体的汇报，适合于已有一定临床经历的医学生实习或住院医生的培训。

3. 总结和讨论

（1）在完成病史采集、体格检查或临床操作后，学生需要向带教老师总结汇报患者的病史特点、体检结果或临床操作的情况。

（2）学生需根据所获得的病案资料（包括辅助检查和实验室检查的结果）作出诊断和鉴别诊断，制订临床诊疗计划。

（3）进入讨论、评价和总结的阶段。这一阶段实则是小组讨论学习的过程。讨论可就患者或临床接触中的某一个或数个问题展开，老师应鼓励小组每个学生阐述自己的见解。讨论的过程可以帮助学生强化知识点，纠正某些错误的概念，交换彼此的经验；教师在倾听的同时，也可适时参与，充分利用有限的时间向学生传授自己的临床知识和经验。另一方面，学生可以相互进行评价或自评，最后由老师对本次的床旁教学情况作总结和评价。这是床旁教学非常重要的一个阶段，可以帮助学生整理思绪，通过这个过程，学生们可以知道哪些方面做得好，哪些方面欠佳，什么是正确的或是错误的，如何改进及以后学习中需注意的问题。

（三）教学原则和要求

1. 应由经验丰富的临床医师高年资医师担任带教老师，其经验有助于正确及时地判断患者的情况及学生的理解程度，对培养和提高学生的临床实践能力很有帮助。

2. 床旁教学的带教人数不宜超过 10 人，人数太多可能会影响教学效果，也会对患者造成压力。

3. 借助典型病例深化学生对临床理论及疾病的认识，并使学生学会临床推理，达到触类旁通。

4. 遵循基础理论与临床实际相结合的原则。临床实践可加深学生对理论知识的理解和掌握，锻炼临床技能，但临床情况常是复杂多变的，因此，在床旁教学中应做到具体病例（或情况）具体分析，切忌生搬硬套、刻板教条。

5. 床旁教学关注的是患者，而不是单纯的疾病。教师应该重视对学生临床整体思维的培养，不仅要注意到患者躯体的不适，还应了解其心理的状态及有关社会背景，让学生通过教学去体会"生理 - 心理 - 社会"的新医学模式。

6. 锻炼学生的医患交流能力，树立良好的医德医风。在床旁教学中，学生面对的是真实的患者，真实的临床环境是学生练习医患沟通并渗透医德教育最好的场所。

（四）教学功能和优势

1. 床旁教学法是教授学生病史采集、体格检查和临床操作等临床基本技能的有效手段，所有的临床技能只有通过反复实践才能真正地掌握并熟练应用。

2. 床旁教学法可培养学生的临床思维能力，真实的病例更能够刺激学生去发现问题、分析问题和解决问题，反复的实践则可迅速提高学生的临床诊疗能力。

3. 床旁教学能为学生提供练习医患沟通的机会。提高交流技能不是纸上谈兵，只有面对患者、接触患者，多与患者沟通才可能逐渐学会医患沟通的技巧。

4. 床旁教学可以规范学生的专业行为,形成正确的态度和道德观念。在床旁教学过程中,带教老师可以通过示范向学生展示规范的医疗行为和态度,通过观察和指导去纠正学生的一些不恰当的观念和行为。

(五)局限性和注意点

1. 在临床真实的环境中,学生可能因为陌生、缺乏经验而感到局促、紧张,没有自信心,从而影响其表现。这可能是多数学生会遭遇的境况,这种境况的改善常需要多次的床旁学习的锻炼并对每一次的学习经历做总结和反思。学生没必要为少数几次的"表现不佳"而深感内疚或不安,教师需留意学生的情绪反应,多给予鼓励和肯定。

2. 床旁教学对带教老师的要求较高,一位合格的床旁教学的带教老师不仅要具备扎实的医学理论基础、丰富的临床经验,一定的教学经历,还要擅长医患间的沟通,能随机应变地处理床旁教学时可能遇到的各种情况。

3. 选择有代表性的可供教学的病例较难。随着医学教学的普及,医学生的数量在增长;同样,伴随着时代的变迁、社会经济的发展,疾病谱也发生了很大变化,过去常见的疾病现在却变得少见、甚至罕见,诸如上述的客观情况都可能增加了挑选合适病例的难度。

(六)教学应用

床旁教学是基于病房的实践教学,被广泛用于临床见习、实习和教学查房等临床活动中。可以说,床旁教学是从医学理论教学过渡至临床实践教学的一座桥梁,它提供了课堂讲授等教学方法所无法提供的真实的临床环境,是让学生学习临床技能、同情与爱心的最佳方式和途径;床旁教学也可与PBL、案例讨论等现代教学方法融会贯通地使用在教学中以取得更好的教学效果。

四、模拟教学法

(一)什么是模拟教学法

模拟教学法是指通过适当的近似情境或设备,强调以学习或个体训练为目的,模拟某一情况或者过程的技术,由参与者、模拟媒介或计算机控制的模拟场景或者是一个"诊疗团队"等要素组成。医学模拟教学即是利用各种仿真模型、仿真患者、标准化病人(standardized patient,SP)或其他现代化、智能化的医学模拟技术来模仿人的正常结构与功能、疾病的表现与演变、临床场景及对患者的诊疗过程等,从而进行教学实践训练或评估,其实质是将医学生置于一个模拟真实的环境中去学习医学知识和特定技能,以实现更为科学化、人性化培养医学生实践能力的目的。

医学模拟教学涵盖的内容很多,包括局部功能模拟、全方位模拟、案例学习、角色扮演等,根据Beaubien和Baker的分类理论及标准可将其按模拟教学工具分为六个层次。

0级:书面模拟,如书面病例,或心电图、检验报告等,学生为主导,可用于疾病诊断及患者管理。

1级:三维(3D)模型,如基础解剖模型、低真实度模拟工具或局部功能模拟工具等,学生或教师为主导,用于示教、技能实践。

2级:包括基于屏幕的模拟(计算机模拟、模拟软件、录影带、DVD)或虚拟现实(visual reality,VR)及外科模拟器等,以学生或教师为主导,可用于提升认知、发展技能和技巧及学习临床管理等。

3级:标准化患者(SP)、角色扮演,由学生或教师主导,主要用于病史采集、体格检查、疾病诊断等临床技能或医患沟通技能的训练。

4级:中度真实的编程模拟人,适合由教师主导,用途同3级,或可进行全方位模拟训练,多用于示范教学。

5级:交互式高仿真模拟人或高仿真模拟平台,用途同4级,但更适合由学生主导。

(二)教学组织和流程

模拟教学的教学效果与模拟场景的设置、模拟工具的选择及教师的引导密切相关,一般按以下步骤进行。

1. 授课前准备

(1)模拟教学中心的建立:完整的模拟教学中心应包括教学空间、模拟设备、教学人员及辅助支持人员,其建立的费用颇为昂贵。

(2)场景设置:需根据教学内容并注意代表性和典型性,兼顾教学中心的实际配备。对每一个场景的设置,教学人员均要做好事先的讨论和演练,以便及时发现并纠正问题。在确定模拟训练工具时需注意其适用范围和使用方法及可能产生的不利影响。

(3)教师培训:模拟教学的有些内容需要学生主导(学生自主的学习和训练),有的则以教师为主导,教师均需接受事先培训以熟悉教学流程,如有可能,最好能参与模拟场景的设置与演练。

(4)学生准备:教师在授课前需将课程内容告知学生,让学生做好准备,如复习教材、查阅相关文献等。

(5)分组:模拟教学一般按小组的形式进行,分组时除需注意学生的知识能力水平、意愿、性别等的均衡性,还需兼顾模拟设备的容纳性,通常每小组以3~4人为宜。

2. 教学实施 通常,在模拟教学课的初始时段,教师先集中进行短时间授课,说明课程目标,介绍模拟内容、注意事项等。然后分组模拟训练,等待组可通过单向玻璃或多媒体观察模拟过程。在教学过程中,教师可以安排学生进行适当的讨论。

教师可以根据教学需要确定训练层级并选择相匹配的模拟工具。较低层级(0级、1级)的基础理论知识或技能学习可以课堂教学的方式进行,而一些高层级的技能训练则需在临床技能中心完成。

按教学进程,教学内容一般首先涉及模拟技术0~2层级,当学生掌握相关知识与技能需要较高级的认知和实践技能时便进入到3级以上,即使用模拟患者(包括仿真模拟人、标准化患者等)。当采用以教师主导的模式时,教师可以为学生作讲解、示范,帮助建立正确的知识框架;而学生主导时,则应由学生自己作出判断并解决问题,教师的职责是观察学生的行为和反应,适时指导并纠正错误。

3. 总结 模拟训练结束时,可由各小组讨论后进行汇报,并由教师针对模拟过程中学生存在的问题进行分析、总结。

(三)教学原则和要求

1. 基于教学内容确定模拟训练级别并选择相应的模拟工具,同时针对学生的能力设定不同程度的训练。

2. 教师应熟悉各种模型和模拟系统的操作规程。

3. 明确每次模拟教学中教师、学生各自承担的角色,即谁是主体,而不能混淆不清。

4. 教师应指导学生明确学习目标即通过模拟训练需要掌握的知识点或技能、技巧。

5. 预先做好测试评估方法及范围的设定,建立有效的反馈机制。

6. 注意成本-效益因素,做出最适当、符合成本-效益的投资。

（四）教学功能和优势

模拟教学是一项融入了现代教育理念及各种高科技手段的现代化的教学方法,其性质和内涵决定了它不同于其他教学方法的特殊功能和优势。

1. 可反复操作,有利于加深学生对所学知识的理解及操作技能的掌握。

2. 提供了各种模拟病例和操作,解决了教学病例或病种不足、操作机会不足的问题。

3. 可以根据学生的不同能力情况设定不同难度的训练,即教学"个体化"的体现。

4. 可以允许学生在训练中犯错误,并了解该错误可能带来的严重后果,从而减少实践中错误的发生。

5. 可以锻炼学生的疾病诊断、临床操作和治疗、紧急情况处理、人际沟通等综合能力。

6. 过程的可控性,即根据教学需要可减缓、暂停或重复模拟训练,并可进行记录和回放。

7. 模拟真实,通过身临其境的感受,帮助学生迅速提高应用知识和实践的能力,有效缩短理论知识学习和临床实践的差距。

8. 通过标准化患者教学和角色扮演,有利于树立正确的临床医疗态度、规范医疗行为。

9. 符合伦理道德的要求,避免了医疗风险而使患者的安全得到保障。

（五）局限性和注意点

1. 成本费用昂贵可能是模拟教学的最大局限 模拟中心的建立、人员配备、后期模拟器件的养护等均需要投入资金,因此,在开展模拟教学前有必要对实际的教学条件作出评估并进行投资预算。

2. 无法替代临床实践教学 模拟训练常会导致学生对临床病例或情况的复杂性认识不足,真正的临床经验的积累及临床技能的培养是离不开临床实践的。

3. 与真实的医患交流存在差距 标准化患者、角色扮演均不能完全模拟真实患者的心态与反应,因此,医患交流及沟通的能力还是需要在与实际患者的反复接触中去磨炼和完善。

（六）教学应用

医学模拟教学是通过模拟临床真实环境或患者所进行的教学活动,它有利于开发学生的形象思维、实践能力和创新意识,可广泛地应用于医学基础理论知识的学习、案例学习、各种临床操作、临床技能及医患交流技能的培养上。

五、角色扮演教学法

（一）什么是角色扮演教学法

角色扮演教学法就是由学生扮演医生和患者,按照预先设计的脚本表演临床接诊的过程,通过表演、观摩表演及其评价使学生学习医学知识、技能,并建立正确态度和行为的一种模拟教学方法。

角色扮演教学法是基于特定教学目的的学生自主型的教学活动,它弥补了讲授法、演示法等传统教学方法在培养医学生临床实践技能、人际沟通技巧方面的缺陷,是对传统教学方法的一种补充。角色扮演教学法不论是在教学形式、教学组织还是教学功能上都与传统的教学方法有着较大的差别。

（二）教学组织和教学流程

1. 课前设计 首先，教师需要设计角色表演的脚本和评估反馈表。脚本的设计需符合一定的要求：①须按照教学进程和教学内容；②标明教学（角色扮演）的主题内容和预期目标；③备注标明对表演者的指导说明，包括具体角色、表演方式和重点及表演时间（一般5~10分钟）；④短小精练，故事情节真实可信。

2. 角色扮演 通常，角色扮演需要两个学生：一个扮演患者，一个扮演医生，其余的学生和教师则是观众。

表演前，担任角色的学生须仔细阅读脚本、体会角色，期间，教师要给予一定的指导。

表演开始前，教师还需向学生说明通过角色扮演期望达到的学习目标。

3. 表演后评估 表演结束后，观众根据预设的标准填写评估反馈表，并由教师组织进行讨论；最后，由教师对教学活动作总结，强调所学的内容，澄清关键的问题及有待改进之处。

（三）教学原则和要求

1. 角色扮演教学应遵循教学目标，符合教学内容。

2. 应让学生明了角色扮演的目的在于学习知识、态度和技能。

3. 应重视角色扮演后的评估和讨论，这是实现角色扮演教学目的的关键。

（四）教学功能和优势

1. 模拟临床环境，使学生有贴近实际的感受，有利于学生尽快地适应临床学习和工作。

2. 现场的模拟表演生动有趣，可以提高学生的学习兴趣和参与的积极性。

3. 身临其境的感受有助于锻炼学生的临床思维能力和掌握临床基本技能，如病史采集、体格检查等。

4. 促进所学知识的应用、理解和记忆，优化学习效果。

5. 训练医疗咨询、健康宣教、病情告知等医疗面谈技巧。

6. 培养人际交流和医患沟通的技能。

7. 模拟环境接近现实，既可以让学生充分体会临床情景，又可以免去他们对医患纠纷的担心，从而使学习更加有效。

8. 树立正确的医疗态度，规范医疗行为。

（五）局限性和注意点

1. 角色扮演是一种借助表演手段的特殊教学方法，然而，并不是每个学生都可以在观众面前表现自如。对于在表演方面存在困难的学生，教师需多予以鼓励和指导，学生则可以通过反复练习逐渐掌握表演的技巧。

2. 角色扮演教学法在教学组织和表现形式上与传统的教学方法有着较大的差别，如果疏于计划和准备，角色扮演可能会是一场无组织的混乱活动，以致无法实现预期的教学目标。因此，教师应对角色扮演教学有周密的计划和准备以保证其顺利实施。

3. 虽然表演是角色扮演教学法的表现形式，但其主旨是通过表演及其观赏和评价，让学生学习有关的知识、技能、态度和行为，因此，不可片面要求表演的艺术性。

（六）教学应用

角色扮演可应用于学习病史采集、体格检查等临床基本技能，也可用于练习医疗咨询、健康宣教、病情告知等多种临床面谈的技巧;同时,它还是培养人际交流和医患沟通技巧的安全而有效的途径。

六、学导式教学法

学导式教学法也称自学辅导法,是指在教师指导下,学生进行自学、自练的一种方法。在学导式教学中,学生是教学活动的主体,进行自学的自我活动,教师的辅导贯穿其中。

学导式教学法的教学过程一般包括以下几项:

1. 提示 由教师提出学习的目标和内容,主要是根据课程内容提出若干问题并列出参考书目。

2. 自学 围绕课程内容,由学生自己借助教科书、参考书目、计算机多媒体或查阅相关文献进行学习。

3. 解疑 在自学的过程中,学生设法自己提出问题并进行解答,也可通过相互讨论或教师辅导解决疑问。

4. 讲解 由教师对课程内容的要点和难点作简明扼要的讲解,并介绍与课程内容有关的最新研究或发展动向。

5. 演练 学生通过与课程内容相关的反复练习,力求达到牢固地掌握知识或技能。

6. 评价 对课程学习开展自评或互评,由教师对课程学习的情况作出总体评价和小结,并提出下一步学习的目标和任务。

学导式教学法是让学生自学、自练,其优势是能够充分开发学生学习的主动性和积极性,有利于培养其自学的能力和发现问题、解决问题的能力。虽然教学中心由"教"转移到了"学",但教师仍需要督导整个教学过程,需要精心制订教学计划,安排好学生自学、自练的内容,并向学生推荐或提供合适的学习媒体,解析重点和难点,解答学生的疑问,做好评价和总结等。然而,除了教师所担负的作用,学生自身的学习态度、认知习惯和认知能力也可能会影响到教学的效果。

学导式教学法一般适合于单元教学,可应用于医学教学的理论知识的学习,也常被应用于临床实习阶段。

七、演示教学法

演示教学法就是教师通过呈现教具、事物或现象的经过、动作或活动等直观的方式向学生传授知识和技能的教学方法,属于提示型教学法的一种,其特征是借以视觉、听觉、触觉等多方面的刺激使学生对一些抽象的知识、原理获得直观的感性的认识,同时,它也是发展学生形象思维能力、技能和态度的有效途径。

演示教学法一般有以下几种教学形式:

1. 呈示 是借由呈现静态的教学工具(教具)传授知识信息,所用的教具可以是实物、标本、图片或模型等。

2. 展示 是将事物、现象的经过或过程直观化的一种方式,常包括演示实验和现场参观两种。

3. 示范 即由教师作出规范的动作、态度供学生学习的一种教学方式。

有时,教师也可以利用多媒体技术等现代化的教学手段来进行各种演示活动。

演示教学法通常与讲授法配合使用,教师可以根据教学内容对讲解和演示进行有机地组织。在运用该方法时,教师还需注意以下几点:①按课程内容选择适合的演示手段及演示内容;②在课程开始时向学生说明教学的主题和目标;③确保所有的学员都能清楚地看到演示;④对演示作适当的讲解以便学生能更好地领会;⑤根据需要可重复演示,注意控制演示的时间。

演示教学中,虽然是教师处于主体的位置,但学生并不是完全被动的。学生要细心地观察、感受,并对所获得的印象、信息进行分析、综合,有时还需要去仿效。所以,从某种程度而言,演示教学法具有生产性学习的效果,有助于观察、分析和技术等能力的发展。演示教学法还可以调动学生学习的积极性,活跃课堂气氛,缩短理论与实践的距离。

在医学教学领域,演示教学法被普遍地应用于以基础形态学科和外科、口腔科等临床技术型学科为主的各学科的教学中,它常常贯穿于不同学段、不同层次的教学活动,通过各种直观展现的手段使教学超越了时间和空间的限制,有效地提升了教学效益。

八、实践性教学法

实践性教学方法即是指在传授系统理论知识的基础上,运用实验、实习、社会调查、社会实践或服务等形式,将理论知识应用于实践活动中,并通过实践培养技能、技巧、观念和行为等学生综合素质的教学方法。在实践性教学中,学生主要是以个体的形式通过实践进行主动的学习,教师在多数情况下处于辅助和指导的地位。

理论知识教学和实践性教学共同组成了完整、有机的教学构架体系,作为其中不可或缺的一部分,实践性教学着重于对学生应用知识和实践能力的培养,它是理论教学的延伸和重要补充。

实践性教学几乎覆盖医学教学的各个方面和各个阶段,它可以应用于基础学科知识学习、医学理论专业知识学习和临床医学知识及技能的学习,具体包括基础实验课教学、临床见习、临床实习、住院医师培训和社区医学实践等多种形式。

医学实践性教学方法的功能在于使学生在实践中深化和巩固医学理论知识、培养临床思维、学习并掌握临床基本技能和各种专业技术操作及医患沟通技巧等,它还可以帮助学生建立正确的医学观念、培养良好的医疗服务态度并规范医疗行为;医学实践性教学有利于开发学生独立、主动和创造的学习精神,可提高学生发现问题、分析和解决问题的综合能力。

教师在医学实践性教学中可以借助演示实验、操作、技能或诊疗过程等来为学生提供学习的途径和内容,但更多的是对学生的实践过程给予引领,寻找有效的方法帮助学生顺利地从理论过渡到实践,并从实践中进一步去学习理论;在临床教学中,教师更应当通过日常的医疗工作为学生树立高尚的医德医风形象,成为学生学习的典范。

就实现医学教学的最终目标来说,实践性教学具有举足轻重的意义,它在整个医学教学过程中的作用是其他任何一种教学方法都无可替代的。然而,由于病例病种等医疗资源的限制及对医疗安全的隐忧,医学实践性教学也正面临着种种挑战。

(王亚军)

第三节　医学教学方法的比较与选择

一、医学教学方法的比较

医学是一门结合了理论、实践和经验的应用科学,依据其学科的特质和现有的各种教学方法的特征,可以把医学教学方法大致划归为提示型和自主型两大类,我们就这两类作一下比较。

(一) 提示型

包括讲授法、演示法等。这一类型教学法,知识或相关的技能由教师借助语言、行为或教具等传递给学生,学生处于被动接受的位置。提示型的教学法有利于发展学生系统的思维能力及受纳知识的能力,并富有教育力;然而,由于未经过讨论和实践,这种由被动的方式所获取的知识信息比较容易丢失,不利于学生产生持久的印象。而从教师的角度看,这一类型的教学方法则可以使教师充分发挥自身的优势并能够对教学过程有良好的掌控。

(二) 自主型

包括学导式教学法、讨论教学法(包括案例学习、PBL 教学……)、模拟教学法和实践教学法等。这一类教学法是在学生已掌握基本理论知识并具备一定的洞察力和判断力基础上的教学拓展,自我活动(即学生能动的活动)是其特征。各种自主型教学方法的共同优势在于促使学生形成积极主动的学习动机和态度,发展学生自主思维和活动的能力,使得学习成为一项具有生产性、创造性的活动;同时,由于学生是主动参与到教学的过程中,因而此类教学方法往往能取得较为长期的记忆效果。尽管在自主型的教学活动中,教师退居于辅助的地位,但其所担负的组织和指导的角色却可直接关系到教学活动的成败。

当然,上述两大类的教学法并不是截然分开的,在很多情况下,它们之间可以有交融、有并存。

为了适应医学及其医学教学的发展,医学教学的方法也在不断地改进和变化。可以说,每一种教学方法都是教师们辛苦耕耘的结晶,无论是传统的,或是现代的,无论是以教师为中心的,还是由学生自己主导的,均有着各自独特的教学功能和优势,也难免有局限之处。下面将现代医学教学中最常运用的几种教学方法的教学特征分别列于表 5-1 中,以便于大家能更好地去理解和比较各种教学方法。

表 5-1　医学教学中常用教学方法的特征及比较

教学特征	教学方法				
	讲授法	演示法	小组讨论法	模拟教学	实践教学
教学模式	以教师为中心	以教师为中心	以学生为中心	以教师或学生为中心	以学生为中心
知识传递方向	单向	单向	多向	单向或多向	多向
学习方式	被动	被动	主动	主动或被动	主动或被动

续表

教学特征	教学方法				
	讲授法	演示法	小组讨论法	模拟教学	实践教学
学习形式	集体大课学习	集体大课或小组学习	小组合作性学习	小组或个体学习	个体或小组学习
教学重点/教学功能	传授系统的理论知识,发展系统的思维能力	发展感性的认识,培养观察和操作的技能	巩固拓展知识,培养分析问题、解决问题的能力	发展技能和技巧,建立正确的态度和行为	发展临床思维能力和临床技能,培养正确的态度和行为
教学应用	讲课,讲座、讲演等	辅助讲课,操作或技能的演示	主题讨论(适用于较有争议的主题),PBL教学,案例讨论等	基础医学知识的学习,临床技能、医患交流沟通技巧的训练	临床见习、临床实习、住院医师培训
主要局限	不利于培养学习的主动性、独立性和创造性	限于感性的认识,缺乏实际的训练	对教学设计和组织的要求较高	成本花费高,无法完全替代真实诊疗过程的训练	受到医疗资源的限制,存在医疗安全的问题

二、医学教学方法的选择

对于任何学科或专业的教学,当教学目标、教学内容确定下来以后,教学方法便成为教学效果的决定性因素。因而,如何合理地选择教学方法是每一位教师需要去学习、研究和探索的课题。正如前文所述,每一种教学方法都有着独特的教学功能,也有其缺陷,很难说哪一种方法是最好的,关键是在选择教学方法时,要遵循一定的原则、依据一定的条件。

(一)遵循科学教学的原则选择教学方法

1. 以先进的教学思想理论为指导　教学方法源于一定的教学思想,随着社会的进步和科学的发展,教育教学的思想和理论也必然会发生变化,错误的落后的逐渐被摈弃,正确的先进的则留存下来并得到发展。如同其他的学科,医学教学的方法也受到医学教学理论的影响,当我们在进行选择时,首要的就是要以先进的正确的教学思想和方法的理论为基础和指导。

2. 医学教学方法的选择还要符合医学教育的特殊规律及其要求　医学学科的性质要求医学教学在抓住基础和理论知识传授的同时,更要着眼于实践;要求临床医生不仅精于所学的专业,还要具有整体思维的观念。医学是对人类、对生命的科学,因此,医学教育的目标不仅仅在于培养拥有医学科学素质的人才,更要关注其人文素质的教育。

3. 实现教学方法的整合优化　不同的教学方法,其教学功能有所不同,有些方面甚至是无法相互替代的;再从医学教育和教学的根本目标,即培养具有医学专业知识、技能和高人文素质的人才来看,显然,单凭一种教学方法也是不可能圆满实现医学教学目标的。通常,在教学活动中,针对不同的阶段目标和教学内容,需要不同的教学方法,有时,可能会是几种方法的融汇并用;而即使一种教学方法运用于不同的学习阶段,其介入的程度也会有所差异。因此,为了取得最好的教学效果,在教学过程中,应力求多种教学方法的协调统一和整合优化。

（二）依据一定的条件选择教学方法

综合各类学科教学的经验,教学方法的选择一般要依据以下几个条件。

1. 依据教学目标和教学内容选择相应的教学方法　不同的学科或专业,不同层次的教学对象,以及教学进程的不同时期,教学的目标和内容都是不一样的。为实现教学目标,就要根据具体的课程内容采取灵活多样的教学方法。如教学的主要目的是传授系统的医学理论知识,可以采用讲授法、学导式教学法等;如为培养临床技能和技巧,则可以采用技能演示、模拟教学和实践教学的方法;如为训练临床思维、培养分析问题和解决问题的能力,那么案例学习、PBL 教学等讨论形式的教学法将是不错的选择。

2. 依据学生的特征选择相应的教学方法　所谓有效的、合适的教学方法还应当是个体化的,即针对不同的学生特征运用不同的教学方法,在选择教学方法时,应该习惯于把考虑和分析学生的背景特征作为一项基本的条件。虽然实际情况是一个教学方案不太可能同时适合所有的学生,但至少可以尽量去了解大多数学生的基础知识水平、学习需求、认知结构和接受能力(表 5-2)。

表 5-2　依据学生的特征选择教学方法

学生特征		教学方法
学习阶段（发展水平）	状态和需求	
学习基础医学理论知识阶段	构建知识体系	讲授法、演示法、模拟教学法
医学理论知识尚较薄弱阶段	知识结构体系有待成熟	(在讲授法的基础上)讨论法、学导式教学法
发展临床技能和技巧阶段	模仿、操作、精确	演示法、模拟教学、实践教学、学导式教学法
应用知识、解决临床问题阶段	巩固和完善知识结构体系,协调和熟练技能	实践教学、案例教学、PBL 教学、学导式教学法

3. 依据教师的生理心理特质和能力选择适合的教学方法　有时,一种教学方法如果仅从实现教学目标或学生特征的角度看是非常合适的,但它却可能与教师本身的生理的或心理的状态不甚相符,或是凭教师现有的经验和能力尚不能胜任。这种情况下,不要勉强为之,因为教学方法只有适应了教师的素养条件,并能为教师充分地理解和把握,才可能在教学中发挥其功能和优势,才可能保证教学活动的圆满成功。

4. 依据教学环境和教学条件选择教学方法　任何教学方法都是在一定的教学环境中,借助一定的教学手段才得以顺利实施的。不同的教学方法对教学空间、教学工具或教学仪器设备等都有相应的要求,所以,教师在选择教学方法时必须要综合考虑教学环境和条件的因素,要尽可能地利用各种现有的教育技术资源。

有人把教学比喻为一门艺术,那么可以说,教学方法是通向这门艺术的桥梁。作为教学中一项活跃的因素,教学方法直接关系到教学的质量和成败。全科医学教学涉及多门学科和专业种类,知识信息量大,相应的要掌握的临床技能也很繁杂,因此,如何选择教学方法并合理地运用显得尤为重要。随着现代医学教育理念和技术的发展,以培养具有综合能力的终身学习者及提高学习者的人文素质为核心和指导思想,医学教学方法已呈现出向多样化、向优化整合发展的趋势。为了实现教学这门艺术,每一位全科医学的教师都应当在平时的教学工作中认真钻研教学方法,只有应用到教学实践中去,才能使教学方法得到不断的完善和发展。当然,为了成功实现全科医学教育的目标,还应当学会因材施教,学会运用各种现代化的教学手段和技术,更要善于评估和总结教学,从经验中去学习、去发展。

(王亚军)

第四节　PBL 教学法

一、PBL 的起源与发展

基于问题的学习(problem-based learning,PBL)是一种以学生为中心的教学法。目前公认 PBL 教学方法是由 40 多年前在北美推出的创新健康科学课程(innovative health sciences curricula)发展而来,20 世纪 60 年代中期由位于加拿大汉密尔顿的麦克马斯特大学(McMaster University)首创。起初该教学法是针对刚入学的第一年医学生。他们在学习解剖学、生物化学以及生理学过程中,由于不明确这些课程与自己将来的职业有什么联系,因而缺乏学习动力。于是教师们想出一种采用临床医生需要面对的现实临床问题进行学习的教学方法,麦克马斯特大学的 Donald Woods 教授将其命名为 PBL。PBL 现已成为国际上较流行的一种教学方法,特别是在医学教育领域备受关注,并获得良好的教学效果。

传统的医学教学模式是以教师为中心(teacher-centered instruction),以授课为基础的教学方法(lecture-based learning,LBL),教学进度和内容均由教师决定,具有系统架构完整、教学速度快的优点,但由于知识的单向传输性,师生难以进行充分互动,学习效果有限。当今科学和医学的快速发展变化,医疗信息爆炸以及新技术快速更新使得医学及其相关知识不断增加,医学生学习负担也随之加重。传统的医学教学模式忽略了对医学生时间、能力和人文的培养,其缺陷越来越突显,从而促使传统医学教学从理论到实践发生改变。

PBL 是以学生为中心(student-centered instruction)、多学科、终身学习的完整课程教学模式。教师的角色从学习内容的提供者(provider of content)转变成促进学生学习者(facilitator of learning)。PBL 使学生在复杂的、多面的、有意义的现实世界问题情景中展开学习,帮助学生培养灵活掌握知识的能力、分析解决问题的能力、自我导向的主动学习能力、有效的沟通协作能力以及内在的激励能力。指导教师为学习者提供适当的框架和支持过程、监控学习上的问题,树立学生解决问题的信心。Barrows 将 PBL 更确切地定义为以学生为中心,以问题和质询为基础的整合性、合作性和反复性的学习方法(student-centered,problem-based,inquiry-based,integrated,collaborative,reiterative,learning)。以这种方法所获得的知识,印象深刻,记忆长久。

在 20 世纪 80 年代和 90 年代,PBL 被北美和欧洲其他医学院校所接受并成为公认的教学方法。至 2006 年,超过 80% 的美国医学院校采用了某种形式的 PBL 教学法,其中不乏像哈佛大学医学院(Harvard University School of Medicine)、加州大学伯克利分校这样的著名院校。密苏里大学医学院 10 年的研究数据表明,PBL 教学法对提升毕业后准备成为医师的学生的能力有积极的影响。香港大学医学院于 1997 年在大学 3 年级进入临床阶段的学生中开始应用 PBL 教学法进行教学,台湾辅仁大学医学院采用以器官系统为基础的 PBL 教学法。1986 年上海第二医科大学和西安交大医学院在我国最早引进 PBL 教学法。随后开展 PBL

的院校逐渐增多,如白求恩医科大学、浙江大学医学院、中国医科大学、北京大学医学部、首都医科大学等,这些院校分别在基础课、临床课和实验课中部分试行了 PBL,取得了良好的效果。

二、PBL 的基本特点

(一) PBL 的基本要素

1. 学生必须对自己的学习负责(自主学习)。PBL 是以学生为中心的教学方法。学生无论其目前知识／经验能力如何,均需要面临解决问题的方法,并通过解决问题的过程使得其学习的主动性得到提升。PBL 设计的内涵在于使学习者能够将其已经具有的知识和他们需要学习的知识联系在一起。在 PBL 过程中,每个学生都要承担找寻相关信息,并将其带回小组以协助建立各种问题的解决方案的责任。

2. PBL 中的情景问题必须是结构不良并允许自由质疑的。现实世界中的问题大部分是开放的和结构不良的,通过 PBL 教学培养的批判性技能是判断问题和解决问题的关键所在。在医学上,结构不良的问题往往给出的初始信息不够明确,条件不充分,解决问题的方法可以多种多样,其答案可能并不是唯一的。如问题结构良好,学习者将缺乏学习动机,也较少投入到解决问题当中来。

3. 学习过程应整合不同的学科或科目。在 PBL 自我导向的学习期间,学生应该能够获取、研究并整合与理解同解决问题相关的各学科的信息。多角度观察可以使答案更加透彻,并帮助得到更理想的解决方案。

4. 相互协作必不可少。PBL 教学法提供了团队协作精神的学习模式。PBL 期间,指导导师会就任何问题进行提问,小组所有成员应确保解决本组问题的信息已经在有关成员之间共享。

5. 学生自主学习过程中所学到的知识必须能够用来分析和解决问题。自主学习的研究要点是学生收集信息以指导本小组针对相关问题进行决策。其精髓是每个人都应参与并分享其为研究和解决问题所学到的知识。

6. 对解决问题过程中所获得的知识和概念进行分析和讨论。PBL 是一种具有吸引力和激励特征的体验式学习,学生应对所学知识进行汇报、分析和讨论,目的是巩固学习并确保经验得到反思,以便更好地理解他们了解了什么、学会了什么以及如何实施。

7. 每个阶段问题以及每个课程单元结束后应进行自我评价及互评。这些评估和反馈与 PBL 的过程密切相关,其意义在于加强对学习的自我反思以及提高对问题的处理能力。

8. PBL 中开展的活动必须针对现实世界存在价值的问题。

9. 学生必须通过考试来衡量其是否达到 PBL 的学习目标。PBL 的目标都是基于知识过程的。需要定期对学生进行评估,以确保其从 PBL 教学方法中获益。

10. PBL 应作为教学的基础而不仅是教学课程的一部分。

(二) PBL 教学的特点

1. PBL 是以学生为中心的教学方式,必须赋予学生对于自己学习和教育的责任并培养他们独立自主的精神,使学生通过自我学习的方法获取新知识,学生自我确定的目标和成果以掌握学习的主动权。

2. PBL 以小组学习为其特点。提倡团队合作及沟通,小组成员均可发挥各自的作用,对同一问题从不同角度切入进行讨论，提倡批判性思维，探索最有效的学习途径，总结并共享学习技能。

3. 教师在 PBL 教学过程中仅充当学习的促进者或引导者，参与学生讨论，并监督学习过程。

4. 问题基于现实世界的真实场景，能够激发学习的热情。教学过程中可以提供包括书面的临床案例、实验室检查数据、照片、文章以及视频材料或患者（真实患者或模拟患者）等信息。问题对学习者具有挑战性，促使其形成解决问题的技能和高级思维能力，并能够在将来的工作和学习中解决实际问题。

（三）PBL 与其他教学方法的区别

1. 案例教学法（case-based learning，CBL） 起源于 20 世纪 20 年代。精心设计的案例有助于学生理解问题的重要因素，使他们更好地应对毕业后将要面临的类似情况。案例研究可以帮助学生在评估所提供信息以及确定的逻辑缺陷或错误的假设过程中提高批判性思维技能，理解案例研究中各元素间的关系。CBL 和 PBL 间的相同之处是二者的问题都是基于现实世界的真实问题。学生针对一个复杂的现实世界问题进行学习，更有利于培养解决实际临床问题的能力，同时让医学生在学习过程中感受到角色由医学生向医生的转变。二者的不同之处在于：

（1）教师角色的差异：PBL 教学的基本单元是教案，由一位学生担任教案讨论的负责人（主席）。在教学的大部分时间里，教师充当引导者的角色，主导讨论活动的是学生而不是教师。PBL 教学中的教师不一定是本领域的专业人员，但必须熟悉 PBL 流程，教师并非领导者，只是引导学员要符合教学目标，尽量不主动参与讨论，善用信息资源，善于激励学员参与。而 CBL 教学的基本单元是案例，在案例讨论中引导课堂教学活动者通常是教师，整个讨论是在教师指导下进行的，教师必须熟悉和研究案例，并从中提炼出要点和难点，设计讨论方案，组织学生对案例进行分析、讨论，发现问题和解决问题。学生的讨论可以是自由的，但教师必须把握讨论的进程并予以引导。尤其应注意调动和启发学生讨论，指出各种观点之分歧并予以概括、评价。因此，医学案例教学要求教师必须具有扎实的理论功底和丰富的实践经验、良好的医学逻辑思维能力，CBL 的教师首先应是优秀的医学专家。

（2）教学形式上的差异：PBL 教学强调小班教学，通常 6~8 人为一个学习小组。而 CBL 可不局限于小班教学，只要能达到贯彻专业思维能力培养的教育目的，发挥多角度、系统性、真实性和交互性等教学优势即可。

（3）教学目的上的差异：PBL 更关注于学生在未来专业角色中普通能力的建构，如自我导向的学习能力，终生学习的能力，医学生的人文关怀以及沟通能力等。通过 PBL 教学方法培养出来的医学生更易适应，也更趋向于适应全科医生的角色。CBL 案例在整个教学过程中处于中心地位，学生更容易建立基于专业知识和专家经验的医学思维方法，因此更适合培养专科医学的医学生或专业医学研究人员。

2. 基于项目的学习（project-based learning，PBL） 学习活动围绕实现一个共同的特定目标（项目）进行。学生通过规划和完成一系列任务，最终实现目标或者解决某个特定问题，学习过程中所需要的知识和技能是成功的重要因素。其学习的主要内容也是现实生活和真实情境中表现出来的各种复杂的、非预测性的、多学科知识交叉的问题。学生通过做项目，整合自己的各个学科的知识和生活经验，并对自己的表现做出评价，同时促进团队协作。基于项目的学习综合了实践课、研究性学习、合作学习等重要学习方法。教师在其中的角色可能是讲师和教练(而非指导教师),他们提供专家指导、反馈和建议以促使经过"更好"的途径来完成最终"产品"。二者的相似之处在于基于问题的学习和基于项目的学习都是突出强调过程的学习方式,都是以问题和项目为中心的,而不是现成的文本内容在师生间的机械位移;它们都强调真实性,采用的都是基于绩效的评价方式。二者的不同之处在于基于项目的学习通常以丰富多彩的作品形式表现最终的成果,同时这个最终作品也是学生开展项目学习的驱动力,其在设定了清晰的学习成果(作品)的同时可能削弱了学习者的角色。而"基于问题的学习"是围绕问题展开的,是对复杂的现实生活的一种模拟。问题被设计在一个情境或者个案研究中;为了反映现实生活的复杂性,问题经常是不明确的;学生需要呈现的是问题解决过程及其结论,而不必制造出一个"产品"。

3. 基于小组的教学方式(team-based learning,TBL) 起源于20世纪70年代,由美国Oklahoma 大学的 Michaelsen 教授提出。其实施基于4项基本要素:①小组(group):小组必须恰当建立并良好管理组织,注意异质分组,使得不同能力和知识水平的学生能够均匀分布;②问责(accountability):学生必须为其自身及其小组的学习质量负责;③反馈(feedback):学生必须接受经常性的及定期的反馈;④任务设计(assignment Design):小组任务的设计必须能够促进学习和团队发展。TBL 学习可分为三个阶段:第一阶段是课前学生自我研读的准备阶段,第二阶段学生经过个人测试和小组测试,最终得到取得共识后的答案,导师检验答案并进行讲解。该阶段的重点是讨论、探索、思考、合作、分享和总结。第三阶段则通过应用型练习进行考核和评价。TBL 与 PBL 的相同点是都能促进学生自主学习、独立思考、协作意识以及表达能力的提高;均是以学生为中心,着重培养学生各项能力,充分调动了学生的积极性。二者的不同点:①分组原则有所不同,TBL 强调必须遵循组内异质,组间同质的分组原则;②学生角色不同,PBL 模式中学生是参与者,在复杂的问题情境中努力地调查研究并解决问题;TBL 模式中学生是团队合作者,预习教师规定内容,团队间资源共享、合作分工、沟通交流;③教师角色不同,PBL 模式中教师仅仅作为引导者,设定问题情境,创造学习环境,激发学生思考,适时引导,最后进行评估;TBL 模式中教师是组织者,负责布置预习内容及相应测试,引导学生进行知识的实际运用及信息汇总,最后做出评价;④认知焦点不同,PBL 注重学生收集资料、制订方案、解决问题的过程;TBL 注重在有清楚教学目标前提下的课前和课上学习,学生通过合作学习、讨论学习强化所学知识。

三、PBL 教学的基本过程

(一) PBL 教学的基本过程

Schmidt 等总结出 PBL 的 7 个过程:

1. 澄清概念和术语并达成一致意见;

2. 确定需要讨论的问题以及需要进一步加深认识的概念及术语;

3. 分析、集体讨论(脑力激荡),提出可能的假设;

4. 对提出的假设进行讨论、评价并得到初步的解释;

5. 按照优先次序确定学习目标,分配学习任务。指导教师确保学习目标的准确性、全面性及可行性;

6. 学生针对学习目标开展自我学习;

7. 讨论汇报已获取的知识,产生合理的答案和解释,分享学习成果及学习经验。导师检查学习成果并进行评估。

(二)PBL 教学的实施

1. 场地及设备　PBL 教室面积无需过大,但应配备以下设施:白板或电子白板,投影仪及屏幕,电脑,会议桌及 10~12 把椅子。教学单位应配有图书馆以及互联网等资源以方便学生搜集数据。

2. 分组　PBL 分组一般由 6~8 名学生组成,其中设 1 名主席(chair),负责主持讨论。1 名书记员(scribe),负责记录讨论事项。当小组成员少于 5 名时,小组成员的背景知识不够充足,不利于"头脑风暴"。8 人以上时,每个人发表意见的机会过少。上述情况均会导致讨论不够深入细致,影响 PBL 教学效果。每个小组配备指导教师(tutor)1 人,负责指导、监督和评估 PBL 的教学活动。小组成员尽量不要由学生自行组合,而由指导教师分配,注意学生性格的合理搭配,以充分带动课堂讨论气氛。每学年应拆散重组,使每个同学都有较宽广的人际接触层面。组内的各个成员需要有团队(team work)的意识,要形成彼此互助互信的共同学习体,而不是各自为战。在 PBL 初期,由于学生对 PBL 尚不了解,教师可以选择组织能力、沟通能力较强,善于活跃气氛的学生担当小组主席,也可暂时由指导教师代替,随着 PBL 的开展,逐渐过渡到由学生推选及轮替担当。

3. 课程安排　PBL 应在专门的教室上课,以学生为中心,教师负责提出一个临床医学个案资料,但不提供答案,由学生自行发现问题、设定目标、自我学习,教师指导时间较少,学生准备时间多。通常一个教案分成 2~3 阶段施行,每次 2~3 小时。每个教案讨论之前,推选一名学生为主席,负责主导进行讨论。对首次接触 PBL 教学的学生,教师应首先告知学生什么是 PBL、学生的职责、如何积极参与 PBL。讲义应提前 1 周公布并要求学生预习。

4. 实施流程

(1) 第一阶段(脑力激荡,brain storming):该阶段任务为阅读教案、整理资料、确立问题并提出假设。学生经指导教师的引导发现并整理教案中的重要信息,列举问题,提出合理的假设,确定需要的额外信息并制订学习目标。

本阶段讨论目的:①明确患者的问题;②运用已有的知识提出假说;③指出学习上的需要;④设定自己的学习目标及优先次序。

本阶段讨论实施流程:①为学生提供临床医师首诊时会得到的信息(如主诉、现病史等)(patient encountering);②提出与本教案相关的事实 / 问题(facts/problems)——首先列出事实,再由事实归纳出患者的问题。注意列举的问题要基于本教案给出的事实;③提出假说(hypothesis)——思考导致患者症状的可能问题与致病机制。例如,腹痛:内科腹痛(胃肠痉挛 / 心血管疾病 / 代谢类疾病……)、外科腹痛(腹腔感染 / 创伤 / 梗阻 / 肿瘤……)、妇科腹痛(黄体破裂 / 易位妊娠 / 痛经 / 卵巢……);涉及器官系统:胃肠道、肝胆系统、心血管系统、泌尿生殖系统等;④讨论并提出为解决问题需要进一步了解的信息(need to know)——对于假说的判断,学生需要进一步知晓的信息,如病史、体格检查、辅助检查等,提供材料时应按照病史、体检、辅助检查的顺序逐步给出;⑤提出本教案的学习议题 / 学习目标(learning issues/objectives)——列举出根据当前知识程度尚不能解释所提出假说的学习议题;将相关的学习议题组织整理成明确的学习目标;根据教案的相关性、现有知识的衔接性及知识的基础性确定学习目标的优先顺序;根据时间的可行性决定本教案学习目标的数量。

本阶段容易出现的误区是学习目标并非由学生经过集体讨论后产生,而是由指导教师直接给出。

(2)第二阶段(自我学习与讨论,self-study and discussion):在第一、二次讨论之间,各个小组成员自行搜集整理相关议题的资料。学生可以独立收集资料,也可以小组讨论方式进行。收集资料应掌握以下几点原则:①资料来源多样化;②资料来源必须正确可靠,且具有时效性,倡导充分利用循证医学资源;③资料内容应切合学习目标及教案内容;④内容翔实深入。小组成员不仅应完成自己所分配到的学习主题,也应关注其他组员的学习议题。以便于在第三阶段展开讨论及批判性思维。小组成员间可以展开互助和讨论。

本阶段学习目的:①拓展个人的学习方法;②提高资料收集技巧;③运用不同的资源帮助学习;④增加相关知识。

实施流程:①阅读教科书及期刊、杂志;②使用互联网资源;③与其他同学进行讨论(小组学习);④自我评估;⑤与教案作者、相关专业科室老师讨论;⑥准备好与同学分享对学习目标的认知及相关知识。

本阶段容易出现的误区是各小组成员只完成自己分配到的学习目标,导致第三阶段汇报时无法展开讨论及批判性思维,将 PBL 课程变成"读书报告会"。

(3)第三阶段(教案总结与分析,case wrap up):本次讨论时,各小组成员将所搜集的资料带至小组中充分讨论,其目的在于完成第一次讨论时设立的学习目标,训练学生批判性思维的能力、整合组织资料的能力、逻辑推理能力、团队协作能力。

本次讨论实施流程:①分享所找的信息来源。②回顾教案内容和第一次列举的假说。③运用所查阅的资料和获得的信息重新评阅假说并修正假说,逐一解释患者的问题。该过程务必以讨论方式进行,讨论过程中带出学生所学过的基础知识。学生不仅对自己分配到的学习主题进行汇报,同时也应对其他组员的汇报内容进行评论,发表自己的见解(批判性思维)。④回顾第一次讨论所列举的学习目标,并对不明确之处进一步讨论。⑤总结本教案学习心得。

本次讨论结束后,应进行总结和自评,包括每个同学就自我、同学、小组及指导教师进行评价,并对小组主席的工作进行评价。最后由指导教师对本次课程知识、问题解决能力、互动及沟通技巧、学习态度、课前准备、小组讨论的参与度、讨论内容的组织性、讨论深度进行点评。同时学生对资料来源、时间管理、摘要整理及笔记技巧进行分享。

本阶段讨论过程中,指导教师只作为旁观者、监督者和评估者,不要主动提供知识咨询,学生对于问题的疑惑,对于未知知识,不应期待指导教师给予实时解答,应自行搜集资料、互相讨论并取得共识。指导教师应注意以下几点:①避免直接传授知识;②避免直接评论资料的正确性与价值性;③以非直接性的问题刺激学生思维;④提示线索、结论或相反的论点来引发讨论;⑤指出所需要的其他更多信息。

(三)PBL 教学过程常见误区

1. 小组讨论变成小型读书报告会(mini report)。

2. 小组讨论变成教学查房,指导教师成为主角,特别是当讨论方向出现偏差且讨论问题与指导教师专业相关时。

3. 没有分享资料来源或查询心得。

4. 制订的学习主题不切合实际。

5. 总结评价仅限于口头,流于形式。

四、PBL 成员的职责

(一)学生的责任

1. 学习要求 学生在 PBL 教学过程中的角色从被动学习转变为主动学习,并掌握以下四个方面的技巧。

(1)学习技巧:学生应通过学习不断更新所掌握的知识,包括:①与主题相关问题的发掘与提出、确认已知知识;②明确学习目标,归纳出相关概念、机制和可能转机,确定解决问题所需之知识,列出学习的优先等级;③能够合理安排时间;④合理使用各种资源(教材、图书馆、网络、书籍、杂志、光盘、录像带、录音带、网络、专家);⑤知识的归纳、整合和总结;⑥书面或口头报告技能。

(2)批判性思维技巧:包括对研究的设计、检查、流行病学和统计学的了解,培养批判性思维的能力。善于提出质疑,无论是何种级别的文献资料、参考书、报刊、杂志以及知名教授的论点等,都有责任以批判性角度去寻找支持证据或推翻证据。

(3)专业技巧:充分分析讨论收集的资料、体格检查和辅助检查等,作出符合逻辑性和伦理学的诊断治疗方案。利用对患者临床问题的行为与心理社会需求的了解与患者和家属沟通,包括:①医生-患者间的沟通技巧;②临床资料收集技巧;③假设的产生;④作出临床决策(包括伦理学决定)。

(4)专业者行为:工作有效率,主动性高,能适应压力。以患者为中心,注重团队合作与沟通,对同团队成员担负责任。能够对自我行为进行反思,对他人的意见持开放态度,乐于接受同僚的评价和监察。

2. 学生责任

(1)出席上课:参与上课是 PBL 课程中重要的学习策略,学生不仅要出席所有的教学活动,而且在每次活动前应积极进行准备,上课时主动参与并完成指定的作业。

(2)对同组学生负有责任:每位同学应对本小组的学习效果和其他同学的学习效果负责,在小组上课时应贡献出自己的知识与经验,摒弃不劳而获的心态,关注其他组员的学习议题,相互分享信息。

(3)注重小组互动及沟通技巧:小组互动程度及同学间沟通会影响小组的学习效果。主动并鼓励别人参与讨论。遇他人提出不同见解时既要据理力争,又不干扰教学过程。

(4)给予反馈:立即且客观,中庸的反馈可以改进同学的学习态度及学习技巧。

(5)自我反思并乐于接受他人的意见:在主动学习的过程中,应当自省并聆听他人的意见,以提高自身学习效果。

3. 小组主席的责任 主席并非领导者,只是让讨论过程有效地进行。主席最好由学生推选及自由轮替。称职的主席,应注意下列事项:

(1)小组讨论前的准备:①在小组讨论前与教师联络,先将讨论主题送达各成员;②安排小组讨论的时间与地点;③请与会同学就讨论主题事先准备并做必要的确认;④议题中详列逐次讨论的主题。

(2)协助讨论的进行:①提前到达小组讨论教室,确定教学设备完好;②准时开始讨论;

③宣读并讨论本节课程的主题；④引导并督促性格内向的学生积极发言；⑤掌握讨论方向，控制讨论流程与时间；⑥有技巧地克服讨论过程中的冲突、意见的分歧等，找出解决的办法；⑦归纳并总结学习目标；⑧分配及安排资料的收集及报告；⑨宣告本次讨论的结论及决议事项，准时结束会议；⑩组织同学填写学生自我评估表与相互评估表。

（3）激励团队协作：鼓励各成员发挥互助合作及团队精神，共同追求目标，共同承担责任和任务。

（4）寻求反馈：在讨论结束后，小组成员对当次讨论中主席的表现及成员间彼此的表现相互评估，以增加彼此间的默契，并填写学生自我评估表与相互评估表，以便于改进今后的课程。

（二）指导教师的职责

为让学习小组完成学习目标，小组指导教师必须担负若干责任，这和传统课程的教师以知识的传授为主要任务大不相同。其主要任务是引导并激励学生参与学习，维持小组讨论的正常进行，同时参与讨论的回馈与总结。

1. 指导教师的条件

（1）必备的信念：①PBL是获得知识和培养精密思考的有效方法；②学生必须对自己的学习负责；③PBL需整合不同学科、引导思考探索和讨论、提供并接受反馈。

（2）必备的知识：①知晓课程的整体目标；②熟悉课程各相关部分的学习；③了解课程各相关部分的架构和逻辑关系；④了解课程各相关部分的其他教师所担任的角色；⑤掌握各种学习资源；⑥熟悉评估学生的方法；⑦知晓如何促进小组和各组员解决问题的能力和技巧提高，如何训练缜密思考和自我引导学习以及组内互动和反馈的能力。

（3）必备的技巧：①能够通过询问非暗示性但具启发性的问题以及提供学习资源等方法促进学习；②增进小组解决问题和缜密思考的能力，以帮助学生扩大视角，正确评估和组织所获得的信息证据，确定重要问题；③通过帮助小组设立初期目标和小组讨论计划，及时发现影响小组讨论的问题并协助解决，示范如何在小组中给予建设性的反馈等，最终达到充分发挥小组学习效率的目的；④掌握有效的激励与反馈技巧，避免采用单纯批评的方式；⑤能够综合评估学生的表现，包括回顾学习成果并确定每位学生已经得到适当的反馈，帮助学生制订个人学习目标和选择适当的评估方法，与学习小组回顾和澄清课程目标，提出每一位学生的学习进展报告和全组学生的整体表现报告等；⑥能够掌控讨论中出现的异常情况，如迟到、沉默、争论和跑题。特别是当讨论偏离主题时，要正确引导学生回到正确的方向，而不是以教师的身份将讨论变为授课。

2. 小组指导教师守则

（1）准时上课。

（2）不得无故取消PBL课程。

（3）讨论教案时依次序将教案内容逐页发给学生；教师版的教案内容应对学生保密。

（4）PBL强调学生自我引导学习及同组成员间共同合作，指导教师的职责在于引导学生正确的学习方向，切勿深入其中，变成小组教学或单纯传授知识。

（5）PBL强调学生自我引导寻求所需知识的技巧，不要将既有的文献或参考数据拿给学生。

（6）指导教师需注意小组讨论的内容，勿偏离主题太远，学习内容应满足学习目标和教学大纲的要求。

（7）鼓励学生尽可能从医学学术期刊、杂志中寻找信息，充分利用互联网资源，重点收集循证医学资料，勿选用科普材料作为信息来源。

（8）协助小组主席掌控时间。

（9）每个学习模块、单元结束时，指导教师需对每位小组成员进行整体评估，给予适当的评语及分数，指导教师同时应进行自我的评估。

（10）指导教师应参加每个教案讨论前的指导教师会议，对教案有完整的认识。

图 5-1 总结了 PBL 小组成员的职责。

图 5-1　PBL 小组成员职责

五、PBL 教案撰写

PBL 教案是 PBL 整合课程的中心教材，以临床问题作为出发点。教材必须能够诱导出学习要点及学习目标，以教材使用者眼光来设计，剧情结构呈现"倒三角形"的结构，即随着场景逐步展开，线索逐渐从模糊变为清晰。制订的学习目标符合教学大纲要求；提出的临床问题深度应适合相应阶段课程以及学生的理解能力；现实场景应能够引起学生足够的兴趣或与其未来将要面临的临床实践具有紧密联系；临床问题中应包含基础科学内容，鼓励学生整合知识体系；应包含一定的线索以刺激学生的讨论并寻求问题的答案；临床问题应足够开放，以便能够展开充分讨论。

（一）PBL 教案的基本要求

1. 定向性　要考虑案例及问题是否立意鲜明，是否符合教学大纲内容并可以引出所学

领域相关的概念和原理。因此,案例的来源和选择应满足以下要求:

（1）是该单元器官系统的常见疾病,具有典型的临床表现;

（2）可以引导出不同的鉴别诊断或是符合学生相应水平的学习项目;

（3）可以带出预期的主要学习内容。

病案可由临床经验丰富的医师提供,经过修改成为合适的 PBL 案例,再根据系统建立 PBL 病案库。

2. 限制性　要兼顾案例的广度和深度。案例应为结构不良（表 5-3）、开放和真实的,应包含社会、行为、心理等真实情景。案例的深度要考虑学生原有的基础知识和能力水平,要考虑到学生可能达到的思维结果。

表 5-3　结构良好与结构不良案例

类型	结构良好案例	结构不良案例
初始信息	明确	不明确
目标信息	明确,指向性强	不明确
条件	充分	不充分
解决方法	确定	多样
结果	唯一	不唯一
对学生基础知识水平和思维能力要求	较低	高
举例	教科书	临床病例

3. 指导性　案例设计应该具有足够的复杂性、层次性和关联性,便于学生保持连贯的思维,帮助学生构建系统化的知识。

需要注意的是 PBL 注重的是过程中的学习,而不是案例本身的诊治结果,这与案例教学中使用的病例有明显的区别。一个好的 PBL 教案应该能够涵盖教学目标要求的内容,应该能够启发学生的思考,各学科有适当的交叉,使学生通过案例本身进行学习获得该系统较为广博的知识。每一个教案应能够带领学生学习以下方面内容:

（1）与生物医学相关的学习项目;

（2）与心理学、社会学、医学伦理相关的项目;

（3）与人口学、公共卫生学、社区医疗相关项目。

（二）PBL 教案编写流程（图 5-2）

1. 确定主题　首先根据各系统教学需要及 PBL 特点,并根据教学大纲、教学对象的层次、教学目的,由各领域老师列出学生应掌握的知识,确定主题。每一份 PBL 教案应列出使用人群,如三年级学生（理论学习阶段）、四年级学生（见习阶段、实习阶段）。根据学生的层次、学习目的确定案例的复杂程度。在确定教学目标的数目、教学内容的广度和深度后,应确定病案如何开始、结尾以及病案的长度和顺序,明确需要的其他信息资源,如实验室结果、影像学资料等。所有的资料都必须与文字内容吻合,保证专业术语或缩写的准确性,尽可能使病例显得真实。对于重要的知识要点可以反复给出暗示信息。要考虑到各学科的交叉。

图 5-2 PBL 教案编写流程

2. 教案编写 首先,PBL 教案应由接受过 PBL 系统培训的专业人员撰写,撰写人必须是该病案涉及的主要学科的专家。其次,教案的主要内容应涵盖核心知识以及与其有关的横向和纵向的专业知识。此外,教案中故事的展开应有序进行,对于重点要求学生掌握的内容应有足够的暗示。教案编写应采用逐步披露的教案书写方式,按照学习目标编写剧情并加以分幕,可参考如下顺序撰写:第 1 页为开场白,陈述患者姓名、年龄、性别以及如何来到医院,患者的主诉;第 2 页为现病史、过去史、家族史以及社交史,此为第一幕内容;第 3 页为体格检查;第 4 页为实验室检查、X 线及其他特殊检查结果,上述内容设定为第二幕。第三幕内容为治疗经过及治疗结果(第 5 页)。教师手册另包括教案摘要、关键字、学习目标、指导教师指南及注意事项、时间分配、提示问题、教师参考资料、参考文献等内容。因为在 PBL 教学过程中,教师可以是非专业人员,不要求其有深厚的专业知识背景,但在引导学生进行讨论时需要有由专业人员撰写的教师手册来协助其顺利完成 PBL 讨论。教师手册应将每一幕学习所涉及的专业基础知识罗列出来,供指导教师使用。

3. 召开教案讨论会 参与成员为教案作者、相关专业的专家(临床及基础教学经验丰富的教师)、单元组长以及教案编写小组成员。针对本教案带出的基础医学和临床医学问题提供修正意见。另应有心理及公共卫生老师对教案所带出的心理社会、伦理、行为及公共卫生等方面提出修正意见。

4. 组长及系主任再次确定教案内容及设定的学习目标。

5. 学生试用,发现问题并进行反馈,不断修改。

6. 完善定稿,装订成册。

(三) 教案的评估

教案编写完毕后,在试用过程中,应从以下几个方面对教案进行评估。

1. 可信性　此教案是否让学生处于一个类似医生的角色来面对问题。

2. 真实性　此教案是否使学生学到临床医师所真正面临的问题。

3. 吸引力　此教案是否引起学生的兴趣和热情并全面参与。

4. 是否能引出多重假设　此教案是否为结构不良,从而促使学生提出许多不同的假设,继而提出证据寻求答案。

5. 复杂性　促使学生从不同的方向了解整个问题,而并非从教科书即可简单地获得答案。

6. 教案是否达到了预期的教学目标? 学生提出的学习问题是否与预期的相符? 有哪些出入?

7. 教案的设计是否能使学生在适当的时间内完成。

六、PBL 教学评价

(一) 形成性评价更符合 PBL 的目标要求

传统教学法主要应用考试等终结性评价(summative assessment),也称为总结性评价,来考查学生是否达到某一课程的学习目标。这种评价方法是在学习完成以后对教育教学效果的总体判断并做出等级评分或鉴定,是对教育活动全过程的检验,目的是了解整体的教学效果。其特点是:①评价在学习完成之后进行(如期中、期末或阶段考试),检查较长时间内、多个单元的最终学习结果;②通常包括长期的学习目标;③注重分数,可用于不同学生成绩间的比较。由于考试或技能考核受到出题老师和临床带教老师的水平和侧重点不同的影响,不能完全消除主观因素的影响。而且作为一种新的学习方法,单纯采用传统考试的方法不适用于 PBL 的评价。

与终结性评价对应的是形成性评价(formative evaluation),其目标是通过判断教育方案或计划、教育过程与活动中存在的问题,为正在进行的教育活动提供反馈信息,以提高实践中正在进行的教育活动质量的评价。形成性评价不以区分评价对象的优良程度为目的,不重视对被评对象进行等级鉴定。形成性评价旨在为改进活动而了解活动的得失,其特点为:①形成性评价定期进行,通常检查的是某个单元的学习,能及时地发现教学中存在的问题;②能发现个人的学习目标,强化学生的学习;③能反映学生个人的进步,自觉改正错误。PBL 教学法目标是促进学生学习的积极性,形成性评价更符合 PBL 的目标要求。

对学生学业成绩的评价应符合以下要求:①满足教学评价的一般要求,具有可靠性和有效性;②反映教学目标;③评价应能发挥激励、改进、导向功能;④符合 PBL 教学理念;⑤符合 PBL 实际的教学设计模式,具有设计和操作的本土性。

(二) 多种评价体系综合评价 PBL 教学

Nendaz 和 Tekian 指出,在尊重 PBL 原则的基础上制订可靠、有效且没有负面影响的评估计划仍然是一个具有挑战性的任务。学生在 PBL 的评估应确保"评估程序和 PBL 的课程原则之间的匹配"。目前针对 PBL 课程的评价有以下几类：

1. 多项选择题（multiple choice question，MCQ）以及"改进型论述题"（modified essay question，MEQ）两者作为终结性评价工具在医学教学过程中得到广泛的应用。MCQ 需要应试者从多个给出的列表中选择正确的答案。当问题有效、数量足够多且包含真假项目时，MCQ 具有较高的可靠性。在 PBL 教学过程中，MCQ 也可作为形成性评价工具使用。MEQ 是介于 MCQ 和论述题（essay question）间的测试方式，需要应试者给出问题的答案，其设计相对于 MCQ 容易，但计分难，效率较低，可靠性变异较大。目前普遍认为，MCQ 专注于知识的记忆，MEQ 偏重于考察认知能力。

2. 学生个人进步记录（PPI）针对 PBL 学习，学生个人进步记录以多选题为基础，题目涵盖生物、行为、人口健康各个方面，其结果作为学生个人档案袋的一部分，得分不纳入终末成绩，但其成绩代表学生进步与否。学生和导师通过学生个人进步记录，可以检查个人进步情况，形成良好的教学反馈。

3. 结构客观化临床考核（objective structured clinical examination，OSCE）是目前评价医学生和住院医师临床技能最好的方法，也是在 PBL 教学中最为广泛采用的总结性评价方法。通过对标准化患者或医学模拟人的实际操作，测试学生临床技能的掌握情况，如采集病史、体格检查、运用诊断性辅助检查、诊断能力、医疗决策能力、继续医疗决策能力、与患者沟通交流能力、文献检索、职业态度等能力。其考核标准是统一的；对于考生临床技能的评价具有广泛连续性；所采用的测试手段与临床实际情景结合得非常密切。

4. 面向过程的测试策略（process-oriented test strategies，POTS）

（1）三级跳练习（triple-jump exercise，TJE）：是 PBL 学生学业成绩评价中的方法之一，通过口头评估的方式进行，由三部分组成。第一部分，学生根据考官提供的临床案例或场景提出假设，确定学习目标；第二部分，学生根据确定的学习目标查找相关资料和信息；第三部分，学生向考官汇报学习成果并获得反馈。TJE 可以用于形成性和总结性评估，可以评价学生推导假设和识别学习问题的能力，但通常认为其可靠性和有效性不高。

（2）四步评价测试（four step assessment test，4 SAT）：由澳大利亚昆士兰大学提出，包括以下四步：①通过独立解决临床案例，提出其主要特征，产生假设并解释其症状和体征，提出用于证实和推翻假设所需要的额外信息，制订学习目标；②学习小组重复上述过程，指导教师在小组层面对其学习过程进行评估；③进行自我导向学习；④在确定各小组排名前 10 位的问题的基础上，针对这些问题进行笔试。4 SAT 旨在评估个人的知识、临床推理和小组的过程技能。评价者间的可靠性系数 >0.8（R=0.49）。

（3）教师、学生和自身评估（tutor，peer and self-assessment）：导师、同学间和学生自我评估的目的主要是评价学生的能力，给予和接受适当的反馈，其结果可以通过以下能力反映：①自我意识和内在学习动机；②专业的态度和行为（如相互信任和尊重，相互的责任）；③批判性思维和自我导向学习技能；④人际沟通和团队技能。

通过学生个人进步记录、客观结构化临床技能考核、面向过程的测试策略等不同的评价方式，学生评价从传统的终结性评价向形成性评价转化，让评价指向真实的临床情景，使评价更好地服务于 PBL 面向未来职业的教学宗旨。PBL 也通过学生、教师、同行的参与，实现了评价渠道的多元；通过各种评价方式的综合运用，实现各种评价方式的取长补短和评价效能的最大发挥。

教学案例 5-1　PBL 教学案例

（一）学生版教案：会转移的腹痛

第一部分（2 学时）

（学生版教案第一页）

患者张先生，男性，29 岁，因转移性右下腹痛 12 小时伴发热来医院急诊就诊。患者 12 小时前开始出现腹痛。先是脐周围的模糊不清的疼痛，将张先生从睡梦中疼醒。随后出现厌食和恶心，呕吐 2 次，均为晚餐时吃进的食物。腹痛一直持续不断，并逐渐加重，但未向其他部位放射。患者自己服用一些胃药，用热水袋在脐周热敷均没有效果。至清晨腹痛仍无缓解趋势，患者感觉腹痛逐渐集中在右下腹，自觉身体发热，但未测体温。天亮后患者即乘车前往医院，途中患者感觉在汽车颠簸时腹痛更加严重。张先生叙述既往体健，以前从未出现过类似的腹痛。这次腹痛时曾经排便一次，正常成形。排便后腹痛也没有好转。

第二部分（2 学时）

（学生版教案第二页）

体格检查：体温为 37.8℃，脉搏、血压均正常。腹部平坦，腹式呼吸存在，未见到胃肠型和蠕动波，未见手术瘢痕。全腹软，肝、脾肋下未及。右下腹压痛明显，伴有肌卫但无肌强直。右下腹反跳痛阳性，未及包块。腹部叩诊鼓音，肝浊音界正常，无叩击痛。肾区无叩击痛，无移动性浊音。听诊肠鸣音 2~3 次 / 分，未闻高调肠鸣及气过水声。直肠指诊无压痛。腰大肌征阴性，闭孔肌征阴性，结肠充气试验阳性，外生殖器未见异常，双腹股沟未及肿物。

（学生版教案第三页）

血常规提示 WBC 1.65×10^9/L，N 89%，其他血常规指标正常。尿常规 RBC 3~5/HP。生化指标正常。右下腹 B 超见图 5-3。

图 5-3　右下腹 B 超

图5-4　24小时后右下腹B超

（学生版教案第四页）

急诊外科医生在详细对张先生进行了检查后，初步诊断为急性阑尾炎，并向张先生讲明阑尾炎的常规治疗方法。张先生向外科医生表示，最近单位工作很忙，如手术住院恐怕要影响工作，坚持要先保守治疗。医生在张先生签署知情同意书后开具了输液抗感染治疗。24小时后，患者诉腹痛加重，体温升高至38.8℃，查体发现右下腹压痛、反跳痛伴肌强直。血常规 WBC 1.92×10^9/L，N 93%。复查B超见图5-4。

（学生版教案第五页）

急诊手术探查，腹腔内脓液约150ml，阑尾位于盲肠下位，充血、水肿严重，表面大量脓苔，尖部穿孔。吸净脓液，常规阑尾切除术。手术后给予流食、静脉抗生素治疗。

手术后第3天出现里急后重感，有便意，但量不多。直肠指诊右侧壁较饱满，有压痛，无波动。

手术后第4~5天，体温一直波动在37.5~37.8℃，伴伤口疼痛，查体发现伤口周围红肿，有压痛和硬结，无波动。

（二）指导教师注意事项

指导教师在PBL教学过程中应严格执行以下事项：

1. 教案分为学生版和教师版。其中教师版教案内容仅供指导教师使用，勿提供给学生。

2. 在使用学生版教案时请按场景顺序逐一发放，讨论完一页后再发放下一页。参考资料在最后一次讨论课中发放，同时讨论是否完成学习目标。

3. 每个场景中的讨论内容和引导问题由学生讨论提出并书写于黑（白）板上，最终形成学习目标，切勿直接提供给学生。

4. 讨论中供学生参考的辅助材料，如影像学资料等，使用后请及时回收，不要让同学带回。

5. 讨论中指导教师适时、适度引导学生的思路，既要充分发挥学生的思维，又要使课程主线按照教材要求逐层深入，避免跑题。

6. 教师参考点仅供指导教师参考，勿将其内容提供给学生，防止将PBL教学变成读书报告会。

7. 对每名学生在讨论中的表现需作出相关记录以便最终给予评价。

（三）指导教师应明确学习目标

指导教师课前应明确该教案及案例的使用对象（如大学4年级学生、见习阶段学生、实习阶段学生等），应明确本案例的学习目标。以本案例为例，其学习目标应涵盖基础医学、临床医学以及医学人文三部分。

Ⅰ.基础医学部分（解剖、生理、生化、病理学、药理等）

1. 腹腔内解剖，了解腹腔、网膜囊、结肠旁沟的结构和生理意义。

2. 腹痛的性质、特点及其病理生理学机制。

3. 转移性右下腹痛的病理生理机制。

4. 化脓性腹膜炎的病理生理机制。

5. 各类抗菌药物的药理机制、作用机制和抗菌谱。

Ⅱ. 临床医学部分（急腹症、化脓性腹膜炎的常见病因、临床表现和诊治原则，整合急腹症、化脓性腹膜炎、腹腔脓肿、急性阑尾炎的授课内容）

1. 急腹症、化脓性腹膜炎、弥漫性腹膜炎、局限性腹膜炎的概念。

2. 急腹症的鉴别诊断。

3. 阑尾炎的病因、病理分型与临床表现间的关系。

4. 阑尾炎的临床表现、诊断和鉴别诊断。

（1）肌卫、肌紧张、板状腹的区别。

（2）哪些症状和体征对阑尾炎的诊断意义最大（包括结肠充气试验、腰大肌试验、闭孔内肌实验、直肠指诊检查等特殊检查）？其循证医学证据如何？

（3）阑尾解剖位置是否会影响症状和体征。

（4）阑尾炎在不同人群（老人、儿童、育龄期女性等）中的特点。

5. 影像学（超声、CT、MR 等）在阑尾炎／急腹症诊断中的作用，其循证医学证据如何？

6. 阑尾炎的治疗及其循证医学证据。

（1）急性阑尾炎的转归：炎症消退，炎症局限化，炎症扩散。

（2）保守治疗可行性及手术治疗（开腹手术、腹腔镜手术）。

（3）术后并发症。

（4）知情同意。

Ⅲ. 医学人文（医学伦理学、卫生经济学、卫生法学、卫生政策、医患沟通学等）

1. 对于保守治疗和手术治疗的患者，医生应如何与患者或家属进行沟通？

2. 知情同意书应包括哪些内容？

3. 当前医疗环境下，腹腔镜阑尾切除术的利弊？

（四）PBL 教学实施

第一阶段（脑力激荡，brain storming）

第一部分（1 学时）

患者张先生，男性，29 岁，因转移性右下腹痛 12 小时伴发热来医院急诊就诊。

（PBL 教学实施第一页）

患者 12 小时前开始出现腹痛。起先是脐周围的模糊不清的疼痛，将张先生从睡梦中疼醒。随后出现厌食和恶心，呕吐 2 次，均为晚餐时吃进的食物。腹痛一直持续不断，并逐渐加重，但未向其他部位放射。患者自己服用一些胃药，用热水袋在脐周热敷均没有效果。至清晨腹痛仍无缓解趋势，患者感觉腹痛逐渐集中在右下腹，自觉身体发热，但未测体温。天亮后患者即乘车前往医院，途中患者感觉在汽车颠簸时腹痛更加严重。

张先生叙述既往体健，以前从未出现过类似的腹痛。这次腹痛时曾经排便一次，正常成形。排便后腹痛也没有好转。

教师注意事项：

本部分主要描述张先生因转移性右下腹痛伴发热来就诊。就这些症状引导学生讨论腹痛与其伴随症状的病因。同时根据病史和特点作出初步的诊断。患者出现转移性右下腹痛，可从病理生理的角度去解释发生的机制。特别注意症状的出现顺序和特点：持续性腹痛、转移性、转移腹痛发生的时间、腹痛无放射、恶心呕吐等消化道症状出现在腹痛发生之后、体温升高出现在腹痛发生之后、热敷无效、体位改变或外界刺激(坐车颠簸)可加重腹痛。借此可考虑急腹症的诊断且与内科疾病初步进行鉴别。

主要讨论要点：

（1）该患者是否为急腹症，急腹症的定义，化脓性腹膜炎定义，弥漫性、局限性腹膜炎定义。

（2）转移性右下腹痛的病理生理学机制。

（3）引起外科急腹症和内科腹痛常见病因、病史及临床表现各有何特点？

引导问题：

（1）请问上述病历包含有哪些重要的信息？

（2）可能是哪些疾病导致了患者的这些症状？

（3）你认为最可能的疾病是什么？右下腹痛的常见病因，需要进行哪些鉴别？

（4）如果要作出进一步的判断，你还需要了解患者的哪些信息（体格检查、实验室检查和特殊检查）？

教师参考点：

（1）急腹症定义：急腹症指腹腔内急性疾病所引起的症状和体征，通常需要外科手术治疗。

（2）腹痛的病理生理学机制及其鉴别要点：内脏痛（visceral pain），体性痛（somatic pain）和牵涉痛（referred pain），引导学生进行讨论。

（3）引起急腹症的常见病因及其特点：该部分是急腹症鉴别诊断的重点，应提醒学生着重查阅相关资料。①腹腔内出血性疾病——腹腔积血：腹痛较炎症性轻，常呈持续性隐痛，腹膜刺激性较轻；有面色苍白、冷汗、手足冰凉、脉搏细速等出血性休克征象，腹腔内有移动性浊音，腹腔穿刺抽出不凝固血液，进行性血红蛋白和红细胞计数减少。②炎性急腹症：起病慢，腹痛由轻转重，呈持续性；病变部位有固定压痛，腹膜刺激征局限于病变局部，可随病变加重而扩展范围，体温升高，脉搏加快，白细胞增加，核左移。③梗阻性或绞窄性急腹症：起病急骤，腹痛剧烈，呈绞痛性；腹痛中间有间歇期隐痛，常呈渐进性阵发性加剧；机械性肠梗阻有气过水声、金属音。脏器扭转性急腹症：起病急、腹痛剧烈，常伴有轻度休克；腹痛呈持续性阵发性加剧，可扪及有明显疼痛的包块；早期无明显腹膜刺激征，随着脏器坏死的发生而出现；严重者可出现中毒症状和中毒性休克。④急性内脏缺血：特点是腹痛突然发作，持续性加重，早期体征不明显，出现临床表现和体征分离现象，至晚期肠管缺血坏死可出现血便、腹膜刺激征等现象。⑤妇科疾病。⑥特别要注意非外科原因引起的腹痛，此类腹痛多数无手术指征。

（4）如何用阑尾炎病理生理变化解释其症状和体征？

（5）病史询问要点和注意事项：引起内科和外科腹痛常见病因的病史及临床表现各有何特点。腹痛持续时间、腹痛部位、起病方式和疼痛严重程度及特点均对诊断有所帮助。内脏疼痛通常是钝痛，定位不准确，常位于上腹、脐周和下腹部。肾脏或输尿管疼痛则位于侧腹部。体性痛，则表现为尖锐的、定位准确的疼痛。膈下病变可引起肩部牵涉痛。注意转移性腹痛在疾病的早期对诊断有助，至疾病晚期，大部分患者由于出现弥漫性腹膜炎而表现为全腹痛。肾结石患者表现为极度不安烦躁，不断活动或变换体位，相反，腹腔内感染患者则十分安静(该患者在去往医院途中因车辆颠簸引起疼痛加重,提示腹腔内感染性疾病)。通常情况下,需要外科手术治疗的疾病所引起的腹痛发生要先于呕吐的发生。内科疾病的呕吐常常先于腹痛。其他病史如腹泻、发热、寒战、黄疸、呕血、便血或血尿对于急性腹痛的诊断和鉴别均极为重要。特别提醒学生育龄期女性患者详细询问月经史十分重要。排卵可引起明显腹痛。停经应怀疑异位妊娠。切勿忽视既往史,特别是既往手术史。

第二部分(2 学时)

(PBL 教学实施第二页)

体格检查:张先生体温为 37.8℃,脉搏血压均正常。腹部平坦,腹式呼吸存在,未见到胃肠型和蠕动波,未见手术瘢痕。全腹软,肝、脾肋下未及。右下腹压痛明显,伴有肌卫但无肌强直。右下腹反跳痛阳性,未及包块。腹部叩诊鼓音,肝浊音界正常,无叩击痛。肾区无叩击痛,无移动性浊音。听诊肠鸣音 2~3 次/分,未闻高调肠鸣及气过水声。直肠指诊无压痛。腰大肌征阴性,闭孔肌征阴性,结肠充气试验阳性(外生殖器未见异常,双腹股沟未及肿物)。

(PBL 教学实施第三页)

血常规提示 WBC 1.65×10^9/L,N 89%,其他血常规指标正常。尿常规 RBC 3~5/HP。生化指标正常。右下腹 B 超见图 5-3。

教师注意事项:

患者体温升高,37.8℃,血常规白细胞升高,中性粒细胞左移,提示感染性疾病。根据症状和检查结果可作出初步诊断:急性阑尾炎。引导学生讨论阑尾炎的诊断要点、鉴别诊断、治疗原则、特殊类型阑尾炎的处理。注意讨论要点应有循证医学证据支持。

主要讨论要点:

1. 阑尾炎的临床表现和诊断

(1)肌卫、肌紧张、板状腹的区别?

(2)哪些症状和体征对阑尾炎的诊断意义最大(包括结肠充气试验——Rovsing 征、腰大肌试验——Psoas 征、闭孔内肌——Obturator 征、肛指检查等特殊检查)? 其循证医学证据如何?

(3)阑尾解剖位置是否会影响症状和体征?

(4)阑尾炎在不同人群中的特点。

(5)影像学(超声、CT、MR 等)在阑尾炎/急腹症诊断中的作用,其循证医学证据如何?

2. 阑尾炎的治疗及其循证医学证据

(1)急性阑尾炎的转归:炎症消退;炎症局限化;炎症扩散。

(2)保守治疗。

(3)手术治疗(开腹手术、腹腔镜手术)。

(4)阑尾炎的鉴别诊断。

3. 知情同意。

引导问题:

(1)该患者目前诊断和治疗?

(2)肌卫、肌紧张、板状腹的区别?

(3)哪些症状和体征对阑尾炎的诊断意义最大(包括结肠充气试验——Rovsing 征、腰大肌试验——Psoas 征、闭孔内肌——Obturator 征、肛指检查等特殊检查)? 其循证医学证据如何?

（4）阑尾解剖位置是否会影响症状和体征?

（5）阑尾炎在不同人群中的特点。

（6）影像学在阑尾炎/急腹症诊断中的作用（超声、CT、MR 等），其循证医学证据如何?

（7）阑尾炎能保守治疗吗?

（8）微创手术作为 21 世纪外科发展方向，对阑尾炎治疗有何影响?

（PBL 教学实施第四页）

急诊外科医生在详细对张先生进行了检查后，初步诊断为急性阑尾炎，并向张先生讲明阑尾炎的常规治疗方法。张先生表示，最近单位工作很忙，如手术住院恐怕要影响工作，坚持要先保守治疗。医生在张先生签署知情同意书后开具了输液抗感染治疗。24 小时后，患者诉腹痛加重，体温升高至 38.8℃，查体发现右下腹压痛、反跳痛伴肌强直。肠鸣音 1~2 次/分。血常规 WBC 1.92×10^9/L，N 93%。复查 B 超见图 5-4。

主要讨论要点:

（1）化脓性腹膜炎的概念。

（2）阑尾炎的病因、病理分型与临床表现间的关系。

问题:

（1）该患者目前诊断?

（2）下一步如何处理?

（3）手术探查注意事项。

教师参考点:

（1）阑尾炎的典型症状和体征。

（2）关于阑尾炎诊断的评价指标概念——敏感度、特异度、阳性预测值、阴性预测值、阳性似然比、阴性似然比、准确性，引导学生利用循证医学的理念查阅文献，总结出对阑尾炎的诊断意义最大的症状和体征。

（3）阑尾解剖位置是否会影响症状和体征?

（4）影像学诊断在阑尾炎诊断中的作用及其循证医学证据，各种影像学检查的敏感度、特异性如何?

（5）阑尾炎的鉴别诊断。

（6）阑尾炎的治疗时机及其循证医学证据。

（7）保守治疗的利弊（RCT 试验，循证医学证据）。

（8）伤口感染及预防性抗生素使用（循证医学证据）。

第二阶段（汇报与讨论，report and discussion）

由各小组成员在学习目标确立后课下进行，分头查找资料，汇总并交流。

第三阶段（教案总结与分析，case wrap up）（3 小时）

本次讨论时，各小组成员回顾第一阶段总结的学习目标的成果，各成员将所搜集之资料带至小组中发表讨论，分享所找的信息来源，回顾教案内容和第一次列举的假说。其他成员运用所查阅的资料和获得的信息重新评阅假说并修正假说，逐一解释患者的问题。该过程务必以讨论方式进行。本阶段学习目的在于完成第一次讨论时设立的学习目标，并训练学生批判性思维的能力、整合组织资料的能力、逻辑推理能力、团队协作能力。

指导教师参考点：

见第一阶段参考点。

上述讨论时间约 1.5 小时。根据学生教案第 4 页材料，教师进一步引申，该患者在保守治疗无效后行阑尾切除术，并提供第 5、6 页临床资料，组织讨论，时间约 1 小时。

（PBL 教学实施第五页）

急诊手术探查，腹腔内脓液约 150ml，阑尾位于盲肠下位，充血、水肿严重，表面大量脓苔，尖部穿孔。吸净脓液，常规阑尾切除术。手术后给予半流食、静脉抗生素治疗。

手术后第 3 天出现里急后重感，有便意，但量不多。直肠指诊右侧壁较饱满，有压痛，无波动。

手术后第 4~5 天，体温一直波动在 37.5~37.8℃，伴伤口疼痛，查体发现伤口周围红肿，有压痛和硬结，无波动。

教师注意事项：

以上表现提示患者出现盆腔感染，考虑腹腔内残余脓液未吸净引起，手术后 4~5 天仍有发热，伤口红肿，应警惕伤口感染。指导学生对术后并发症的观察。

主要讨论要点：

（1）阑尾炎术后并发症有哪些？都在何时发生？

（2）并发症的处理，如何预防？

教师参考点：

（1）阑尾切除术并发症。

（2）此患者考虑盆腔积脓。经 B 超或 CT 证实积液较少，全身症状不明显者，可嘱患者半卧位，加强抗炎等保守治疗。如脓肿较大，全身症状明显，可经直肠切开引流，或 B 超、CT 引导下穿刺置管（经腹、经骶尾部）引流。

（3）考虑伤口感染，应及时挑开伤口，放置引流。

PBL 教学实施附加案例

22 岁女性，既往体健，因右下腹急性腹痛 18 小时来到医院急诊。查体：体温正常，右下腹深压痛，无腹膜刺激征。盆腔检查提示右侧附件区压痛，未及包块。

教师注意事项：

此附件案例可在本次课程结束前提供给学生，作为结构不良的案例，并无唯一结论。但根据此病例应组织学生列举育龄期女性阑尾炎最常见的误诊疾病。勿忘询问月经史、阴道分泌物，必要时包括性生活史。最后引出特殊类型阑尾炎（妊娠合并阑尾炎，小儿阑尾炎，老年人阑尾炎，阑尾包块等）。

主要讨论要点：

（1）育龄期女性发生腹痛应考虑哪些疾病？

（2）特殊类型阑尾炎的特点和治疗。

问题：

（1）该患者能否诊断急性阑尾炎？还需要做何种检查？

（2）需要如何处理？

（3）临床中还有哪些特殊类型阑尾炎需要我们解决，都具有哪些特点？

教师参考点：

（1）女性阑尾炎最常见的误诊疾病。

（2）阑尾炎与盆腔炎的鉴别诊断。

（3）相关实验室检查：所有患急性右下腹痛的育龄期女性均应检查血清 β- 绒毛膜促性腺激素水平；白细胞增多对于急性阑尾炎的诊断不具有特异性；尿中红细胞计数超过 30/ 高倍视野或白细胞计数超过 20/ 高倍视野提示泌尿系统疾病等。

（4）特殊类型阑尾炎：妊娠阑尾炎、小儿阑尾炎、阑尾包块及阑尾脓肿。

小结（0.5 小时）

通过本教案的学习，使学生进一步熟悉腹膜炎、阑尾炎解剖和生理等方面的基础知识，分析主要症状和伴随症状的特点，根据主要的实验室检查作出最终诊断。

指导教师进行总结，点评，针对学习目标逐一检查是否完成。

评价与反馈：师对生、生对师、生对生、师对课程、学生自我评价，完成评估量表。

（郁正亚）

第五节　案例教学

一、案例教学的概念

案例教学法是在学生掌握了有关基础知识和分析技术的基础上，在教师的精心策划和指导下，根据教学目的和教学内容的要求，以真实案例为基本教学素材，将学生引入一个特定的真实情境中，针对教学目的开展一系列问题的案例分析，引导学生进行独立思考、自主学习和集体协作，进一步提高学生发现、分析和解决某一具体问题的能力，同时培养学生正确的思维方法、良好的工作作风、沟通能力和协作精神的教学方法。

案例教学法起源于 20 世纪初的美国哈佛大学法学院，经哈佛大学商学院的推广和完善，被广泛应用于医学、经济学、管理学、法学等实践性、应用性较强的学科，已成为一种成熟的教学方法。

全科医生学习课程数量多、内容庞杂、时间紧，各门课程之间相对独立又紧密联系，如何将纷繁复杂的理论应用到实践，解决患者的具体实际问题，是教学的核心所在。案例教学可以将复杂的螺旋式、网络样结构的医学知识以"病"连接起来，有利于全科医生把相关课程的知识融会贯通，更快地学会充分利用相关的理论知识指导医疗实践，再经过实践来检验理论，得到更好的总结提高。

二、案例教学基本格式与主要步骤

（一）案例选择

1. 选择好案例　一个好的案例是成功实施案例教学的前提。医学案例来源于日常的临床实践，需要教师在临床工作中善于识别，捕捉好的临床病历，可能是你亲身经历或者是你这一领域的专业人员和从业人员的经历；真实的案例本身具有很强的感染力，往往都有一个真实的结局或结果；好的案例除了是一个"真实"的故事外，需要教师依据以往临床实践经验给予必要、充分的设计，既要案例简洁，又要内容丰富，在恰当时机提出具有引导性的问题；对于全科医生还应设计一些开放性的问题，有助于拓宽学员的思维。

美国尼亚加拉大学的 Cliff 等认为成功的案例应具备四个特点：①具有明确的教学目标；②案例必须简洁，但内容丰富；③依据案例提出的问题恰当，并具有教学意义；④案例所包含的知识点学员可容易地获得。

2. 案例精选及其解析

（1）××教学目标：①②③……

（2）××案例设计的问题：①②③……

（3）××案例分析：围绕案例教学目标、案例、设计的问题。

（二）案例讨论前的准备

1. 案例讨论前的准备工作尽量充分。包括教师对案例内容的熟悉程度，计划如何开始和如何推进讨论，重要内容预先准备好等一系列问题；对讨论中可能出现的问题应有充分的估计，并拟订好对策；教师应帮助和引导学员学习和准备案例。

2. 最好有一本适用于学员的指导手册，便于学员预先了解案例，锻炼学员善于抓住案例的主要内容（或问题），鼓励学员自由分组来准备案例，相互协作共享所获得的各种信息和知识，鼓励适当的想象和推测。

3. 要求学员在讨论之前阅读案例，在复习、查阅教科书及相关资料的基础上，针对围绕案例所提出的问题的回答最好以书面的形式进行。

（三）围绕案例的课堂讨论

1. 讨论前可以就案例进行小的测验，检查学员预习案例的情况。

2. 简要介绍案例的主要内容和主要事件（教师或一个学员均可）。

3. 鼓励学员（或指定）陈述他们的观点，组织学员展开讨论，并对学员提出的问题可以逐一进行相互讨论；为了避免讨论的"冷场"，教师要事前预先设计几个恰当的问题以备用。

4. 真实的案例，可将案例的真实结论告诉学员，并对这一结论展开讨论；讨论结束时，对重点问题内容进行总结。

三、案例教学的优点

1. 便于多学科知识的整合，理论和实践相结合　临床许多问题的解决需要知识的整合，进行案例讨论以及专题研究时，面对的是现实医疗实践中需要解决的实际问题，需要全科医生调动全面知识，既需要对知识的分化，又需要对知识的综合整理；案例教学中，全科医生在分析、解决来自实践的问题的同时，一方面不断形成新的理论视野，增长分析问题的技巧；另一方面在探索思考理论如何运用于实际，从而及时有效地促进了理论向实践的转化，真正达到理论与实践的结合。

2. 便于提升自我学习能力，培养团队协作精神　案例教学提供的是一个开放的学习过程，培养全科医生围绕学习的主题，主动收集、加工处理和利用信息的能力。通过案例分析、合作学习、研究性学习，帮助全科医生利用多种手段和途径获取信息，学会整理与归纳信息，学会判断和识别信息并恰当地利用信息；学会交流和分享获取的信息、创意及成果，发展乐于合作的团队精神，提高全科医生的科学研究能力。案例教学法为每个学员提供了一个相对个性化的、多渠道的获取知识的机会，提高了学员的综合素质，为全科医生的终身学习和发展奠定了基础。

3. 强调高水平教师队伍，突出教学相长　案例教学模式要求教师要具有多方面的能力。首先,案例库的建立,需要教师研究案例的相关理论,确定案例的格式,在临床实际工作中广泛收集各种病例,并对搜集的资料进行科学整理,选编出适用于全科医生培训的案例;教师在案例讨论前必须进行充分的准备,熟悉案例、设计问题、设计恰当的时机提出问题,教师指导学员剖析病例、解决实际问题的过程,也是教师再学习的过程;同时依据医学理论的不断更新和诊疗技术的发展与变化,教师应及时进行必要的修正、更新,从而其教学、科研水平得到不断的提高。其次,教学方法上,教学组织形式的变化对教师驾驭课堂的能力提出了新的要求,完成这些教学任务需要教师不断学习、探索提高自己的教学能力,从而使教师的素质在教学过程中得到了优化。

四、案例教学的应用范围及局限性

1. 案例教学适用范围

(1)全科医生临床实践学习过程中,由于时间的局限性,不可能见到所有大纲要求学习的病种,尤其是少见病种或季节性较强的病种,如破伤风、过敏性鼻炎等,案例教学可以弥补这一缺憾。指导教师可以先复习病种基本知识和基本理论,然后选择能够说明基本理论的病例,讨论病例中所包含的理论、原理,这样病例中隐含的理论和问题就变成了实际情形,使得理论情景化。案例教学可以是一个疾病的诊断,也可以是对其治疗过程中某一项治疗的选择或某一项操作的选择展开,可以涉及基础、临床相关学科的任何问题。

(2)对于全科医生培训中需要掌握的重点病种,如社区常见慢性病高血压、糖尿病等,通过经典病例或有特定情境案例的分析,向学员呈现面对实际情景中,系统解决实际问题的方法,以及解决过程中出现的种种问题,强化学习效果。

2. 案例教学的局限性

(1)案例教学花费精力多,对教师要求高。指导教师要精心准备案例,课中要做到有效引导;学员要充分准备,课中要踊跃发言,课后要做精练的总结。而现实中,指导教师面临繁重的医疗、科研任务,可能很难做到尽善尽美。

(2)案例教学的教学效果常有不可控制性。案例教学的实施需要学员的积极参与,指导教师的有效组织,以及能说明教学中问题的案例材料。在此过程中,关于这些方方面面的整合总会有不尽如人意的地方,因此,教学效果可能受到一定程度的影响。

(3)案例教学常常是以较短篇幅来概括整个事件的发展过程,而一个完整病例,从症状、病史、查体、辅助检查,到诊断、评估、治疗、康复、随访、预后,涵盖内容多,时间跨度长。在案例教学的过程中,课中时间有限,指导教师既要让学员学习过程,更要掌握知识、领会技巧,很难完全达到实践操作的学习效果,指导教师需要做到统筹兼顾和重点突出。

五、案例教学的应用

1. 选编典型临床案例 精选和编写临床医疗案例是实施案例教学法的基础和前提,案例质量的高低直接影响教学效果的好坏,所以案例的选择,应依据以下原则:①明确目标,突出主题。一个好的案例,必然表现一个明确的目标和鲜明的主题,通过讨论加强某些重点和难点的理解,可以将理论知识进行横向联系、融会贯通。如一例误诊为胆囊炎、胆囊结石而导致死亡的急性广泛前壁心肌梗死案例,它所强调的是腹痛的鉴别诊断,在分析讨论的过程中凸显急腹症与腹外疾病鉴别的重要性,临床思维由局部向整体扩展,提高全科医生分析问题和解决问题的能力。②客观真实,生动典型。所谓真实、典型即该案例应当是来源于临床实际,且具有一定的综合性,能够较为全面地反映培训内容的理论体系,并有利于启发全科医生的思维。选择代表性的临床实例,能起到举一反三、触类旁通的作用。同时选择的案例必须生动活泼、引人入胜,这样才能引起参与者的兴趣,以便展开深入的讨论。③难易适中,信息适量。案例要具有一定的难度,不可过于简单。应有意识地选择一些复杂危重、容易造成误诊的病例,激发学习兴趣,以及主动探究原因、查阅资料、深入分析的热情。

2. 精心设计场景和问题　课前准备充分是案例教学顺利实施的重要保证。①教师必须精通整个病例材料,明确教学要涉及的基本理论观点;②预测学员可能提出的思路与观点,并确定介入讨论的时机,制订周密的病例讨论引导计划;③收集与病例有关的症状、体征、辅助检查等影像、图片资料,制作多媒体课件。运用文字、图表、图像、声音等多种元素结合的多媒体教学手段,使其仿佛亲临诊疗现场,更好地吸引学员的注意力。

问题设计是案例教学顺利实施的关键。问题设计,可以是常识性、单一性的,如冠心病的危险因素;也可以是逻辑性、综合性的,如结合已有的症状、体征和辅助检查资料推断最可能的诊断是什么等。问题的安排顺序一般由表及里、由浅入深。案例中的最后结果可以隐去,留给学习者足够广阔的思维空间和讨论的空间。

3. 案例布置与分组讨论　布置案例的目的是让学员对案例有充分的了解和分析,使学员能更好地主动参与教学过程,应该在课前布置。可以通过局域网或纸质资料公布,一般应在教学前一周左右完成。课前建立学习小组,在彼此自觉自愿的基础上形成"学习共同体",其规模不宜太大,一般4~6人,不超过10人。小组讨论的形式为每个学生提供了参与交流、发表自己见解和主张的机会,培养团队合作的精神,增强了案例学习的效果。

4. 课堂讨论与总结　课堂讨论由学员唱主角,鼓励学员充分发言,教师仅作为主持人,巧妙引导讨论,适时进行引导性讲解或归纳总结。在学员讨论时,教师应特别注意讨论中显现的问题以及思想闪光点,以便及时调整课堂教学重点,使教学更有针对性。在归纳总结时,教师除点评学员的讨论过程(如观点、论证方法、存在的问题等)外,还应注意根据教学内容的逻辑主线提出完整的分析过程和结论,特别是对病例中涉及鉴别诊断的关键临床表现的价值也应作引申讲解,以提高案例教学的实际效果。

5. 课后总结　要求学员将讨论内容写成书面报告,总结病例的核心问题,更深入地巩固所学、所想、所感,也可以锻炼学员的文字功底。对于经典的病例讨论,建议学员总结成论文形式,公开发表。

总之,案例教学以其独特的优势获得了迅速的发展,是现代教育中一种重要的理论与实践相结合的互动式教学方法,通过引导学员对案例进行剖析研究,培养学员认识问题、分析问题和解决问题的综合能力,从而发展自身能力,形成良好的个性品质的教学模式。

(王亚军)

第六节　教学手段

一、教学手段概述

教学手段指教学过程中教师为向学生传输知识与技能而使用的一切媒体,是教学活动的基本要素。

同步于人类社会发展,教学手段也经过了漫长的变迁历程。人类诞生之初的远古时期,教学手段是直接经验学习模式中的简单口头语言。在公元前 30 世纪,人类开始拥有文字;公元前 25 世纪,古埃及出现了人类学校的最早雏形;公元 11 世纪,印刷术在中国发明;文字书籍是这段漫长时期内重要的教学手段,护佑着人类文明的火种。同样是在公元 11 世纪,中国出现了最早的直观教具。而在欧洲文艺复兴时期,早期的教学手段已经不能有效地满足需求,实物、模型、标本、挂图等直观教具也应运而生。至 20 世纪初,广播、录音、唱片、录像、电视、电影、幻灯、投影、电子计算机及信息网络等先后被引入教学领域,这些用现代技术武装起来的新兴媒体为教学工作注入了活力,极大地拓宽了知识与技能的传递途径,加快了知识与技能的传递速度,提高了知识与技能的传递效能,已成为当前广泛应用的教学手段。

教学手段虽种类繁多,功能各异,但可按照其发明应用时间、教具技术水平分别归入两大类别——传统教学手段与现代教学手段。传统教学手段出现时间较早,使用近代技术,普通教具制备容易、成本低廉,可增进师生互动沟通的优势,但有形式单一、容量有限的缺点;现代教学手段出现时间较晚,运用现代高新技术,教具媒体丰富、信息密集,却也有因高新技术人 - 机交互界面应用而减少师生情感交流、降低教师主观能动性的不足。

在实际工作中,教师既不能在传统教学手段中故步自封,又不能迷信现代教学手段。而是应该正确理解两类教学手段的各有特色、各有所长;合理应用两类教学手段使其相互配合、相互融合。例如,在临床病理教学中,教师以甲醛处理制作的大体标本结合网络数码互动显微教学系统进行形态学教学,以图表、挂图阐述疾病发病机制,以录像视频展示病变演进过程,同时在整个教学过程中都辅以准确、规范、清晰的语言解说,这就是传统教学手段与现代教学手段相结合的典型范例。

总之,教师只有根据教学内容、教学对象与教学环境等因素科学地选择与组合教学手段,并熟练掌握教学技能,善用这些教学手段,才能取得良好的教学效果。

二、直观教具的应用

(一)直观教具的历史

直观教具是可带给学生直接、具体、生动感知材料的教学用具,是广泛应用的重要教学手段。早期的直观教具应用有公元 11 世纪(我国宋代)医家王唯一将体表刻有针灸穴位的铜人用于针灸教学,以及公元 17 世纪捷克教育家 J.A.夸美纽斯将皮制人体模型用于教学等。此后,直观教具逐渐普及,并随着科学技术的发展而日渐种类丰富、制作精良。

(二)直观教具的分类

直观教具大致可分为四类。

1. 客观实物　是指能最直接、最直观、最真实地反映教学内容的客观事物。如临床带教教师利用患者的疾病病灶、临床体征、临床表现等客观实物,向学生展示疾病的相关特征;学生在显微镜下观察蛔虫虫卵实物,以学习其形态特征。

2. 模拟实物　是指实物经过加工后制作成的标本或仿照实物制作的模型、复制品。如学生通过视觉观察和动手解剖经甲醛特殊处理制成的人体标本,以认知各种组织的形态结构、毗邻关系、生理功能;在具备人体解剖学与生物力学特征的模型上进行临床技能训练,如腰椎穿刺、静脉穿刺、胸膜腔穿刺等技能训练。

3. 挂图图表　是指能直观展现不易观察到的事物、现象和规律的图表。如为阐明体内能量代谢机制而使用的三羧酸循环图表;为讲解神经系统结构与功能关系而使用的各种实物图、剖面图、模式图等。

4. 再现事物原貌或事物变化过程的各种媒体　以教学录像、直播等手段进行外科手术教学,不仅能较好地突破时间、空间限制再现手术过程,还能辅以文字、语言解说,突出教学重点。这样既可取得优于使用手术图谱教学的效果,又避免了进行手术室内观摩教学可能面临的感控管理等制度的制约。

(三)直观教具应用注意事项

使用直观教具能在教学过程中综合调动学生的眼、耳、手等多种感觉器官参与学习,给予学生仅用语言和文字所不能达到的主观体验,有利于知识的积累和技能的掌握。为充分发挥直观教具这一化虚为实、化难为易、化静为动等的优势,在其应用中需注意以下几点。

1. 紧扣课程、简洁明了　一方面,教师应选择与教学内容密切相关,能够准确、突出地展现其实际情况和内在规律的直观教具;另一方面,所选直观教具必须具备特征鲜明、简明易懂,能将教学内容具体化、形象化、简单化的特点。

2. 综合运用、相辅相成　可根据具体教学内容综合使用多种直观教具。如在讲述大叶性肺炎时,可以综合运用病肺大体标本、病肺显微切片、大叶性肺炎病理机制挂图等三种直观教具,互相配合以增强教学效果。

3. 视听结合、双管齐下　有关记忆力的研究发现:对于相同教学内容,若仅采用听觉或视觉学习,3小时后记忆量为70%左右,3天后降为10%~20%;若同时使用听觉和视觉,则3小时后记忆量为85%,3天后仍保持在65%的较高水平。由于多数直观教具是经过视觉或者触觉向学生传递感知材料,因而需要特别重视在直观教具使用过程中配以详尽的语言讲解,通过向学生同步传递听觉信息,帮助其理解与记忆教学内容。

三、现代技术的应用

日新月异的现代科学技术为教学手段带来了巨大的发展与变革,其中最具代表性的就是多媒体技术与网络技术的教学应用。

(一)多媒体技术的应用

所谓媒体是信息传播过程中从传播者到接受者之间携带和传递信息的一切形式的物质工具。多媒体则是指以计算机技术把两种或两种以上的媒体有机整合,通过不同角度、不同形式展示信息,增强人们对信息的理解和记忆。多媒体技术不仅广泛应用于航空航天、医疗卫生、文化娱乐等领域,也以多种形式应用于教学活动。多媒体课件、多媒体模拟就是两种常见的教学手段。

1. 多媒体课件　多媒体课件是教师按照教学内容要求,根据自身创意,利用计算机技术将相关文字、图形、图像、声音、动画、影像等多种媒体素材融为一体并赋予交互特性,从而形成的教学应用软件。多媒体课件可让教学过程变得"有声有色",带给学生以视觉、听觉等多感官刺激,明显地提高学生的学习兴趣和学习效率。因此,制作优秀多媒体课件并正确使用,被视作现代教师必备的基本素质。

(1)多媒体课件制作要点

1)科学客观:课件内容突出教学重点、解决教学难点,切忌全部照搬教材内容。同时,课件内容应准确无误,确保学生接受到正确的知识。

2)生动丰富:尽量少用文字表述而多采用图表、音频、视频等直观素材,真正赋予课件多重媒体有机整合的优势。

3)简洁美观:课件单页信息量不宜过大,页面应形式简约、布局合理,色调统一、字体适中。

(2)多媒体课件应用要点

1)坚持教师的教学主导地位:认真备课,精心讲授,准确、生动的语言讲授与多媒体课件相得益彰,切莫因过度依赖多媒体课件而丧失教师教学中的主导地位,沦为多媒体课件的朗读者。

2)熟练掌握计算机教学技能:教师必须能够在多媒体课件教学中熟练操作计算机、投影仪等教学设备,以确保课件流畅运行,教学工作顺利推进。

3)充分有力的教学设备保障:应提前到授课现场检查计算机、投影仪等设备是否正常,并在系统上预先运行课件以及时发现、处理各种意外问题。

2. 多媒体模拟　模拟教学是指学生在教师指导下,在教师预设的情景中,在预制的模型上进行知识与技能的学习。由于教学过程可安全重复、教学环节可拆分组合、教学结果可即时评估等优点,模拟教学已大量应用于资源稀缺、成本高昂或者存在法律与伦理风险的教学项目。利用多媒体技术开发模拟教学设备,构建模拟教学情景,更令模拟教学如虎添翼。

(1)多媒体模拟教学设备:代表性的有第三代模拟人 SimMan 3G 以及超级综合模拟人(human patient simulator,HPS)等。在计算机驱动下,一方面它们可以多媒体形式模拟患者疾病中各种病理生理表现,如能通过胸廓运动、足背动脉搏动的形式模拟人体呼吸、脉搏生理情况,通过心电监护仪上的心电图波模拟心脏工作状态;通过呼吸音的消失、胸廓呼吸动度的减弱、氧饱和度的降低模拟张力性气胸等。另一方面它们还可以多媒体形式模拟患者对学生各种干预措施的反应。如:若学生对张力性气胸患者给予了吸氧、胸腔穿刺排气等正确有效处置,它们会通过心电监护仪上的血氧饱和度数字的增大、胸廓呼吸动度增强等形式表现出缺氧程度缓解、呼吸困难程度减轻等反应;若学生实施了心包穿刺、导尿等无效操作或没有进行任何操作,那么它们可能会通过血氧饱和度数字变小、胸廓呼吸运动停止、心电图波室颤样改变来体现进一步缺氧、呼吸心搏骤停。这类多媒体模拟教学设备的实际效能,远高于传统的低仿真度模型器。

(2)多媒体模拟教学情景:通过计算机控制的声光系统,可以较好地预设特定教学环境。例如,在国内外一些临床技能中心,已经可以通过在实验室四周投射医院急诊室的实景来营造非常具有临场感的急救技能教学现场。由于多媒体模拟情景可灵活设置,随时更换,因此其总体成本低于传统的装修布景模拟。

综上可见,因得益于多媒体技术,学生可迅速融入高度逼真的模拟情景,在同样高度逼真的模拟设备上取得良好的学习效果。

(二)网络技术的应用

在现代教学活动中,网络技术主要应用于信息交流、远程教学及开放课程。

1. 信息交流　传统教学主要在课堂进行,教师与学生通过面对面的信息交流,可以取得较好的教学效果。但这种方式不仅因为受到课堂教学时间、空间限制而不够深入充分,也因为课堂教学的整体性不能更加自由与个性。教师和学生一旦离开课堂,教学活动就可能因为信息交流不畅而效率降低,甚而陷于停滞。

基于网络技术的通信工具为师生带来了信息交流的新手段与平台。

(1) 电子邮件(electronic mail,E-mail):这种基于网络技术的电子化信件可传输文本、图像、音频、视频等内容,具有快速便捷、形式多样、成本低廉等优势,是应用最早和最广的互联网服务。电子邮件的订阅服务可以让学生定期从教师那里中获取自己需要的信息,而群发功能则允许教师同时向大量学生传送相同的信息,在教学活动中具有重要的应用价值。

(2) 电子布告栏系统(bulletin board system,BBS):早期的 BBS 系统与一般街头或校园内的公告板性质相同,不过是两台计算机通过电话线互联,进而发布与接收信息,用户交流基于纯文字环境,系统功能单一。随着因特网技术日益成熟,现代 BBS 系统已可以传输多媒体信息,并向用户开放若干其可能感兴趣的专业组和讨论组,用户则可以定期检查是否有新的消息发布,"张贴"供他人阅读的文章,"张贴"对他人文章的评论。教师和学生通过在 BBS 中共享信息,开放交流,平等互动,可以充分体现其主体性和创造性。

(3) 博客(blogger)与微博(microblog):博客是一种由个人或者团队管理,不定期更新内容的网站,它聚合了文字、图像、其他博客或网站的链接等信息,并能够让读者以互动的方式留下意见。微博是博客的一种,其通过关注机制分享简短实时信息,虽然有文字信息不能超过 140 个字(含标点符号)的限制,但其特有的黏附性、便捷性、原创性和草根性,让它拥有相当可观的用户群体。相对而言,博客偏重于梳理作者阶段性的所见、所闻、所感,微博则突出发布者的当下思想和最新动态。教师可以选择性地利用博客与微博的这些特征,进行教学资料发布,教学信息更新,并与学生互动交流。

(4) 即时通信工具:QQ、微信是大众广为熟知的即时通信工具,具有在线交流(文字、语音、视频)、传输文件、建立群组、信息共享等强大功能。学生可以通过成为教师的 QQ、微信好友,或关注教育机构的 QQ 企业号与微信公众号,查看教师分享推送的信息。教师可以运用 QQ 和微信的群组功能,更方便地与学生建立的信息交流。

利用这些网络信息交流手段,师生间可共享教学资源、发布公告、布置作业、讨论答疑等,让交流更加密切,更加高效,更具针对性、持续性。

2. 远程教学 远程教学是指依托于教育机构,运用现代通信技术在分隔两地的教师与学生之间搭建交流平台,传输教学内容或提供教学互动的有组织教学活动形式。

网络技术运用于远程教学的优势非常明显:首先,依托高速网络与云计算技术,远程网络教学可通过整合与分享优质教学资源,保持教学水平的先进性;其次,随着网络技术与多媒体技术日益交叉融合,网络远程教学事实上已经成为形式生动、信息密度大、技术水准高的教学方式;第三,由于网络的开放性、交互性、实时性等特征,网络远程教学可灵活运用一对一、一对多、多对多等各种教学模式,弥补了传统班级制教学缺乏自由度与个性化的不足。可以说,今天的网络远程教学克服了既往函授教学、广播电视教学形式单一、信息量小、互动性差的不足,已成为实地现场教学的有力补充,是发展全民教育和终身教育体系的重要方向。

3. 开放课程 随着信息技术的突飞猛进,教学资源日益数字化、网络化,进而孕育出全新的网络开放课程。在这里,知识不再局限于课本,课堂不再局限于教室,良师不再局限于校园,而是只要有能够连接互联网的终端(个人计算机、智能手机、平板电脑等),就可以进入一流课程的学习中来。近年来,得益于高速移动网络广泛覆盖和移动终端性能大幅提升,网络开放课程优势得到进一步发挥,学生只要打开平板电脑或者智能手机上的课程 APP(application),就可以随时随地地进入学习,甚至与教师互动。

围绕某一个共同主题或话题形成大规模网络开放课程,这就是慕课(massive open online course, MOOC)——当前最具影响与潜力的网络开放课程。临床医学慕课课程正吸引着越来越多的师生参与其中,这些临床医学慕课课程跟传统大学课程一样循序渐进,能够让学生从初学者成长为高级人才。研究与实践都不断表明,慕课或许正是网络技术为严肃、严谨、严格的临床医学教学注入的新活力。

当然,在网络技术教学应用中也有一些需要重视的问题:开放的网络环境易于带来良莠不齐的信息,需要教师与网络管理人员细致甄别遴选;网络世界的丰富多彩,也会分散学生注意力,需要教师时刻关注引导,使之专注于学习目标。

(夏　天)

第六章 教学评价

第一节　教学评价概述

医学教育肩负着培养我国医疗卫生人才的重要使命。医学教育者越来越清楚地认识到 21 世纪医学教育所面临的挑战：适应以结果为基础教育、以问题为基础学习、以核心内容和学生选择内容为基础学习以及螺旋式课程等多种教育模式并存的国际医学教育趋势，配合社会、医学科学与医疗技术的发展与进步，培养满足患者和社会需求的优秀医疗卫生人才。这些挑战促使医学教育者不断开发新的课程与教育模式、新的学习环境与学习方法、新的教学方法与教学手段，以及与之匹配的新的评价方法与评价措施。因此，无论是评价教学对象，还是评价教学过程或教学效果，教学评价不仅是国内外医学教育领域越来越重视的内容，也始终是医学教育者所面对的主要挑战。

21 世纪"核心能力（或胜任力，competence）导向"的医学人才培养目标的提出，使得课程模式、课程主题、学习环境以及教学方法等都围绕医学人才的胜任力目标进行设置。临床医学专业能力、沟通交流能力、职业精神、健康促进以及在不同医疗环境下的团队合作能力等均被设置进医学本科教育以及毕业后教育。同时，评价方法与评价内容越来越从评价教学对象对理论知识的掌握为主向评价教学对象将知识转化为运用的能力、特别是评价教学对象的胜任力为主。

一、教学评价的基本概念

1. 教学评价的定义　教学评价是指按照一定的教学目标，运用科学合理并可行的评价方法，对教学过程和教学效果给予价值上的判断，并为改进教学、提高教学质量提供可靠的信息和依据。

2. 教学评价的主体　教学评价的主体是参与教学设计和教学活动的课程设计者、教学专家、教师、教学管理者以及教学对象。

3. 教学评价的对象　教学评价的对象是特定的教学本身以及参与其教学活动的教师和教学对象。

4. 教学评价的目的　教学评价的目的是促进教育教学改革，提高教育教学和人才培养质量。

5. 教学评价的内容　教学评价的内容包括教学目标、教学内容、教学方法、教学资源以及学业成绩等诸多因素有机组合所形成的教学过程和教学结果。

6. 教学评价的手段　教学评价的手段可运用定量或定性的科学合理的技术和方法。

7. 教学评价的场所　由于医学教育模式的转变，医学教育对象获取临床经验的场所由单一的教学医院向多元化方向转变，教学评价的场所除教学医院以外，已延伸到社区卫生服务中心、居民家庭、社会机构(如健康团体)、政府机构(如疾病控制中心)以及基层卫生机构(如乡镇卫生院)等。

二、教学评价的分类

(一)从评价对象的角度

分为课程评价、教师评价、学生评价和教学管理评价。这些教学评价分别评价:教学课程所包含的教学目标、课程设计、课程框架、知识结构、教学资源、教学管理质量与教学效果(通常以专业论证或教学水平评估方式实现);参与教学教师的教学态度、技能、水平与效果(通常以课堂教学评价、教学活动评价等实现);教学对象的学业成绩、知识与技能水平,通过学生评价或学业成绩评价实现。

(二)从评价内容的角度

评价的内容与课程、培训内容以及学习目标密切相关。针对全科医生,所有全科医生胜任力相关内容都应该是评价的内容,包括接诊患者、社区诊疗、交流沟通、团队合作、操作技能、急诊救治、指导下级医生、职业精神以及对患者和家属的健康教育等。

(三)从评价形式或工具的角度

分为侧重评价知识掌握程度的理论笔试评价和侧重评价能力的表现性评价。理论笔试评价包括多项选择题(multiple-choice questions,MCQ,A 型及 K 型)、填空或简答题(short-answer questions,SAQ)、临床情景题(scenario-based questions,SBQ)、论述题(essay questions)或改进型论述题(modified essay questions,MEQ)等,其中多项选择题由于可提供足够的样本量,适用于评价核心知识掌握。侧重评价能力的表现性评价包括各种类型的形成性评价(见本章第三节)、口试以及客观结构化考试(objective structured clinical examination,OSCE)等。

(四)从评价目的的角度

分为以促进教学对象自我改进和完善为目的的形成性评价和以区分等级为目的的终结性评价。前者如档案袋(portfolio)或电子档案袋(E-portfolio)、学习记录、日常评价和 360 度评价(360° global rating)等,是培训过程中对教学对象的评价。后者常与确定升级和获得特定资质相关,如课程考试、年度考核、执业医师资格考试、住院医师培训结业考核等都属于终结性评价。形成性评价与终结性评价在目的、准则、标准、设置形式和方法上均有所区别,见表 6-1。

表 6-1　形成性评价与终结性评价的区别

评价方法	评价目的	设置时间	评价人	评价影响	对结果的概括程度
形成性评价	促进改善	教学中	教师、同行、患者等	主观性	分析性
终结性评价	判断等级	教学后	教师及教学管理者	客观性	综合性

(五)从评价场所的角度

分为基于考试场所的评价和基于工作场所的评价。前者如各种形式的笔试考试和多站考试,在预先设定的评价场所(如多媒体教室、病房、技能模拟实验室等),应用统一的评价工具,如理论试卷、多媒体试卷(X 线片、辅助检查结果判读、视频音频试题等)、模拟模型(如各种操作模型)或动物标本、标准化病人或真实患者(部分情况下)、标准病例(用于口试病例分析）等，相同的评价者对一组或一群考生进行评价。后者，如迷你临床测验（mini clinical examination，或 mini-consultation evaluation exercise，Mini-CEX）、直接观察操作技术（direct observation of procedural skills，DOPS）以及基于病例讨论（case-based discussion）的评价，是在某一个考生临床工作的场所，在真实的临床环境下，对其某项临床工作的表现进行评价，如接诊患者和体格检查以及临床操作等。前者常为终结性评价，后者是形成性评价。

三、教学评价的基本原则

评价是课程计划（curriculum design）和培训项目（training programme）不可或缺的重要组成部分，在评价前应该提出以下问题：

1. 评价什么（确定评价内容）？
2. 怎样评价（选择评价方法与工具）？
3. 评价目标（确定评价目的）？
4. 什么时候（确定评价时间点）？
5. 谁来评价（确定评价人）？

教学评价应根据评价对象、内容和目的，选择应用或合并应用不同的评价方法与工具。

（一）评价的设置

评价的设置指以总体教学目标为指导，按照教学进程中的阶段目标和要求，根据教学大纲和教学内容，在课程（或培训）过程中或结束时设置与课程总体框架匹配的教学评价。评价的设置通常包括学年、学时周数、课程（或轮转）内容分布以及各项评价在总体课程（或培训）中的权重等诸多方面。评价形式则包括形成性评价和终结性评价等以上谈到的各种评价类别。在确定的学习目标下（如全科医生培训细则），应该构建针对所有学习目标的评价设置，设置这些评价时，需要考虑评价的时间点、频次、权重等。设置这样一系列分层次评价的目的，在于评价教学对象前一阶段学习所取得的进步，以及经过各阶段课程学习所逐渐增加的知识与能力，评价他们的水平是否达到该时间点或阶段的学习目标。

例如，在三年全科医生培养的过程中，轮转过程中将设置一定频次的形成性评价（日常表现如接诊患者、体格检查、病历书写、分析病例、诊疗操作等），轮转出科时设置过程中的终结性评价（出科考试考核），某些公共课程结束时设置课程考试考核，每年设置年度考试考核，在完成三年全科医生培训时，设置全科医生培训结业并取得培训证书的终结性评价。

（二）评价的信度与效度

评价信度即评价的可靠性（reliability），指考试持续测量所应测试内容的程度，即指评价结果是否稳定可靠，是否反映受评价者的实际水平。考试信度越高，再次进行考试得到相同结果的可能性就越大。评价的信度主要取决于试题质量（是否可以准确测试受试者的知识能力水平）以及评分标准是否客观和准确。题量过少、评分标准结构化较差导致评分的客观性差、考生考试时间过长导致体力下降、分数计算错误以及考官主观误差（分类误差、归纳误差和偏倚误差）导致评分偏差等都会降低评价信度。

评价效度即评价的有效性（validity），是评价测量出想要测量的内容的程度，即评价是否达到了预定的目的以及是否测量了要测量的内容。因此，效度是评价内容覆盖课程教学大纲或培训要求的程度。另外，效度也要求评价方法或工具匹配评价想要测量的内容。例如，以知识测试为前提和主要内容的试题用来评价能力表现就不具有有效性。考试说明含糊或有误导性、试题措辞不当或过于复杂、试题量过少、试题与测试结果不匹配、试题难度不恰当以及答题时间不足等因素都会降低评价效度。

（三）评价标准的设定

评价标准设定是指划分需要掌握的知识和技能的最低水平以及确定符合这个最低水平的考试分数的过程。无论形成性还是终结性评价都要设定评价标准，特别是阶段性和终结性评价，其需要具备识别教学对象的知识水平和能力表现是否恰好满足某一个特定的教学目标的能力。对于全科医生培训，招收录取可采用"相对标准"，该标准适用于选择一定数量和比例的学员；培训过程中终结性评价的标准应该采用以确定学员是否掌握必需的知识和能力的"绝对标准"。如对全科医生轮转出科的理论考试需要确定分数及格线，及格表示学员达到或超过掌握这门学科基本理论知识的最低要求，而不及格的学员则未达到最低要求。绝对标准的运用使学员及时获知其学习状态，也使管理者及时获知培训总体效果，并对不及格的学员安排补充或重新培训。

（四）评价的方法及选择

评价的目的是评价教学对象的知识和能力水平、显示教学情况和教学效果，还要考虑评价是否对教师、教学对象产生促进和推动作用。如前所述，在出科、年终或结业时进行的理论考试，对于全科医生，评价其对知识的掌握以多项选择题（MCQ）理论考试为宜，而培训过程中评价其临床实践能力则可选择在日常工作中的 Mini-CEX、DOPS、SOAP 病历书写等，甚至可以应用经过精心设计的综合评价量表，评价其在家庭访视、健康教育等社区卫生服务活动中有关职业态度与技能的表现，培训结束时可以应用针对全科医生临床知识与技能特点设计的客观结构化考试（OSCE）等方式进行结业评价。表 6-2 列出了目前常用的一些评价方法。

表 6-2　常用评价方法

评价方法	评价类型	用途	优点	缺陷
多项选择题（MCQ）	笔试评价	形成性评价 终结性评价	核心知识覆盖面广 评价标准较易制订 客观性强 适用于等级评判	需要大样本题库 命题要求高
论述题及改进型论述题（MEQ）	笔试评价	形成性评价 终结性评价	评价知识掌握	客观性强 难以评价知识运用
简答或填空题（SAQ）	笔试评价	形成性评价 终结性评价	评价知识记忆 易于组题	难以评价知识运用
临床情景题（SBQ）	笔试评价	形成性评价 终结性评价	评价知识运用较好 评价综合临床能力	编制难度较大
检核表（Checklist）	表现性评价	形成性评价	操作简便	主观性强
客观结构化临床考试（OSCE）	表现性评价	形成性评价 终结性评价	规范公平 客观性强 综合评价 适于大型通过性考试	成本较高 耗时

续表

评价方法	评价类型	用途	优点	缺陷
迷你临床测验（Mini-CEX）	表现性评价	形成性评价	评价综合能力 简便易行 结合临床	主观性强
直接观察技能操作（DOPS）	表现性评价	形成性评价	评价综合能力 简便易行 结合临床	主观性强
标准化病人考试	表现性评价	形成性评价 终结性评价	标准统一	SP 培训成本及难度较高
口试	表现性评价	形成性评价 终结性评价	评价知识运用较好 评价综合临床能力	主观性强 耗时
论文评价	综合评价	终结性评价	评价知识的深度广度 及思辨能力	主观性强 耗时
综合评价量表	综合评价	形成性评价	应用较广 易于操作	编制难度大 主观性强
导师报告	综合评价	形成性评价	多方位评价	主观性强
电子档案袋（E-portfolio）	综合评价	形成性评价 终结性评价	全方位评价	管理难度大 主观性强
360° 评价	综合评价	形成性评价 终结性评价	多方位评价	主观性强
自我评价	综合评价	形成性评价	促进自我完善	主观性强

以上评价方法或评价工具的选择，必须从评价的可靠性、有效性、可接受性、可行性、对受评价者产生的影响以及成本等诸多方面综合考虑。

四、教学评价的反馈

教学评价的反馈指将教学评价结果（无论形成性评价或终结性评价的结果）反馈给评价对象，是教学评价的必要环节，也是最终达到评价目的、促进教育教学水平提高的重要手段。

学习与评价的关系越来越受到医学教育者的重视。反馈对其在工作场所的实际临床实践的评价结果，使评价变为一种学习过程和经历，对提高教学对象的学习兴趣与主动性、不断改善他们的表现和引导他们向期望的目标迈进有着非常重要的作用。

（一）评价反馈的形式

传统的学业成绩评价反馈指课程结束时或学年、学期结束时的阶段考试考核成绩或终结性考试考核成绩反馈，通常以书面或网络形式反馈给学生。如全科医生公共课程考试成绩、出科考试、年度考试以及阶段考试等成绩反馈。学业成绩评价反馈除书面或网络形式的成绩反馈，目前还强调针对考试考核中的普遍性问题给予学生考试讲评等，目的在于通过讲评明确并改善学生普遍存在的知识和能力缺陷。

1. 形成性评价的反馈形式

（1）过程评价记录：指导教师通过学员的临床轮转考核手册以书面或网络（电子版考核手册）的形式对其在日常工作中表现出的各项能力进行评价。

（2）电子档案袋（ePortfolio）：指导教师或评价教师通过学员个人电子档案袋，对其在日常工作中表现出的各项能力进行评价。

（3）Mini-CEX 或 DOPS：评价教师在考核时给予学员口头评价反馈。

2. 形成性评价反馈的原则　形成性评价强调反馈的特定性、及时性、描述性和"三明治式"反馈（或建设性反馈，constructive feedback）。与传统的只含有评价结果的反馈（如：得知自己评价结果为 4 分，5 分为满分，学员只能通过回忆推测自己正确和缺陷之处）不同，所谓"三明治式"反馈的核心在于强调从"表扬与鼓励"、"还有什么不足"到"如何改进"的反馈过程。首先肯定学员正确的、良好的表现，有利于使其清楚地认识到自己经过前一阶段的学习所取得的效果和成绩，这比仅反馈负面结果更有利于学员的进步；继肯定之后，让学员自己发现其错误或不足之处，有利于培养其发现问题并分析问题的能力，最后让其自己总结如何改进，更是培养其解决问题能力的有效手段。

Hewsnon 等曾总结临床教学评价特别是形成性评价的九项评价反馈技巧，非常适用于表现性评价，如 Mini-CEX 或 DOPS：

（1）建立适当的人际间相处的氛围：指导教师、评价教师应与学员建立良好的互相信任、互相尊重的关系，使得学员乐于得到和认同评价者的评价并乐于接受评价者的指导与改进建议。

（2）选择合适的时间和地点进行反馈：指导教师、评价教师要确保反馈的及时性，以利于学员及时得到指导并及时针对不足加以改进和完善。如每次 Mini-CEX 或 DOPS 评价，评价教师必须当时当面给予其评价反馈，以确保达到促进学员认识并改进其不足的目的。无论书面、网络还是现场的评价反馈，教师都应该注意对学员的尊重，注意评价环境和保密。

（3）教师与学员建立互相认同的学习目标：指导教师、评价教师要保持学习目标的一致性。学员也要完全了解评价的目的，使多次形成性评价不断促进学员改进和提高。

（4）了解学员的看法和感受：评价教师在评价时清楚了解学员对评价各个方面的感受和认知十分重要，如评价时间地点、病例的选择和环境是否适宜，评价过程是否顺利和未受干扰，评价者是否态度温和且公正，学员是否清楚地认识到其自身的缺陷与不足等。这些因素将影响学员评价当时的表现、评价后的学习态度甚至今后的学习效果。只有清楚、真正了解学员的心理感受和其对自身知识与能力缺陷认知上的不足，评价者才能以合适并有效的方式进行评价反馈，并通过此次及多次评价总结经验、改进评价相关内容以提高教学质量和评价质量。

（5）针对学员客观的行为表现进行评价：评价者应针对评价过程中学员客观的行为进行评价，这些行为受其主观意愿指使或直接与其掌握的知识与技能相关，因此，针对这些行为进行评价常能收到较好的效果。

（6）采用"不批评（或不指责）"原则：评价者采用非批判性的态度和语言，以"如果你在……部分注意……做，那就会更好"的句式，对学员进行评价反馈。

（7）针对特定行为进行评价：如果评价者对学员的表现泛泛评价反馈，将完全失去评价反馈的意义。一方面，学员可能会认为教师不够认真严肃，产生阻拒态度和心理；另一方面，学员不能清楚了解自身的缺陷与不足,无法进一步加以改进。因此,评价者必须经过认真的评价方法培训,评价时态度严肃认真,反馈才能具体有效。

(8)给予学员适当的回应:评价反馈的目的是促进学员改善和进步,强调评价者与被评价者的互动与交流。评价中、评价后评价者都应该给予学员的提问、疑虑、困惑等适当的回应,可以以解答、指导等方式,这些恰恰体现了形成性评价注重评价过程,以促进学员提高为目的。

(9)提出具有建设性的意见与建议:评价反馈最终以评价者针对学员的缺陷与不足提出清楚、明确、建设性的改进建议结束,达到真正促进其不断改进提高的目的。

综上所述,教学评价的趋势越来越由单一评价知识掌握向评价知识、态度和技能(胜任力)的全方位评价转变,由单纯测试理论知识的记忆向评价知识转化为运用的能力转变,由单纯理论考试向多元化评价模式组合转变,由终结性评价为主向形成性评价与终结性评价结合转变。

全科医生对知识与技能的掌握宽泛而浅显的特点以及他们工作的特征与性质,使得对他们的培训注重知识、态度与技能(胜任力)的全面培养。因此,侧重形成性评价,注重评价过程及结果反馈,将使他们在培训过程中不断改进、不断自我完善并达到培训目标。

五、全科住院医师培养过程评价设置

全科住院医师培训的过程考核,需要从全科住院医师的培养总体目标出发,结合临床和社区实践基地的轮转学习目标,考核内容要突出全科医学特点,注重以下原则:

全面:接诊患者、病历书写、临床思维与技能;

面广:范围广、程度浅;

运用:结合实际病例;

胜任力:医学专家、沟通、合作、学者、健康促进、职业精神等;

效度:覆盖大纲 >80%。

出科考核的流程包括:①住院医师出站前一周内提交登记手册和轮转中的形成性评价记录;②出科考核前1个月内组织命题:参考大纲和轮转目标,确定理论、技能、思维考核权重,设计理论技能和思维考核形式,命制考题和评分表;③提交培训主管部门出科考试方案;④组织出科考核(之前审核考卷并组织考官培训);⑤总结分析并反馈考试结果,必要时进行考试讲评。

(一)临床实践基地出科考核

全科住院医师在临床实践基地轮转,学习目标以突出全科工作内容为主:接诊患者(病史采集和体格检查)、病历书写、SOAP病例汇报、临床思维方法、无菌观念、各专科基本检查法、常用辅助检查解读、基本诊疗技术、病例资料收集、分析与研究方法和一定的临床医学教学方法。相应的出科考核内容也要突出全科特点:多发病的诊断治疗和新进展、并发症和后遗症的社区康复、心理问题的家庭访视、监测血压血糖等的慢病管理以及改变不良生活习惯的健康教育等。考核中还应该注重全科住院医师医学知识转化运用、沟通、合作、健康促进和职业精神等胜任力的考核。

从知识分层和培养目标的角度,全科医生需要掌握的是症状学基础的临床思维方法、常见病多发病的诊断和基本治疗以及预防、急症的院前处理和转诊,需要熟悉的是常见病多发病的鉴别诊断、常见病多发病和并发症的处理,需要了解的是疾病的病因、发病机制和新的诊疗技术。因此,无论出科考核中的理论还是技能考试,都需要在命题、组卷、评分标准设定和考官培训中注意全科与专科在培训目标上和知识分层要求上的差别,以使全科住院医师的出科考核具有针对性和有效性,同时需要注意考题应涉及培训目标 80% 以上内容以保证考试效度。表 6-3 列出了一些可与考核目标匹配的考核方法。

表6-3 全科住院医师临床基地轮转出科考核方法

考核形式	考核内容	考核胜任力	考试场地	考试资料
理论考试	轮转站点培训目标相关知识技能	医学专家、学者	多媒体考试教室	多媒体考试试卷
接诊患者:病史采集 体格检查 病历书写	患者信息获取 常见病多发病的临床思维 住院病历书写	医学专家、沟通 职业精神等	病房 真实患者或 SP	评分表
面试	临床思维分析和诊断治疗的综合能力	医学专家、学者、健康促进等	面试教室	病例摘要、阅片灯等、评分表
技能操作	诊疗操作能力、知情同意、医患沟通等	医学专家、沟通、合作、职业精神等	技能模拟考试教室	模拟模型或真实患者、评分表
辅助检查判读	心电图、影像片、辅助检查结果判读	医学专家	多媒体考试教室、面试教室或技能模拟考试教室	辅助检查判读评分表

以全科医生轮转心血管病房的出科考核(其中有关冠心病的考核内容)为例:①理论考试采用 A2MCQ 或综合试卷,考题涉及冠心病危险因素、预防和治疗方法;②应用冠心病心绞痛的真实患者考核接诊患者和体格检查;③通过辅助检查判读考核冠心病心肌缺血和典型心肌梗塞心电图;④面试考核 SOAP 病例汇报,胸痛的诊断和鉴别诊断思路,冠心病危险因素、预防,慢病管理以及健康教育等内容。

(二)基层实践基地出科考核

基层实践基地的出科考核原则和设置与临床实践基地相同,但需要结合在社区等基层临床实践的内容和特点进行出科考核。表 6-4 列出了一些可与考核目标匹配的基层实践基地考核方法。

表6-4 全科住院医师基层基地轮转出科考核方法

考核形式	考核内容	考核胜任力	考试场地	考试资料
理论考试	轮转站点培训目标相关知识技能	医学专家、学者、健康促进等	多媒体考试教室	多媒体考试试卷
接诊患者:病史采集 体格检查 SOAP 病历书写	患者信息获取 常见病多发病的临床思维 住院病历书写	医学专家、沟通 职业精神等	社区门诊 真实患者或 SP	评分表
面试	临床思维分析和诊断治疗的综合能力	医学专家、学者、健康促进等	面试教室	病例摘要、阅片灯等、评分表

考核形式	考核内容	考核胜任力	考试场地	考试资料
技能操作	社区特征的诊疗操作能力、知情同意、医患沟通等	医学专家、沟通、合作、职业精神等	技能模拟考试教室或社区门诊	模拟模型或真实患者、评分表
家庭访视	慢病监测与管理、健康教育、家庭健康计划制订、心理问题解决等	医学专家、沟通、合作、健康促进、职业精神等	居民家庭真实患者或社区模拟家庭及 SP	真实患者、社区模拟家庭、SP、评分表

第二节 课堂教学质量评价

一、概　述

1. 课堂教学的定义　课堂教学是教师根据教学大纲和教学内容,按照预定的教学方案,运用一定的教学方法,针对特定的教学对象,在具有教学设备的固定场所(如教室),以讲授为主要形式进行知识传授的过程。

2. 课堂教学评价的定义　课堂教学评价是采用一定的手段和程序对课堂教学的全程及其效果进行价值判断的过程。

3. 课堂教学评价的目的　课堂教学评价是保障课堂教学质量的必要措施,是确保达到教学效果的必要手段。课堂教学评价的目的在于促进教师教学方法的不断改进和教学水平的不断提高。

4. 课堂教学评价的形式　课堂教学评价包括专家评价、同行评价、学生评价和教学管理评价。

课堂教学评价根据评价人的不同,采用以下形式:

(1) 教学专家或同行于授课前对教师撰写的教案以及教学准备等进行评价;

(2) 教学专家或同行在课堂教学现场对授课进行评价;

(3) 教学对象在课后对课堂教学进行网上评价;

(4) 教学管理人员组织课堂教学相关人员(教学专家、教学主任、课程负责人、授课教师等)结合以上各种评价、教学对象意见反馈、学业成绩等信息对课程总体教学效果以及课堂教学效果进行评价。

5. 课堂教学评价的方法　课堂教学评价应以课堂教学规范为评价标准,评价教师课堂教学的全程及其效果。课堂教学评价可以采用审阅教案、听取试讲、现场听课、课后对专家同行及教学对象调研或座谈以及对课程学业成绩分析等方式,每种方法应用相应的评价表或问卷。

二、专家或同行评价课堂教学

(一)对教师课堂教学基本要求的评价

评价教师是否接受过相关的教学基本功培训,审核其针对授课对象的教学资质,评价教师总体上是否热爱教学、态度认真、作风严谨,是否充分进行教学准备,是否重视因材施教和讲究教学方法与技巧等。

（二）对教师课堂教学准备的评价

1. 评价备课 评价授课教师是否备课充分，通常采用审阅教案、审阅个人或集体备课记录、审阅试讲记录或听取试讲以及现场听课的方式，从教师教案、各种记录和现场授课过程中评价其是否预先了解教学对象的学习阶段和知识基础，是否根据全科医学教学计划的要求，深入理解教学大纲；是否体现其认真阅读了全科医学相关教材、专著及参考文献；是否明确授课目标，根据专科和全科的不同要求，确定授课内容的难易程度、深度广度、重点难点及知识扩展，并确定所采用的合适的教学方法。

在审阅教案、审阅个人或集体备课记录、审阅试讲记录时，要注重评价教师个人是否根据教学计划和教学大纲，旁听了前任教师授课，参阅学习了相关教材、专著和参考文献，进行了体现教学内容、教学进程、重点难点、知识扩展以及教学方法等的教学设计，集体备课或联合备课时是否统一规范了教学内容、补充了教师个人备课之不足、确保教学的严谨性及正确性、并体现学科融合及知识关联特别是全科与专科之间的关联与衔接。

2. 评价教案及课件 教案是教师根据教学计划和教学大纲，在参考相关教材、专著、参考文献以及借鉴前任教师的授课经验基础上，制订出体现教学内容、教学进程、重点难点、知识扩展以及教学方法等教学设计的教学文件，是课堂教学必备的教学实施方案。

教案既是教师教学思路和逻辑性的具体体现，也是教师临床经验、教学经验和教学水平的集中体现，既反映了教师对于教学大纲、教材和专业知识的理解和熟悉程度，又反映了教师对待教学的严肃态度和重视程度。

授课课件是在教学大纲和教案基础上准备的，包括纸质讲义、纸版或多媒体课件、图表、必要的纸质参考材料、实物课件（如实物或模型）等。

（1）对教案编写基本要求的评价

1）教案是否以一次课堂教学为基本设计单元，教学量与规定学时是否匹配；

2）是否根据因材施教的原则，针对不同层次的教学对象，体现切合全科医生要求的难易程度、深度广度、重点难点，以及所采用的教学方法和手段；

3）教学内容是否主要依据经典著作或有影响力的文献，或目前得到普遍认可的知识和理论；

4）是否理论联系实际，运用全科医生工作相关的实例帮助教学对象理解相关知识；

5）教学内容与所占时间是否分配合理，避免过度讲授或草草带过；

6）是否针对全科医生，适度介绍最新医学科学与技术进展；

7）针对全科医生，是否适当合理地应用双语教学；

8）教案是教学过程实施的体现，评价应注重教师教学思路以及教学方法在教案中的体现。

（2）对教案基本内容的评价

1）一般项目：是否齐全，包括课程名称、授课科室、授课教师姓名、教学职称、拟用学时、讲课具体时间、授课班级、拟采取的教学形式、应用的教材等内容；

2）教学目的和要求：是否根据教学大纲、教学计划、相关教材以及教学对象的具体情况制订恰当的教学目标（知识分层），包括使教学对象掌握、了解、自学的知识以及重点和难点；

3）教学方法与手段：是否根据教学内容设计合理的教学方法，包括讲授、讨论、演示、操作等,以及教学手段,包括课件、资料、板书、实物、标本、挂图、模型、投影、幻灯及录像等;是否针对全科医生工作特点综合运用多种教学方法,如 PBL 教学、案例分析、分组讨论、现场演示以及角色扮演等情景教学方式;

4)教学过程设计:是否根据教学目的设计出符合学习规律的逻辑性教学过程,如时间分配、具体讲解方法、过渡和衔接,在哪些内容上拟采用何种具体教学方法和辅助手段,如板书设计、安排实例、穿插使用视频音频等教学媒体以及双语教学等,并合理适度地确定超出教学大纲部分以及扩展的教学内容;

（3）对课件的评价

1）评价教师是否根据授课内容、教学对象和教案准备合适的课件。如必要的纸质参考材料、多媒体课件包括授课所用的 PPT 演示文稿和相应的音频视频、必要的实物及模型等。

2）评价教师是否根据 PPT 演示文稿制作原则（见本书第三章第一节）,制作与授课要求相适应的规范课件,课件是否有利于教学对象理解和掌握教学内容、而不是作为提醒讲者授课内容的工具,使用语言是否根据全科医生需要以中文为主,是否有错字和拼写错误,版面是否为简洁易懂的提纲式或经概括总结后的短句或词组,图片与文字比例是否适当,图片表格是否清晰,字体、字色及字号是否合理,版面背景与文字对比是否醒目,应用动画和穿插视频是否适度,PPT 演示文稿张数与授课内容和时间是否匹配合理等。

（4）评价试讲:通过评价授课教师在科室内试讲,专家或同行对于其授课教学内容、时间掌控及授课技巧运用等进行评价并提出意见和改进建议。

（5）评价教学对象准备:通过现场听课,评价教师为达到更好的教学效果,是否根据教学要求和教学设计,在课前告知教学对象讲授主题及相关参考文献,或发放需要讨论的具体案例摘要并要求教学对象进行相应的预习。

（6）评价教室的准备:通过现场听课,评价教师是否于授课前熟悉授课环境,并对授课所需的多媒体设备和音响进行试用,现场授课课件、电脑及音响设备是否使用顺利等。

（7）对教师课堂教学授课技巧的评价

1）是否严守上课时间,不迟到,不早退,不拖堂,教学过程中情绪饱满,态度积极端正;是否注重仪表,着装、修饰得体。

2）是否采用目的在于调动求知欲和吸引注意力的开场白。

3）在教学过程中是否面对教学对象,注意与听课者适当目光交流,仔细观察听课反应,适当给予回应或调整讲课方式。

4）课堂教学语言是否规范,吐字清晰,表达生动,条理清楚,逻辑性强;语音语调语速是否适度合理;是否合理运用肢体语言。

5）是否合理运用引导教学对象思路的板书。

6）是否合理适度应用双语教学。

7）是否在教学过程中以教学对象为中心,强调互动,避免单纯灌输的填鸭式教学。

8）是否适当穿插图片、故事、实例等以调动课堂气氛。

9）激光笔是否运用恰当自如。

10）是否具备课堂教学的结束方式,如小结、思考题及作业等。

（8）评价教师启发式教学方法的运用:在培训全科医生临床理论与实践技能的过程中,启发式教学方法是促进全科医生理论联系实际以及知识转化为技能的最有效手段。

启发式教学方法体现了"学生为主体,教师为主导"的教学理念。在教师引导下,教师和教学对象共同构建知识,促进教学对象提高自主学习能力和分析思考能力,使教学对象变"要我学"为"我要学"。

评价教师启发式教学方法的运用包括:

1)教师在授课前是否经过缜密的思考,针对教学重点精心设计难易度适合全科医生的问题或情景。

2)是否通过回顾、提问、实例演示等方式将预先设计的问题或情景提供给教学对象,唤起其旧知识或旧经验,并为接受新知识做好准备。

3)是否在讲解新知识过程中,通过提问、互动、讨论等方式引导并鼓励教学对象跟随教师思路理解、分析和思考,将老知识与新知识联系起来,比较老知识与新知识间的不同,并形成新的概念。

4)是否使教学对象"知其然,知其所以然",学会举一反三。

5)是否运用临床实例,特别是结合适合于全科医生工作特点的"症状"起点 PBL 教学方法,引导教学对象建立全科医生临床思维方式,并学会将新知识运用于实际。

6)鼓励教学对象发现问题、提出问题并找出解决问题的方法。

(9)课堂教学评价表范例

表 6-5 为全科医生临床实践基地教师课堂教学评价表(引自"北京市住院医师规范化培训 - 课堂教学规范")。

表 6-5　临床教师课堂教学评价
临床教师课堂教学评价表

授课老师:　　　　　　　　　　　科室:　　　　　　　　　职称:

授课时间:　　　　　　—　　　　　地点:　　　　　　　　　学时:

授课题目:

一级指标		二级指标	总分	得分
评价指标	教学准备 20分	1	教案准备充分,撰写规范	10	
		2	多媒体课件的制作简洁、清晰、生动	10	
	教学内容 30分	3	教学内容分配合理	5	
		4	基本概念和原理讲解清楚、准确	5	
		5	深度、广度适宜	5	
		6	重点突出,难点讲解透彻	5	
		7	适当介绍最新相关学术进展	5	
		8	理论联系实际,相关实例应用恰当	5	
	教学方法 20分	9	教学思路清晰,条理清楚、逻辑性强	5	
		10	运用启发式教学方法,有效调动学生思维	5	
		11	师生互动,课堂气氛活跃	5	
		12	适当应用双语教学	5	

续表

一级指标		二级指标		总分	得分
评价指标	授课技巧 20分	13	语言表达清楚、准确,语音、语速适宜	5	
		14	授课生动,有吸引力	5	
		15	PPT效果好,实例、动画、教具、视频等穿插适宜	5	
		16	手势、激光笔运用得当	5	
	教学态度 10分	17	热爱教学,态度认真,作风严谨	3	
		18	严守作息时间,不迟到,不早退,不拖堂	3	
		19	授课情绪饱满	3	
		20	注重仪容仪表,穿着得体	1	
总体评价		很好　较好　好　稍差　较差		100	

评语 主要优点: 改进建议:	对科室建议
评分人	日期

三、教学对象评价课堂教学

　　课堂教学不仅仅是展示教师授课水平与授课风采的舞台,也是教师与教学对象均参与的教与学的双边教学活动,评价教师的课堂教学以及评价学习的主体——学生的感受均应受到重视。一方面,课堂教学评价虽然测量的是教师的课堂教学行为,如教学准备、教学内容、教学方法、教学进程以及教学风格等,但课堂教学评价的核心是隐含于评价内容背后的教师的教学能力和心理特质,这些均与教师的情感、态度和价值观相关,并与教学对象的心理感受相关。教学对象的学业成绩固然在一定程度上反映课堂教学的效果,但教学对象对课堂教学的认同程度和对教师的心理感受(喜爱、接受与反感等),在课堂教学过程中同样对教学效果产生很大的作用。教学对象精力和注意力的集中、跟随教师思路、与教师互动、与教师共同构建知识的效果等同样对课堂教学产生作用。因此,教学对象评价是课堂教学评价必要的组成部分。

　　教学对象评价是应用预先设计的评价表或调查问卷,由教学对象针对课堂教学的各个方面进行评价,如教师教学态度是否端正,教学目的是否明确,教学进程是否顺利流畅,教学内容与教学量是否合理,重点难点是否讲解透彻,教学方法是否先进,教学思路是否具有缜密的逻辑性,授课是否具有启发互动性,课件是否清晰,资料是否实用,实例或音视频运用是否效果良好,授课风格是否为教学对象接受,以及教学对象对课堂教学所授知识的掌握程度等。

教学对象评价可以采用网络评价或书面评价。教学对象评价结果(可包括排名)还可以作为教师考评或绩效考核等的指标。

第三节 学业成绩评价

一、概　　述

(一)学业成绩评价概述

学业成绩评价的对象是教学对象。学业成绩评价对教师、教学对象双方都是教育教学效果的直接反映,不仅与教学对象的学业成长相关,更对教师教学具有很大的指导作用。传统的学业成绩评价内容包括理论知识和实践技能评价等,其形式通常包括理论知识考试、实验课程评价以及见实习评价等。随着现代医学教育的变化与要求,学业成绩评价特别是针对全科医生的学业成绩评价,评价的目标、内容、方法、途径等都产生了新的变化。

1. 学业成绩评价的定义　学业成绩评价是以预定的教学目标为依据,选择和运用恰当、有效的评价工具和途径,系统收集在教学以及教学对象自学过程中、教学对象认知行为上变化的信息和证据,并对教学对象的知识和能力水平进行价值判断的过程。

2. 学业成绩评价的目的　学业成绩评价有以下目的:

(1)确定教学对象个体是否达到预定的最低要求;

(2)区分教学对象个体是否达到升级水平或需要重修;

(3)为指定项目选择最佳教学对象;

(4)使教学对象自我监督学习;

(5)提供教学对象个体和整体成绩水平的信息;

(6)提供教学对象个体学习过程中的优缺点。

3. 学业成绩评价的类型　学业成绩评价可分为形成性评价和终结性评价。在教学中,选用形成性评价、终结性评价或两者结合的评价形式,将指导评价工具的选择、评价的实施、评价所需的人力物力、评价标准的形成以及最后评价结果的应用。以上评价目的中,前三条与终结性评价有关,后三条与形成性评价有关。

形成性评价注重教学的过程,注重教学过程的多个时间点的学生个体水平,并且通过评价的反馈希望学生达到不断完善和改进自己的目的;而终结性评价注重教学过程的某一阶段结束时学生的个体水平和学生的整体水平,不仅以此判断学生是否达到最低目标要求和学生是否获得进入下一阶段学习的资格,更为重要的是给教学计划、教学实施和教学管理者提供进一步进行教学改进的依据。

(二)形成性评价

形成性评价的目的是通过评价当时教学对象的行为和表现,了解教学对象当时的知识和能力水平,并通过评价反馈使教学对象了解自己前一阶段学习的效果和结果,有利于促进教学对象在学习过程中不断改进和完善自己,逐渐接近预定的学习目标。形成性评价不以区分评价对象的优良程度为目的,不重视对被评对象进行分等鉴定。

由于形成性评价特别适用于以实践为基础或以实践为学习形式的学习过程,因此非常适用于以临床实践为主要形式的学习或训练过程的全科医生。对某一全科医生在某一次临床实践中表现的评价反馈(形成性评价结果),将使其认识到在这次临床技能评价中的缺陷与不足,经过多次这样的形成性评价和评价结果反馈,促使其不断根据评价结果对自己的缺陷和不足之处进行改进和完善,引导其临床能力不断提高、不断向理想的能力目标靠近。因此,形成性评价、评价信息反馈和指导学习这一过程被称为"学习的过程"或"通过评价的学习",是最为有效的提高受培训者能力的方法之一。

1. 形成性评价的常用形式

(1) 培训过程记录:培训过程记录可以记录教学对象学习过程中全部学习成绩以及不能或不方便以分数体现的学习表现。后者如学习态度、出勤、讨论参与度、表达、协作、沟通等,在目前我国住院医师规范化培训中,以"临床考核手册"的形式实现。在"临床考核手册"中,指导教师将评价全科医生的工作态度、对患者的关爱、表达能力、思辨能力、对临床知识的运用能力、临床诊疗能力以及沟通、协作能力和教学意识等。

(2)"档案袋(portfolio)":英国、澳大利亚等国家和地区以"电子档案袋(ePortfolio)"的形式实现培训过程记录。档案袋包括教学对象个人的所有学习相关的评价,如课程学业成绩、诊疗操作考核、案例讨论表现、病历书写质量、医疗团队合作表现、教师评语、教学对象自我测试结果等,而且各项评价结果可以在教师与教学对象之间进行交流与反馈。档案袋具有多方面的作用:

1)形成教学对象个人学业信息档案,便于教学对象及时查阅成绩、学习进程、教师评语和反馈,使教学对象自我检查、自我监督学习和计划学习;

2)有利于教学对象与教师的交流,建立教师指导平台;

3)更有利于培养教学对象主动学习、自主学习和自我完善的能力;

4)作为教学设计者和教学管理者的信息资源,使其了解教学以及教学对象整体和个体学习状态,分析教学、教师与学生各自存在的问题并加以解决;

5)作为个体形成性评价档案,其内容也可用于教学对象阶段性评价和终结性评价;

6)由于其电子化形式,教师、管理者和教学对象使用方便并可靠。

(3)"360° 评价"(360° global rating):是与档案袋相似的评价方法。即可应用于形成性评价,也可以用于终结性评价,更多地应用于毕业后教育和继续教育。通过收集来自评价对象的不同方面行为以及针对这些行为的不同评价方的信息,对评价对象的知识、态度、技能(胜任力)进行全方位及全程评价。例如,收集来自全科医生相关的临床实践基地和社区卫生服务中心带教教师、同事、护士、管理人员以及患者对全科医生临床诊疗能力、临床实践行为、与同事协作、与患者关系、与居民关系和胜任力等的评价,整理成为全科医生个人完整的评价资料并定期提供给其本人,以使其了解自己的个人水平以及在整体中的水平(通过提供与国家平均水平的比较),并促使其制订未来改进计划。

(4)迷你临床测验(Mini-CEX):在临床工作场所,教师对评价对象针对真实患者的诊疗行为进行评价。全科医生在临床实践基地和社区实践基地的临床实践活动中,带教教师均可以在任意一个或其自选的时间点,采用这种形式对其进行评价。Mini-CEX 通过评价者在临床真实的环境下,直接观察全科医生在门诊或病房接诊新患者、进行体格检查的过程,对其表现进行评价并给予反馈。全科医生可以在一段时间内（如临床实践基地内某一科室轮转或在社区实践基地的门诊轮转），接受一至几次的 Mini-CEX 考核，由于每次评价的教师和患者都不相同，并通过保证评价频次而提高了评价的可靠性。Mini-CEX 可以通过对评价教师的培训保证评价的准确性和有效性。评价全科医生的住院病历或社区 SOAP 病历书写、惯例查房、向上级医生进行病例汇报和病例分析、进行家庭访视或健康教育等临床活动，这些内容由指导教师对全科医生日常临床工作（病历书写、患者管理、临床分析等）表现进行综合总体评价；或结合综合评价量表等在出科考试时进行评价。经典的国际通用的 Mini-CEX 评价包括实际表现评价和反馈两部分，突出能力测试的核心，其评价表中的内容包括对患者的关爱、问诊技巧、沟通技巧、体格检查、工作计划与效率、临床判断、总体评价等。在促进学员对缺陷和不足加以改进和完善方面起到最为重要的作用的是 Mini-CEX 评价反馈，因此，评价教师对 Mini-CEX 评价反馈方式的掌握非常重要。其评价反馈方式通常为"三明治式"反馈（见本章第一节），教师首先指出其表现较为优秀之处，然后让学员自我评价在临床活动中的表现，让其自己总结存在的缺陷和不足，最后教师对其缺陷和不足加以补充和指导。这种反馈方式强调让学员认识到自己的进步，培养学员主动学习、自我学习以及自己发现问题并解决问题的能力，强调教师针对学员缺陷与不足的指导。Mini-CEX 通常观察15~20 分钟，反馈 5 分钟。Mini-CEX 评价表主要包括评价内容（临床沟通、体格检查、人文素质和职业精神、临床判断、诊疗咨询、过程组织和总体效率等各项临床能力以及总体评价）、Checklist 形式评价量表（通常采用 1~9 度评价量表进行评价：1~3 为低于平均水平、4~6 为平均水平和 7~9 为超出平均水平）和评价人反馈。

（5）直接观察操作技能（DOPS）：在临床工作场所，教师对评价对象针对真实患者的临床操作行为进行评价。与 Mini-CEX 相同，全科医生在临床实践基地和社区实践基地的临床实践活动中，带教教师均可以在任意一个或学员自选的时间点，采用这种形式对其进行评价。应用相应的评价表，对其特定的一次技术操作给予评价，这些操作包括静脉穿刺、动脉穿刺、肌肉注射、静脉注射、插管置管（如置胃管）、气道护理等。直接观察操作技能的反馈原则与方式与 Mini-CEX 评价相同。DOPS 通常观察 15 分钟，反馈 5 分钟。直接观察操作技能评价表主要包括评价内容（适应证和相关解剖位置及操作技术的了解程度、知情同意、操作准备、术前麻醉、操作技术熟练程度与安全性、无菌操作、与助手协作、操作后处理和沟通技巧等临床能力），Checklist 形式评价量表和评价人反馈与 Mini-CEX 评价表相同。

（6）以病例为基础的讨论（case-based discussion）：全科学员在临床实践和社区实践中参加真实病例讨论，由带教教师、指导教师或评价教师对其表现进行评价。

（7）患者满意度调查：对于全科医生，在临床实践和社区实践中的患者满意度调查是一项十分重要的评价内容。患者虽然不能评价全科医生的全部行为，但是对于全科医生的沟通能力、职业素养、综合能力等可以就以下方面进行评价（可使用评价量表）：使患者感觉舒适、让患者讲述病史、认真倾听、对患者感兴趣、完全明白患者担心的事情、有同情心、积极乐观、解释清楚、帮助患者掌握病情以及给患者制订治疗方案。

（三）终结性评价

1. 终结性评价的常用形式

（1）笔试评价

1）多项选择题（MCQ）：由于使用相对简单，覆盖核心知识范围较广，考试成本较低，因此,大范围抽样以及测试大量考生时多采用此项评价方法。

2）论述题及改进型论述题（MEQ）:应用于需要考生自主做出回答并且回答篇幅较长时,评价学生对某些知识的掌握以及对某些知识的运用能力。例如:"列出 SOAP 病历书写的注意事项"、"试论脑卒中的后遗症及康复治疗原则" 等等。改进型论述题是论述题的特殊形式,通常由一个病例及其引出的系列问题组成,较论述题能更好地评价学生对知识的运用。例如:"你是一名全科医生,接诊了一个 46 岁女患者,她出现全腹的疼痛与压痛。问题1:你应该重点检查什么？问题2:如果出现右下腹的局限性压痛,你考虑诊断什么？问题3:你计划进一步做什么？"等等。

全科医生出科或出站考核时应用笔试评价,既可使用多媒体形式的多项选择题,也可以使用填空、论述题等笔试形式。由于涵盖核心知识有限且编制耗时费力,目前论述题或改进型论述题已经多为出科考核或客观结构化考试中的病例分析口试取代。

（2）客观结构化考试:根据学生能力目标测试需要设计的多站式且客观结构化的考题、考官以及评分标准的考试,包括接诊患者、体格检查、病历书写、临床分析、临床沟通、临床操作、辅助检查判读、信息获取与运用等诸多内容,由于经过精心的设计与考官培训,考试轮转、考试时间、考试形式（临床情景）及考试标准都比较客观稳定;既可应用于出科考核,也可用于结业时的终结性评价（详见后述）。

（3）综合评价:以不同权重将不同形式评价综合应用。如住院医师规范化培训结业考核包括理论考试以及客观结构化多站技能考试,以理论及技能两项考试均通过及格线为结业考核合格。

（四）评价目的与形式的匹配

现代医学人才胜任力导向评价要求评价方法匹配其评价目的,Miller"金字塔"模型显示从测试学员知识主体的层次到测试学员日常临床工作行为最高层次的评价方式。

综上所述,全科医生的评价是复杂和综合的评价系统,包含以不同评价目的为导向的不同评价手段的综合运用。

二、笔试评价命题

笔试评价是医学教育领域应用最为广泛的评价方式,与其他方式（如基于真实患者的考试、口试等）相比,笔试考试既经济简便、易于实施,而且评分也可靠。由于目前大多数多项选择题类型的笔试评价以多媒体计算机形式实施,因此,这里将多媒体计算机形式的多项选择题考试也列入笔试评价范围。

(一) 笔试评价的常用形式

表 6-6 列出了常用的一些笔试评价形式的优点和缺陷。

表 6-6　常用笔试评价

形式	优点	缺陷
多项选择题	命题和使用简单 知识覆盖较广 考试成本较低 阅读和评分时间短 评分可靠 大样本考试	不能用于需考生自撰答案的考试
填空题	适用于测试知识记忆	不能用于能力测试
论述题	适用于一定范围的知识掌握	评分较为困难 标准难于制订
改进型论述题	适用于一定范围的知识掌握	评分较为困难 标准难于制订
判断题	考试时间较短	不能真实判断考生对知识的掌握
配伍题	覆盖较多知识 考试时间较短	命题难度较大

鉴于以上不同笔试方式的优缺点,目前,住院医师及全科医生培训的出科或出站考核以多项选择题(纸质或多媒体形式)最为常用且最为方便和可靠。

(二) 笔试评价命题的基本原则

1. 尽可能覆盖需要测试的知识范围,以保证测试的信度。
2. 提高可靠性、准确性和可行性(效度等)。
3. 缩短考生阅读试题时间。
4. 减少考生猜测和推测。
5. 避免考生"应试技巧"(testwiseness)。
6. 降低评分难度,提高客观性。
7. 增加受试人数以降低考试成本。
8. 降低组卷的命题难度。

(三) 多项选择题(MCQ)

由于多项选择题考试具有覆盖较大范围知识、可以提供大样本考生、可以采用多媒体计算机考试(试卷生成及评分成本较低)、可应用计算机考试软件进行试卷分析等优点,是目前医学教育特别是住院医师规范化培训终结性评价最为普遍应用的知识掌握程度的评价形式。其中 A 型多项选择题(A-type MCQ)应用最多。

A 型多项选择题由题干(stem)、问题(引导句,lead in)和多个选项(通常为 4~5 个,items)组成。引导句可以是一个问题(A1 型)或是一段临床情景的简洁描述(A2 型)。下面是常见的 A 型多项选择题的例子：

题干：成人复苏过程需进行心脏按压维持循环，双手叠压放置在胸骨上并给予一定压力。

问题：下面哪一项是双手放置进行心脏按压的最正确位置？

备选答案：

A. 胸骨柄与胸骨结合点

B. 胸骨上半部

C. 胸骨中部

D. 胸骨下半部

E. 胸骨剑突

(四) A 型多项选择题的优缺点

表 6-7 列出了 A 型多项选择题在考试各方面的优缺点。

表 6-7　A 型多项选择题的优缺点

	优点	缺陷
多样性 versatility	覆盖不同的知识主题范围	选项数目有限
	覆盖较多的教育目标	不能覆盖所有教育目标尤其是某些解决问题能力的测试
	适用于不同层次的学习目标(记忆、复合、应用、分析)	
	可做试卷分析	
准确性 validity	通过举例可较其他方法提高准确性	阅读速度与能力影响分数
	减低由于考生书写能力带来的评分偏差	"应试技巧"可影响分数
		命题时易出现测试低层次知识(如记忆等)的倾向
可靠性 reliability	较判断题降低了推测与猜测	仍存在一定的推测和猜测,降低了可靠性
	较论述题提高了评分的客观性	
	通过增加选项或题量抵消推测与猜测带来的可靠性减低	
有效性 efficiency	评分简易、客观、可靠	对命题质量要求较高
	可接受大样本考生考试(考生人数可在200~500 人)	命题较其他类型笔试较为耗费时间
		选项命题难度较大

(五) 多项选择题的命题流程与原则

1. 多项选择题的命题流程　①生成题干或一段临床情景；②生成引导句或问题；③生成正确答案；④生成尽可能多的似是而非的错误选项。

2. 多项选择题的命题原则

(1) 多项选择题的结构：题干应较长而选项应较短；题干内包含所有相关信息，选项不应附加额外信息。例如:题干为"以下哪一项是正确的?",而选项的每一项都以较大篇幅描述某一种情况,这种把大量信息含在选项内的命题,一是使考生阅读试题时间增多;二是使考生需要花费很多时间将多个大篇幅的选项进行比较;三是命题人在撰写大篇幅似是而非的错误选项上需要耗费大量的时间且命题难度加大。

（2）多项选择题的内容

1）以测试学习目标相关的主要内容为主,避免枝节问题;

2）关注重要问题,以临床常见问题为主;

3）在测试考生的学习经验中涵盖测试其临床决策的目的;

4）提出清晰的问题,避免产生歧义;

5）避免技术性命题错误。

（3）多项选择题相关学习目标测量:多项选择题以测试学生是否掌握了课程内容为目的,因此,需要命题教师从是否测量了符合大纲内容的知识的角度进行命题。具体方法为:①结合教学大纲,复习课程学习目标(简洁的办法是挑出大纲中动词部分);②与"记住、识别"等动词相关的内容是要求学生记忆的知识;③与"分析、分类、评估、比较、对比、诊断、区分、判断、预测"等动词相关的内容,是要求学生会运用其进行临床判断并会解决临床问题（Reasoning or problem solving）的知识,即要求学生回忆某些知识、分析汇总相关信息并做出正确结论。

3. 多项选择题的认知分层　认知分层的六个水平是认识、理解、应用、分析、综合和评估。

理想的多项选择题应避免记忆和基本理解的水平,应关注理解、应用、分析这三个层次,也就是所谓避免纯记忆型题而尽量使用理解型题和运用型题。对于全科医生,在某一站点的出科或出站理论考试中,重点在于测试其是否能将相关的知识运用于临床实践中。例如,与其测试学员能记住多少降血压药物,不如测试其在不同的患者病情下能否正确使用不同的降压药物。

4. 多项选择题似是而非错误选项的质量　多项选择题需要考生从多个选项中将似是而非错误选项排除,将正确选项选出。因此,多项选择题似是而非的错误选项的质量非常重要。其原则是:

1）错误选项要与正确选项具有同源性;

2）保持相同的错误程度;

3）对于未掌握测试知识要有一定的吸引力;

4）在长度和结构上要与正确答案一致;

5）语法上要与题干一致。

5. 撰写似是而非错误选项的方法

1）使用学生常易出现的错误或误解;

2）使用一些强调词汇(但需避免过度使用),如"明显的"、"准确的"等等;

3）使用题干中出现的类似词汇:如题干中使用"胃肠道"则选项中使用"胃"、题干中使用"循环的"则选项中使用"心脏"等;

4）使用教科书常用的语言,以似乎是"真理"的形式出现;

注意:似是而非错误选项的目的在于测试考生是否可将正确选项从错误选项中辨识出

来,而不是以欺骗的方法诱导考生。

6. 临床情景题干的撰写流程　可利用表6-8所示的流程使临床情景题干的撰写简化。

表6-8　临床情景题干撰写流程

患者基本信息及临床场所	24岁女性,刚从大学毕业,来到一门诊诊所
目前个人健康问题	主诉近来频繁恶心呕吐
健康史	告诉你她近两个月停经
健康和疾病相关体验	她注意到她出现与常人不同的乳房胀痛
相关医学诊断、检查结果	给她做了妊免试验是阳性的

根据以上临床情景,针对临床信息收集、诊断、进一步诊疗计划以及评估提出相关问题并设计选项。

临床情景题干由于提供了真实的情景,有利于:

1)使考生回忆某些知识并以运用这些知识的形式出现;

2)测试考生正在学习的知识重点;

3)测试考生是否不仅记住而且会运用所记住的知识;

4)测试考生解决临床实际问题能力。

7. 撰写测试高水平认知能力的多项选择题　以下是不同试题的例子:

题1

问题:血小板减少症常由以下哪种物质缺乏所致?

A. 凝血酶原

B. 纤维蛋白原

C. 凝血酶

D. 血小板

E. 铁

题2

题干:陈女士,32岁。来到急诊,主诉其近来常觉乏力、刷牙出血。检查发现她躯干、四肢和牙龈有出血点。

问题:血液检查最可能显示她的血液缺乏哪种物质?

A. 凝血酶原

B. 纤维蛋白原

C. 凝血酶

D. 血小板

E. 铁

题1与题2的选项和正确答案完全相同,但是题1仅能测试考生的知识记忆,而题2则达到测试考生运用知识的目的。全科医生培训过程是与临床工作紧密结合的过程,他们在临床实践中巩固原有知识、学习新的知识,更为重要的是他们要将旧的以及新的知识进行转化并运用。因此,临床情景为题干的多项选择题与他们日常的工作情景最为接近,其测试内容与他们正在学习的知识和技能最为接近,因此,最有利于测试他们运用记住的知识去解决临床实际问题的能力;同时,也有利于区分仅记住知识的考生和不仅记住而且会运用的考生,提高了评价的辨别力;从命题的角度,一个临床情景题干可以派生很多问题,且这些问题可关注重点知识。综上所述,以临床情景为题干的多项选择题最适用于测试学员对于知识的运用,因此,建议针对全科医生的理论考试应主要使用这种题型。

8. 多项选择题的常见技术性命题错误(technical item flaws) 多项选择题在命题中常常出现技术性错误,这些错误可能导致考试更加容易或更加困难,从而降低考试的信度与效度。技术性错误有两种类型:"**应试技巧**"(testwiseness)和"**无关困难**"(irrelevant difficulty)。前者是因为聪明的考生通过猜测正确答案而降低试题难度,后者是因为选项与测试内容无关,从而一定程度上增加了试题难度。

"应试技巧"(testwiseness)常见命题错误有:

1)语法暗示:与题干完全无关内容的选项可以很容易的被考生排除;

2)逻辑暗示:题干中出现的词汇或字头,考生在选项中会很容易识别,导致易于选择或排除;

例如:题干"一个患者的肺部肿瘤被分期为T3N1M1,显示其:",选项"为晚期肿瘤,涉及局限淋巴结以及转移"很容易为考生选择,因为题干中的T、N、M字头分别与题干中词汇"肿瘤(tumour)、淋巴结(nodes)和转移(metastasis)"对应。

3)重复词汇:选项中出现与题干中相同的词汇,易于使考生直接猜测含有相同词汇的选项;

4)长度过长的选项常常是正确选项,由于不能将所有相关信息含于题干内,正确选项不得不含有题干以外附加的信息而导致选项过长,考生往往可以推测出正确选项;

5)选项中使用绝对性的词汇如仅见于、从来不、总是等等,考生可轻易将含有这些词汇的选项排除;

6)不合情理的选项:常被考生轻易识别并排除;

7)汇聚效应:某一选项所含有的内容是所有选项中内容的重复而且是含有内容最多的,非常容易被考生选择。

"无关困难"(Irrelevant difficulty)常见命题错误有:

1)使用含糊的术语:如较少见于、可能是、通常是、大多数情况下等。

2)数字顺序的排列错误:如1~4选项排列为2~8mmHg、−2~+6mmHg、3~15mmHg、8~15mmHg,应为−2~1mmHg、2~8mmHg、9~15mmHg、16~23mmHg。

3)不必要的信息提供:题干中尽量避免与选项无关的信息。

4)不清楚的信息:正确选项超过1个或根本没有正确选项,要避免出现从不同角度、多个选项都满足或没有选项满足题干的情况。

5)"手遮选项"(Hand cover test)失败:试题的提问必须清楚,做到考生在没有选项的情况下也可以回答问题。"手遮选项"失败最典型的例子就是提问"以下哪个陈述是正确的?"或"肾动脉硬化是:",考生不看选项完全无法回答问题。

6)题干和选项中出现否定式:典型的提问例子是"以下哪项不正确?"或"以下哪项护士不应该做?",典型的选项例子是"不确定诊断"、"患者看起来不能等"等等。

其他常见命题错误包括:

1)"以上都是"选项:考生只要发现两个正确的选项即可选此项而不需要判断其余两个

选项。

2)"以上都不是"选项:考生只要发现一个错误选项即可选此项而不需要判断其他选项。

复合性多项选择题(K-type MCQ):由于命题、阅读、判断均有相当的难度,此种多项选择题已少有应用。

三、客观结构化考试

美国 Harden 医生倡导(1975)的客观结构化考试(objective structured clinical examination, OSCE),由于其作为临床技能考核方法的突出优势,相继在世界上很多国家和地区广泛应用。目前,以标准化患者(standardized patient,SP)为基础的 OSCE 已经成为欧美国家和地区一些高标准考试的一部分,如加拿大医师资格考试、美国的医师执照考试等。

1. OSCE 的定义　OSCE 是一种将不同考试方法整合在一起客观测评医学生或医生临床技能的考核形式,是一种客观、有组织、有序的考试框架。

OSCE 通过模拟临床场景测试医学生的临床能力,同时也是一种知识、技能和态度并重的临床能力评估的方法。OSCE 设置以"多站式考核"为特征,考站设置分长站、短站,时间从 5 分钟到 20 分钟不等,由临床医师或标准化患者对考生进行评价。

2. OSCE 的优势

(1)评价的公平性:OSCE 的各个考站由经过严格培训的标准化患者、考官执行患者扮演(如病史采集、临床沟通等),以相同条件的技能操作模型(如内科穿刺、外科无菌操作等)、相同的病例(病例分析)等使得考生采集同样的病史、分析同样的病例、执行同样的操作,保证了考试条件的一致性,从而保证了考试的公平性。

(2)评价标准的一致性:结构化的考站、考试时间、考核评价量表以及经过培训的、在考站固定的考官保证了评价标准的一致性。

(3)评价的客观性和可靠性:由于各站点评价步骤的具体化和标准化,并且通过增加考站和考生人数,可使评价的信度与效度得到保证,从而提高了评价的客观性和可靠性,去除了传统临床技能考试使用真实患者在临床难度与复杂程度上的不一致性和不确定性。

(4)评价的全面性:OSCE 可通过多媒体技术、仿真模拟技术等满足测试多种临床技能考核的要求,如病史采集、体格检查、心脏听诊、心电图、X 线片、实验室检查结果、内外妇儿等各学科基本操作,还可以进行更为复杂的临床技能测试(如临床团队合作、完成挑战性任务以及全科医学的某些要求等),因此,OSCE 较传统的临床技能考试增加了评价范围与评价内容。

(5)评价的可操作性:由于预先计划的考站、标准化患者的应用、固定场所的设置、考生单向循环、考生考官分离以及周密的考务安排等,保证了考试顺利、流畅、准确无误的进行,大大降低了使用真实患者、在临床场景进行考试的不可预测性。

(6)评价的高效性:由于结构化的考站设置和考试时间,考生可在不同站点进行循环考试,大大提高考试效率,可进行大样本的考生考试。

3. OSCE 的设置

(1)考试内容:包括病史采集、体格检查、技能操作、病例分析、临床沟通能力、辅助检查判读等项目。针对全科医生,考试内容应包括接诊患者、体格检查、SOAP 病历书写、社区卫生服务所要求的技能操作、病例分析、临床沟通能力、辅助检查判读等,甚至根据需要可以设置慢病管理、康复医学以及健康教育等相关内容的考站。每个考站至少覆盖一项技能或一个实践领域。

（2）考站设计：作为终结性评价的方式之一，OSCE应紧密围绕学员学习重点，根据具体考核目标（如出科考试或年度考试），兼顾组织工作的整体难度，并结合考生人数有针对性、灵活地设置考站数量及具体考核内容，一般终结性考试应用8-12站的考试，出科考核可结合学科特点和要求采用精简的4-8站式考试。另外，根据学习阶段的不同，考站设计也有所不同，例如，针对第一年、第二年以及第三年的在培全科医生，应结合不同年限的需要设置不同站数或内容的OSCE。

OSCE的考站设计应确保所有考站长度（考试时间）一致，并预先考虑考站的配对和关联，合理安排考试顺序。

（3）试题编写：OSCE的命题尤其是临床技能操作考核命题，已出现由单纯的某种临床操作形式向在某一临床情景下的有针对性的技能操作考试形式转变的趋势。例如：有关心肺复苏技能的考站，首先为学员提供"一10岁男孩因溺水出现呼吸心跳停止，请你对其进行心肺复苏"的考试题目，与以往背诵和机械执行心肺复苏程序的考试相比，这种基于临床情景的考试能更好地与学员的临床实践结合，除考核学员对基本知识、基本理论和基本技能的理解与掌握，能更好地测试学员解决临床实际问题的能力，并正确引导学员重视和加强实践技能、沟通能力和医学人文素养的培养，注重理论和实践的结合，提高学员在实际工作中分析问题、解决问题的能力。

（4）试题审核与评价：编写完成后的试题及评分标准应由资深临床教学专家进行审核，以保证试题的准确性和评分量表条目及权重的合理性。各站特别是各种技能考试的评价应以操作步骤具体化的检核表（Checklist）形式为宜，以确保评价的完整性、评分的客观性以及考试的可靠性，评价表可对不同的评价内容设置不同的评分权重。必要时，某些考站需要设置两位评价人，如"病史采集"考站和"沟通技巧"考站，除扮演患者的SP和扮演患者或家属的考官外，还需要另一位考官同时给予评分，两个评分表可以以不同权重合成最终分数。表6-9和表6-10是应用标准化患者"病史采集"考站时标准化患者和考官分别使用的评分表，供评价教师参考。

表6-9　OSCE"病史采集"SP用评分表

考站说明：陈女士，35岁，因下腹痛到诊所就诊，请进行相关问诊

主项目	次项目	是否完成及满意度√
1. 清晰的现病史	描述	
	持续时间	
	加重或缓解方式	
	严重程度	
2. 月经史	持续时间	
	月经周期	
	月经量	
	非正常出血	

3. 生育史		
4. 避孕史		
5. 性生活史	性伴侣数量	
	安全性行为	
	性传播疾病史	
6. 相关症状	乳房柔软度	
	恶心呕吐	
	发烧	
	总体健康状况	
7. 既往史		
8. 个人史	吸烟、饮酒及用药情况	
	丈夫职业及健康状况	
9. 药物治疗经过		

分数：

表 6-10 OSCE"病史采集"考官用评分表

交流技能	1 差	2 一般	3 较好	4 好	5 很好
1. 人际关系技能					
认真倾听					
平等对待患者					
2. 交流技能					
使用患者能够理解的语言					
有组织					
不打断患者					
允许患者解释					
3. 患者的教育					
提供清晰完整的信息					
鼓励患者提出问题					
回答问题清晰					
确认患者的理解和意见					
4. 对情感问题的反应					
识别、接受和讨论情感问题					
控制自身的情感状态					

分数：

4. OSCE 考试场地及设施

（1）考试场地：考站标识应清晰明确，考试区域相对独立，考生单向流动，避免考站间的相互干扰，尤其是问诊、病例分析、沟通能力等与考官语言交流为主的考站应达到与其他考站无干扰。

（2）考站设施及辅助用品：应根据考站考试内容配备模拟临床的用品用具。

（3）模具及辅助用品：根据考试内容选择适合的模具；不同考组间使用统一的考试器具，保证考试公平性。

（4）专业考官：遴选教学经验丰富的高年资主治医师或以上职称临床教师以及具有丰富工作经验的社区卫生服务中心高年资主治医师或以上职称医师作为考官；准备备用考官；为保证考试公平性，结业考核 OSCE 的考生须在其培训基地以外的考点进行考试；考试前组织就考核总体要求、评分细则、评分要点等的考官培训。

（5）标准化患者（SP）：选取相应 SP，完成考前就病情模拟、评分要点、评分细则等的统一培训，确保其恒定、逼真地模拟真实患者，并执行患者和评分者角色。

（6）考试服务人员：包括考站工作人员、引导员等，可由培训基地的教学管理人员、学生志愿者担任；考试服务人员须经过培训，熟悉 OSCE 考试流程，知晓岗位职责，监督考试过程，严肃考场纪律；考试结束后统一保存试题，并在规定时间内上报成绩。

（7）考生：使考生了解考试流程和考站路线；佩戴胸牌，统一着装；准时到达考点，遵守考试时间要求；遵守考场纪律。

5. OSCE 考试考务管理

（1）OSCE 考点设置：考点应具备承担考务工作所必需的工作制度、物质条件和人员条件。

（2）考场设置：应方便考生操作、安全、安静、通风、采光条件好。

（3）考试管理：考务工作必须做到严格、严肃、严谨、严密；建立相应的工作规程、保密制度、考试文件存放与归档制度、人员培训制度和违纪与意外事件处理制度；严格遵守试题保密原则。

（4）试卷、成绩管理：试卷、评分表由考试管理部门统一印制并由专人管理；考试结束后，考务工作人员负责回收试卷、评分表；不得更改原始考生成绩；往年的试卷、评分表待保存期满后统一销毁。

6. OSCE 考试评估与反馈 督考人员由临床资深教学专家、各级教学管理部门负责人组成；通过现场督考综合评估各考点考核情况，以进一步提升临床教学水平；督考内容包括具体实施环节，如考站设计、考试内容、考官和学生的表现、考场环境和设施、考试组织等。

（1）即时反馈：在每站考试内容完成后，标准化患者和考官可利用剩余时间与考生进行即时的面对面回馈，就临床知识、操作、思维、沟通等方面进行交流。即时反馈适用于小范围出科或出站的 OSCE；

（2）考后反馈：为结业考试等终结性考试全部结束后，考官反馈对考试过程的建议和意见；

（3）督教专家反馈：为督考结束后，督考专家反馈对教学及考试过程的意见和建议；

（4）考生及组织人员反馈：考试结束后，考生和考试组织人员反馈对考试过程的意见和建议。

四、试卷质量综合评价

(一)试卷质量综合评价概述

1. 试卷质量综合评价的定义　试卷质量综合评价是运用科学合理、定性或定量的多种方法对考试试卷进行综合质量评价的过程。

2. 试卷质量综合评价的目的　试卷质量综合评价有以下目的:①评价考试的可靠性和有效性(信度与效度);②评价试题的难易程度和质量;③归纳梳理试卷中具有普遍性的问题,为提高试题和试卷编制质量提供依据;④改进提高试卷质量,促进教学水平提高。

3. 试卷质量综合评价的内容　试卷质量综合评价包括考试成绩分析、试题分析和试卷的信度与效度。目前,多媒体考试可由计算机考试软件对试卷进行以上内容的分析。

3. 试卷质量综合评价的反馈　试卷质量综合评价结果应向考生、试卷生成教师以及承担课程教学的教师和教学管理人员反馈。通常以"试卷讲评"的方式向考生反馈考试中普遍存在具有共性的问题;将成绩分析、试题分析以及试卷的信度与效度反馈试卷生成教师和教学管理人员,目的在于改进和完善试题题库、提高试题命题质量和试卷质量,促进教学水平提高;反馈承担课程教学的教师目的在于发现教学过程中的问题并进一步改进和提高教学质量。

(二)试卷质量综合评价流程

临床课程考试试卷分析范例

图6-1为一次临床课程考试后计算机考试软件给出的试卷信息,包括考试成绩的基本信息:平均分数与标准差、最高分和最低分、及格率和不及格率、分数分布以及试题难度、区分度等。

(三)考试成绩分析

考试成绩不但是评价学生学业成绩的主要依据,也是教学质量评价的重要依据。

考试分数分布有以下类型:

(1)正态分布:考试成绩的频数分布为正态,说明试题难度分布正常;

(2)正偏态分布:低分人数较多,平均分数低,说明难度大的试题比例较高或考生水平较低;

(3)负偏态分布:高分人数较多,平均分数高,说明难度小的试题比例较高或考生水平较高;

(4)高峰型分布:分数集中在平均分周围,说明中等难度试题比例较大;

(5)平峰型分布:分数分布分散,分数间差异较大,说明易、中、难三类试题比例接近或考生间水平差异较大;

(6)双峰型分布:高分、低分两类分数分散并分别集中,说明试题难度梯度较大或考生水平两极分化。

根据考试的成绩分布,试卷生成教师可以针对试卷问题进行调整,如增加或减少试题难易程度、调整不同难度试题量、将水平差距较大考生分别考试等。

(四)考试试题难度与区分度

试题难度是指题目的难易程度,与考生群体的知识和能力水平相关。客观题(是非选择题)由于有明确的评分标准,难度可用试题通过率反映;对于没有确定答案和评分标准的主

临床课程考试试卷分析

考试课程:医学影像学

考试人数:67 人

试卷分析:

1. 试卷总分:100 分

2. 平均分:75.85 分

3. 最高分:93 分

4. 最低分:50 分

5. 难度系数:0.241

6. 区分度:0.287

7. 标准差:9.326

8. 成绩分布直方图

9. 成绩分布表

分数段	人数	分数段	人数	分数段	人数
[26.5,35.5)	0	[35.5,44.5)	0	[44.5,53.5)	1
[53.5,62.5)	5	[62.5,71.5)	11	[71.5,80.5)	29
[80.5,89.5)	17	[89.5,98.5)	4	[98.5,107.5)	0
[107.5,116.5)	0	[116.5,125.5)	0		

10. 自定义成绩分布表(10 分段表)

分数段	人数	分数段	人数	分数段	人数
[20,30)	0	[30,40)	0	[40,50)	1
[50,60)	3	[60,70)	13	[70,80)	32
[80,90)	21	[90,100)	4	[100,110)	0
[110,120)	0				

11. 分析结论:难度等级为:高;区分度等级为:好。

图 6-1　临床课程考试试卷分析(引自北京大学第一医院临床课程考试)

观试题,可用试题平均分数与该题满分值之比表示。试卷中的试题难度分布合理,既能保证试题的区分度,又能使考试成绩呈正态分布。

试题区分度是对考生实际水平的区分程度或鉴别能力。一般来说,试题难度增大容易对不同水平的考生进行区分,非常容易的试题几乎不能区分考生的优劣,因此,过难过易的试题均需加以调整以确保试题区分度合理,良好的试题区分度可有效地区分较好和较差的考生。试题区分度高说明该试题质量较高,相反则说明试题质量较差应予淘汰。但是在课程结业考试中,需要保留一定的区分度较低的试题使得试卷具有合理的试题区分度分布。

试题难度、区分度和分数标准差三者之间有着密切的内在联系。难度影响分数的标准差,标准差反映分数的离散程度,分数的离散程度影响区分度的大小。因此,试题难度、区分度的设计应有合理的梯度,以在整体上保证试题的合格率。

(五) 考试试卷的信度与效度

试卷信度指考试的可靠性,是测评考试结果的一致性和稳定性的量度。在对同一群体(认为基础、水平和能力接近的群体)进行多次考试时,结果应保证一致性和稳定性。确保信度应强化考生对考试的重视程度、考试前的复习与答疑以及避免试题过难和过易等。

试卷效度指考试的有效性,即考试所测试的内容达到既定目标的程度,是考试真实性的量度。效度反映了与预期要达到的目标的符合程度,考试效度高表明考试所测试的内容正好是需要测试的内容,而效度低则表明需要测试的内容没有或完全没有测试到。试卷效度最为重要的是内容效度,要求试题内容和教材内容以及教学大纲内容相一致。针对在临床实践基地轮转的全科医生学员,临床实践基地的命题教师在出科或出站考试命题时,需要特别注意密切结合全科医生培训细则,遵从全科医生知识技能"宽广而浅显"的原则,避免过于关注专科领域的理论知识与技能,避免试题内容超越培训细则。

(王　颖)

第七章

全科医生接诊能力考核工具（LAP 量表介绍）

第一节 LAP 的来源与意义

英国莱斯特大学 Robin Fraser 教授于 1994 年最早提出莱斯特评估量表（Leicester assessment package，LAP），并对其可靠性和内部结构权重进行了论证，用于评估全科医生的接诊能力的考核。随后被进一步细化整理，应用在大学教学中。2002 年，其在南非的医疗教育工作会议上被正式提出；随后南非比勒陀利亚大学家庭医学系开始在高年级学生的门诊应诊技能的教学和形成性评价中使用 LAP 评估量表。1998~2004 年，英国列斯特大学的 Hastings 等通过对 1116 名高年级医学生进行 5580 次应诊过程评估，证明 LAP 适合学生的综合性评估。使用 LAP 评估量表对被考评者的应诊能力表现，并依据评估意见及时对被评估者进行反馈，从而做出形成性或总结性的评估。被评估者和老师们通过渐进地应用 LAP 评估量表，能够达到提高接诊能力的培训目标，并可以探知未来学习的需要。综合性评价用来确定一个人的能力，从而决定学员是否适合继续从一个培训阶段进行到下一个阶段，并在培训结束时用来评估学员是否已经获得独立执业能力。LAP 评估量表可用于对真实患者接诊的现场评估，也可以用于对模拟患者接诊的评估，是对被评估者应诊能力进行评估的有效、可靠工具。

LAP 评估量表于 1994~1995 年期间由香港家庭医学学院用于香港家庭医生（又称全科医生）专科考试的评估工具。2005 年，香港医院管理局聘请了 LAP 评估量表的发明人，英国莱斯特大学（University of Leicester）的教授 Robin Fraser 到香港培训香港地区第一批 LAP 师资。香港医院管理局的 LAP 师资培训班分两部分：第一部分（为期 10 天），由两位老师同时培训五位学员；一年后进行第二部分（为期 10 天），五位学员继续接受相同的两位老师的培训。

LAP 已被证实是评估和改进全科医生应诊能力的有效的、可靠的测量工具，可以用于形成性评价、综合性评价以及教学技能评价，其适用对象包括全科医生、医学生、其他专业的住院医师等。

2013 年，北京方庄社区卫生服务中心在专家的指导下，率先开展了 LAP 评估量表的师资培训，先后进行了 4 期的全科 / 家庭医学师资培训课程，重点针对全科医生门诊应诊技能，尤其是沟通能力和全科思维能力进行培训。

第二节 LAP 评估量表的内容与构成

LAP 评估量表涉及接诊 7 个方面的能力、39 个关键点，从问诊 / 病史采集（history taking）（20%）、体格检查（physical examination）（10%）、患者管理（patient management）（20%）、

解决问题（problem solving）（20%）、行为 / 和患者的关系（behaviour/relationship with patients）（10%）（behaviour/relationship with patients）、预防保健（anticipatory care）（10%）、保持记录（record keeping）（10%）7 个方面对全科医生进行综合评估以及临床思维能力的评估。LAP 评估量表通过监测全科医生一系列接诊过程，评价全科医生应诊能力。LAP 评估量表既包含了行为要素，也包含了职业要素；根据被培训学员接诊过程中暴露的不同问题，逐一进行有针对性的反馈，并对共性问题展开分析讲解，提高了教学过程的针对性与实用性。

一、LAP 的基本构成

（一）问诊 / 病史采集（20 分）

1. 向患者自我介绍（HA1）；

2. 让患者放松下来（HB1）；

3. 让患者充分表达自己的问题（HC1）；

4. 专心聆听（HD1）；

5. 需要时弄清楚患者用语的意思，留意患者的用语、用词（HE1）；

6. 简单清晰地提问（HF1）；

7. 恰当的时候保持沉默（HG1）；

8. 留意患者言语的表现，说话表达的意思、含义（HH1）；

9. 留意患者非语言的表现（HH2）；

10. 明确患者来就诊的原因（HK1）；

11. 从生理、心理、社会三方面的因素做出恰当考虑（HM1）；

12. 从患者的记录中找出相关和特殊的资料，帮助作出各种诊断（HP1）；

13. 从患者身上找出相关和特殊精确的资料，帮助辨别各种诊断（HP2）；

14. 以有条理的方法收集信息并清晰地组织表达（HQ1）。

（二）体格检查（10 分）

1. 能熟练地进行体格检查，准确地找出身体征象（EA1）；

2. 恰当地进行检查（检查的同时要关注患者感受）（EA2）；

3. 以熟练及敏捷的动作，操作常用的医疗仪器（EB1）。

（三）患者管理（20 分）

1. 根据诊断结果及其周边环境的情况，设计一套管理计划（MA1）；

2. 与患者共同设计一组治疗管理计划（MB1）；

3. 熟悉有针对性地与患者解释，让他们可以放心和消除疑虑的重要性（MC1）；

4. 使用清晰易懂的语言（MC2）；

5. 有区别性地使用药物治疗（MD1）；

6. 有区别性地转诊（ME1）；

7. 有区别性地作出化验检查（MF1）；

8. 恰当地运用时间（MG1）；

9. 了解患者的理解程度（MH2）；

10. 安排有必要的随访（MJ1）；

11. 适宜地尝试帮助患者形成有助于其健康的行为（MK1）。

（四）解决问题（20 分）

1. 根据情况做出正确的诊断或找出问题所在（PA1）；

2. 寻找相关和明确的身体征象，帮助确认或否定诊断（PB1）；

3. 正确理解和应用由患者的病历档案、病史、体检及检验所收集的资料（PC1）；

4. 能够运用基本科学知识，行为科学和临床科学知识，来确认，管理和解决患者的问题（PD1）；

5. 认识到个人能力的局限性（PE1）；

6. 认识到个人能力的局限性并适当采取措施（PE2）。

（五）行为／和患者的关系（10 分）

1. 保持专业姿态的同时跟患者保持友好关系，医学实践中注意职业操守（BA1）；

2. 关注患者的需要（BB1）；

3. 明确认识到患者对医生的态度会影响到疾病的管理、相互之间合作和遵从医嘱的程度（反之也是如此，应注意患者医生彼此的态度）（BC1）。

（六）预防保健（10 分）

1. 抓住机遇做好健康促进和疾病预防（AA1）；

2. 对患者充分解释要采取的预防建议（AB1）；

3. 试图取得患者的合作，促进更健康的生活模式（AC1）。

（七）保持记录（10 分）

1. 对医患交流作出准确记录（RA1）；

2. 对医患交流作出清晰（可阅读的）记录（RA2）；

3. 对医患交流作出适当的记录（RA3）；

4. 对转诊作出精确记录（RA4）；

5. 对转诊作出清晰（可阅读的）记录（RA5）；

6. 对转诊作出适当的记录（RA6）；

7. 信息记录至少要涵盖诊疗日期（RB1）；

8. 信息记录至少要涵盖相关病史（RB2）；

9. 信息记录至少要涵盖体格检查结果（RB3）；

10. 信息记录至少要涵盖已量度的身体数据（例如血压，最大呼气量，体重等）（RB4）；

11. 信息记录至少要涵盖诊断／问题（RB5）；

12. 信息记录至少要涵盖诊断／问题（并把诊断／问题以方格作标记）（RB6）；

13. 信息记录至少要涵盖列出的管理计划（RB7）；

14. 信息记录至少要涵盖已预约的检查（RB8）；

15. 开出的药方，要有药物的名称（RC1）；

16. 开出的药方，要注明药物的剂量（RC2）；

17. 开出的药方，要列出开药的数量（RC3）；

18. 如果有开药的话，要列出一些和患者息息相关的特殊留意事项（RC4）。

注解：

编码来源：在 LAP 的 39 个关键点中，每一个关键点均有其固定的编码，以便在应诊能力评估过程中统一评价语言，编码主要由两部分构成，第一个字母一般为 7 个方面能力中的英文首字母缩写,第二个字母为该关键点在每一方面能力中按照 A、B、C、D、E……排序的序号。为防止初学者将编码混淆(如 HI1 当作 H11 等),将部分编码弃用,导致编码不连续现象。

二、LAP 的评价标准

(一)LAP 评分标准

LAP 的评分标准分为 A、B、C+、C、D、E 六个等级。

A(85% 及以上):所有评估条目均熟练掌握,即标准技能;

B(75%~84%):熟练掌握绝大部分条目的技能和能力;

C+(65%~74%):在绝大部分合适的病例中,对大部分条目的掌握达到较高的或满意的标准;

C(55%~64%):对大部分条目的掌握达到满意的标准,在部分条目中有小的遗漏和(或)缺陷;

D(45%~54%):在几个条目中掌握不足,但是没有核心内容的遗漏和缺陷;

E(44% 及以下):出现几个主要的遗失和(或)缺陷,不被接受。

(二)评估方法

每位被评价的全科医生提供 7~10 段诊疗录像,供导师评估;每段诊疗录像由 2 位导师进行评估,导师根据全科医生接诊录像从 LAP 评估量表的 7 个方面,做出 A、B、C+、C、D、E6 个等级的评分。以 C+ 为合格标准,如两位导师评分均为 C+ 以上,则视为合格,如一位导师评分 C+ 及以上,另一位导师评分 C+ 以下,则引入第三位导师评分,第三位评分为 C+ 及以上,则合格,如为 C+ 以下,示为不合格。

(三)评估员个案记录

在开始进行评估前要统一培训导师,必须熟悉各种评估表的内容(表 7-1、表 7-2),特别是 LAP 的内容和评分标准并准确表达能力标准,因为这是评估全科医生或者学生诊疗能力或者是分级的依据。

表 7-1　评估员个案记录表

患者姓名		评估人员		日期	
临床症状简述					
接诊时间		结束时间		持续时间	
	强项	弱项 / 漏项		评分 / 等级	
病史采集					
体格检查					
患者管理					
解决问题					
和患者的关系					
预防保健					
保持记录					

续表

总分	
如果特定参数不适用于诊疗填写 N/A（不适用）	
整体评语：	

表 7-2　评估人员个案记录表案例

	患者姓名		
	病例摘要		
	诊疗时间	结束时间	持续时间
	强项	弱项	评分 / 等级
病史	HH1（证据）HD（证据）	HK1（证据）HM1（证据）	丙 +
体格检查	EA1（证据）EA2（证据）		乙
患者管理	MA1（证据）MD1（证据）	MB1（证据）Mc1（证据）	丙
解决问题		PA1（证据）PB1（证据）	丁
和患者的关系	BA1（证据）	BB1（证据）Bc1（证据）	丙
预防保健	AA1（证据）	AC1（证据）	乙
病历记录	RA1（证据）RC1（证据）		乙
总分			丙

（四）整体应诊能力评估表

对 7~10 个案例进行应诊能力观察（表 7-3）。

表 7-3　整体应诊能力评估表

	比重%	个案1	个案2	个案3	个案4	个案5	个案6	个案7	个案8	整体
采集病史	20									
体格检查	10									
患者管理	20									
解决问题	20									
和患者的关系	10									
预防保健	10									
病历记录	10									
总分										

用一个案例的分数评价医生的应诊能力并不合适,观察 7~9 个案例后,把每一个案例评分写在总分表上,再分析被评价的医生在所有案例中总的表现给出总分。

　　在与学生面对面反馈时,主要依据总反馈表(表 7-4)。对于初学者尽量正面反馈,注重个体化的反馈原则,首先由学生自己总结做得好的地方,接着导师跟学生继续讨论哪些地方学生做得好,再由学生讲出自己做得不好的地方,并提出其可以改进的地方,最后导师与学生共同识别出改进的范围,并推荐改进策略(表 7-5、表 7-6)。

表 7-4　总反馈总结表

日期:　　　　　　　学员:　　　　　　　评估员:

主要强项(按优次输入编码)及评语

强项	相关的诊疗情况	评语
1		
2		
3		
4		
5		

附加评语

主要需要改进的能力及推荐策略(输入编码)

需要改进的能力及编码	推荐的相应改进策略	相关的诊疗情况及评语
1		
2		
3		
4		
5		

附加评语

其他一般评语

表 7-5　推荐策略表

策略 H:能力

能力	代码	推荐策略	代码

附加描述

其他一般注释

表7-6　推荐策略案例表

策略 H:病史采集			
能力	代码	推荐策略	代码
向患者自我介绍	HA1	总是让患者知道你是谁,为何在这里	HAR1
让患者放松	HB1	称呼患者的名字,建立眼神交流	HCR1
附加描述			
其他一般注释			

从总的反馈表中要能看到LAP的能力描述及推荐的策略,让带教师资和学生能通过推荐的策略回想怎样应用到讨论的个案上。

第三节　LAP 的应用

一、应用 LAP 评估量表需要思考的问题

医生诊治患者过程中的不同阶段,需要思考以下三组问题:

1. 完成病史采集后,需要提问下面三个问题,检测医学生的初步诊断能力。

（1）在这个阶段做出初步诊断包括哪几种可能性?

（2）为何树立这样的诊断?

（3）准备进行何种体格检查? 依据是什么?

2. 有针对性的体格检查完成后,需要提问下面两个问题,检测医学生对体格检查中重要阳性体征及重要阴性体征的甄别能力。

（1）在体格检查中有什么重要发现?

（2）体格检查的结果,与诊断有何关联?

3. 在患者离开之后,需要问最后一个问题,检测医学生是基于何种诊断做出的临床决策。

为何选择这样的诊疗计划?

这一系列的问题,促进医学生基于临床病例进行反复思考,使其加深对自己的思维的步骤的理解,奠定了其今后临床实践中诊治行为的基础。

二、LAP 评估量表渐进式培训过程

1. 熟悉 LAP 的内容;

2. 运用 LAP 规范临床诊疗行为;

3. 应用 LAP 评估个人应诊技巧;

4. 运用 LAP 评估量表于社区教学过程中。

三、LAP评估量表的应用能够强化全科医生临床能力的提升

（一）增强病史采集能力

被评估者需要明确患者来就诊的原因（HK1），从心理生理社会三方面做出恰当考虑（HM1），从患者身上找出相关和特殊精确的资料，帮助鉴别各种诊断（HP2），增强病史采集能力。

（二）加强对患者的管理

根据临床诊断及可利用的医疗资源情况，被评估者需要设计一套管理计划（MA1），还应针对患者应该担负的责任以及他们应该或能够做的事情与患者达成共识（MB1），针对患者病情对患者和（或）家属进行恰当的解释，消除对疾病的疑虑（MC1），加强对患者的管理。

（三）增强解决问题的能力

被评估者需要根据临床状况作出恰当的临床诊断或找出问题所在（PA1），正确理解和应用由患者提供的病历档案、病史、体检及检验所收集的资料，必要时查找书籍或询问同事等（PC1），强化解决问题的能力。

四、LAP 评估量表的教与学

前面的章节已经阐述了LAP的应诊能力判断标准，下面的内容将着眼于如何在临床实践过程中做好教学。

首先学习者需要有学习的动力，其次要明确学习的内容，必要时将视、听、说、做等学习方法结合起来，也可采用 Kolb 的学习周期模型（图7-1），帮助进一步提高学习效率。

LAP 采用以学习者为中心的教学方法，先帮助学习者理解应诊能力条目，然后再观察和记录他们的应诊能力。其内容涵盖了全科医生须具备的多种临床能力，通过系统地反复应用 LAP 评价，并讨论全科医生在不同案例中的接诊情况，其可以将全科医学理念渗透到临床诊疗的每一个环节当中，培养全科医生建立以患者为中心的临床思维，帮助其提高应诊效率。

图 7-1　Kolb 的学习周期模型

教学案例 7-1　**LAP 评估量表应用案例**

（一）案例1

女性，48岁，左侧耳痛5天，右侧正常，伴咽部疼痛。

医生：多久了？

患者：大约5天。

医生：除了耳痛，是否有其他的不适，如发热、咳嗽、流涕？

患者：嗓子有点儿痛，没有其他不适。

医生：此次耳痛最可能的诱因是什么？

患者：最近经常游泳，是不是耳部感染？

医生为患者做了咽部、耳部检查。

分析：通过医生与患者的对话可以分析出：诊疗过程以患者提供病史开始。医生首先提问了2个问题，患者做了相应的回答，当医生询问患者耳部痛最可能的诱因时，他开始探索患者对疾病的看法，并根据患者的实际情况，做出有针对性的咽部、耳部检查。利用表7-7可以描述上述应诊过程。

表7-7　应诊过程任务及记录

任务：探索患者的想法、担忧和期望	
想法	
担忧	
期望	
为下一步探索患者生物-心理-社会三维情况奠定基础	

表7-7是一个粗略的描述，一般适用于进入临床实习第一周的学生，培训其病史采集能力和全科思维能力。

（二）案例2

第1幕

患者，女，28岁，职员。因鼻塞、流涕2天就诊，要求查血常规。

【辅导注意事项及提示用问题】

首先引导学生与患者进行交流，要求有礼貌、有同情心，尽量获取完整病史。

1. 上述病例包含哪些重要的信息？

2. 如何详细询问病史，要点是什么？

3. 考虑哪些疾病导致了患者的临床症状？

4. 为了做出临床判断，医生需要进一步了解并获取患者的哪些信息？

【主要讨论方向】

1. 上感的症状是什么？

2. 过敏性鼻炎的临床表现是什么？

第2幕

现病史：2天前受凉后出现鼻塞、流涕、咽痛，伴咳嗽、咳痰，少量白黏痰，无发热，无咽部发痒，未进行任何治疗，今日来就诊，饮食、睡眠良好，大小便正常。

既往史：体健，否认肝炎、结核、药物过敏史。

查体：体温36.8℃，咽部红肿，扁桃体不大，无脓性分泌物，双肺无异常，心、腹正常。

化验室：

化验员：指着中性粒细胞告诉患者，一定让医生看看。

患者来到诊室，反复问医生为何化验室的人告诉她一定要让医生看看其中的一项指标。

血常规：白细胞正常，中性73%，其他无异常。

医生看过检查结果：

诊断：急性上呼吸道感染；

治疗:对症处理。

【辅导注意事项及提示用问题】

诊断上呼吸道感染解决患者的问题了吗?

【主要讨论方向】

医生还应该做什么? 请提供依据。

第3幕

患者表情紧张。

医生:告知患者本次就诊的诊断是上呼吸道感染。

患者:为何化验室的医生会特意交代,一定让医生看看升高的指标?

医生:询问患者在担忧什么。

患者:告知患者的母亲上周因白血病去世。

【辅导注意事项及提示用问题】

1. 应诊时患者的想法、担忧、期待是什么? 提醒学生要了解这方面的信息,就需要耐心的应诊和提问。

2. 医生如何获得患者的想法、担忧、期望?

【主要讨论方向】

1. 全科医疗应诊中的主要任务 ①确认和处理现患问题(患者的就诊原因);②改良患者寻求医疗服务的行为;③处理患者持续性的慢病;④把握机会提供预防性服务,促进健康。

2. **总结** 本案例帮助学生学习了LAP中的HK1、HM1应诊能力标准及其在案例中的应用。

（三）案例3

第1幕

患者,男,51岁,陪读。主因"间断胸闷、心前区不适1年"多次就诊于综合医院门诊、急诊,既往"冠心病"史十余年,发作时服用复方丹参滴丸10粒/次,症状可缓解。吸烟10支/天。

【辅导注意事项及提示用问题】

1. 在应诊之前应该做什么?

2. 应诊时应该注意什么?

【主要讨论方向】

1. 该患者最可能的疾病是什么? 请提供依据。

2. 医生还需要对患者进行哪方面的检查? 有什么意义?

第2幕

心电图:ST段压低,T波倒置,提示心肌缺血。心脏彩超示左室壁增厚。

心脏专科医生:诊断为冠心病,予以硝酸甘油、阿司匹林和丹参滴丸治疗。近1年胸闷发作次数增多,血压波动于160/95mmHg左右。建议住院行冠状动脉造影,必要时支架置入,并增加一种降压药物。

全科医生:详细询问了患者胸闷和血压控制情况及工作、家庭和睡眠等情况。患者平素性格内向。近1年来出现睡眠质量差,担心,焦躁。全科医生鼓励患者倾诉他的担忧:患者在孩子3岁时离异,独自抚养儿子,儿子在音乐学院附中读高二,家庭收入来源为既往积蓄及儿子演出收入；近1年身体状况差，担心孩子无人照料；心脏科医师考虑冠心病，建议冠脉造影剂支架置入，患者担忧手术费用。

全科医生：①给予心理疏导，让其倾诉内心感受，正确认识疾病，树立战胜疾病的信心；②给予支持、鼓励，劝其戒烟；③给予适当的缓解焦虑的药物，并指导其规律服用。

数周后，患者胸闷症状消失，血压降至正常，睡眠质量改善，焦虑情绪缓解。

【辅导注意事项及提示用问题】

1. 全科的关注重点与专科存在什么区别？

2. 临床症状、心电图检查，对冠心病的诊断价值和意义是什么？

【主要讨论方向】

1. 病史采集中，如何有条理地收集信息，并清晰地组织表达？

2. 本案例中的HK1、HM1各是什么？

总结：本案例首先考查了全科医生从患者的记录中找出相关和特殊的资料，帮助做出各种诊断的能力（HP1）。全科医生在应诊之前，应当认真阅读患者的记录，了解患者就诊前的疾病、行为、个人和家庭环境的情况，重点关注其医学病史，包括当前的用药和前几次的就诊时间和原因；通过这些相关资料，帮助做出诊断（HP2）。全科医生首先需要清楚地理解主诉，之后寻找相关的症状特点。在头脑中清晰地辨析每个诊断的依据。以有条理的方法收集信息并清晰地组织表达（HQ1）。全科医生可以按图7-2所示模式采用推理思考的方法进行鉴别诊断及解决问题。

图7-2　一种鉴别诊断推理思考模式

（四）案例4

第1幕

患者女，64岁，主因"反复发作性头晕3个月"就诊。患者3个月前无明显诱因出现头晕,伴恶心、呕吐,伴大小便失禁,伴行走不稳,无耳鸣、耳聋、听力减退,无意识模糊,持续时间约30分钟,休息或口服敏使朗1片可缓解。此后上述症状间断出现,性质程度同前,就诊当地医院,给予舒血宁等药物治疗,效果不佳。

既往史:高血压病史20年,血压最高158/100mmHg,口服氨氯地平5mg/d,血压控制可;糖尿病病史20年,严格控制饮食,每日运动,口服二甲双胍0.5g,每日3次,阿卡波糖100mg/d,血糖控制达标。脑出血病史3年,无后遗症。

查体:生命体征平稳,神志清,精神弱,颈部未闻及血管杂音,眼震(−),心、肺、腹查体未见异常,病理征(−),足背动脉可及,双侧对称。

辅助检查:肝功、肾功、血糖、血脂正常;心电图、胸片、颈部血管超声未见异常;颞骨、听骨MRI未见异常;头颅CT、MRI未见异常。

【主要讨论方向】

头晕的诊断思路?

第2幕

患者后就诊北京某综合医院神经内科,考虑脑供血不足,给予输液治疗,症状无明显改善;再次就诊于另一家综合医院神经内科,除外神经内科疾病,建议耳鼻喉科治疗;于耳鼻喉科就诊,除外耳科疾病,不除外颈椎疾病,建议骨科治疗;患者于骨科排除颈椎疾病。上述症状仍反复发作。

【主要讨论方向】

1. 病史对诊断有怎样的重要性? 如何采集病史?

2. 在接诊过程中,医生应该如何以患者为中心进行病史采集? 如何获取患者的想法、担忧、期望? 最终如何取得患者信任,对诊断与治疗达成共识?

第3幕

患者最终在另外一家医院的耳鼻喉科医生那里诊断:不典型梅尼埃病。

经过:

医生耐心听患者陈述整个发病过程。

患者:会不会是上次脑出血后遗症?

医生:还有其他担忧吗?

患者:害怕脑出血,上次因为脑出血在监护室住了2周。医生说脑出血很危险。

医生:患者的耳部检查结果,前庭功能减退。每次发作时,耳鸣吗?

患者:没注意。

医生:请下次发作时注意一下。

患者:头晕发作时,过度关注恶心、呕吐、大小便失禁等问题,担心脑出血复发,忽略了耳鸣的问题。

考虑不典型梅尼埃病。给予减轻迷路水肿治疗。1周后复诊。症状发作次数明显减少,每次发作持续时间变短,继续治疗1个月后康复。

与家属沟通:要鼓励患者,梅尼埃病发作时,患者内心非常恐惧;不断暗示患者,注意休息,保持情绪平稳。

患者最终康复。

【主要讨论方向】

总结：本案例观察 LAP 应诊能力指标中的让患者畅所欲言,充分表达自己的问题（HC1）。以开放式的提问开始,比如"我能为您做点什么","我可以怎样帮助你","告诉我你……的想法",并适时的给予提示,此时不要打断患者的叙述。

《爱丁堡宣言》指出,一个合格的医生应该是"一个专心的倾听者,仔细的观察者,敏锐的交谈者和有效的临床医生",而不能仅仅满足于治疗疾病。只有倾听才能洞察患者的想法与担忧。

（五）案例 5

第 1 幕

患者男,93 岁,高血压、糖尿病病史 20 年,每月社区取药,血压、血糖控制达标。COPD 病史 10 年,目前无急性发作。今日就诊取慢性病用药,无不适主诉。

【辅导注意事项及提示用问题】

1. 非语言的沟通技巧包括哪些?

2. 全科医学中医患关系的特点是什么?

第 2 幕

医生查阅病历,询问病史,帮助患者处方他需要的药物。

在离开前,医生对患者讲,老先生的围巾与黑色衣服搭配起来,让他非常精神。

患者:笑的嘴都合不上了,孩子们买的,非让他出门围在脖子上;

医生:非常好看,医生帮助患者拍了张照片,并让患者看了看照片。

老先生看到他的照片笑得更加幸福了。

【主要讨论方向】

1. 全科医学中沟通交流的技巧　留意患者非言语的表现（HH2）,例如:年龄、外貌特征、脸部的表情,说话的辅助语言、怎么走进来的等。这些表现有助于判断患者的特点、健康问题的性质、需要和期望。患者的文化程度、职业、经济状况、家庭情况、宗教信仰等直接影响患者对就诊结果的期望。

2. 学会赞美　赞美技巧:

（1）赞美的话要坦诚得体;

（2）实事求是,措辞得当;

（3）热诚赞美,深入细致。

3. 和患者的关系　医生在保持专业姿态的同时跟患者建立友好关系,医学实践中注意职业操守（BA1）。避免走极端:①专业性强过强而疏远患者;②与患者关系过于密切,失去原则。医生应根据相关的环境在患者的诊疗过程中采取友善职业的行为和姿态。

4. **总结**　本案例学习 LAP 中的医患关系与沟通技巧,即 BA1、HH2。

（六）案例 6

患者男,33 岁,主因"入睡困难,食欲差,情绪低落 1 个月"就诊。患者 1 个月前与妻子吵架后出现食欲减退,情绪低落消沉,入睡困难,睡眠质量差,间断服用安眠药物辅助睡眠。体重下降 4kg。

【辅导注意事项及提示用问题】

还想要了解哪些情况?（采集更多的病史:躯体方面、心理方面、社会方面以及既往史、家族史、用药情况等；进行体格检查；完善化验检查：血常规、尿常规、生化、甲状腺功能、心电图检查等。还有没有其他检查？是否考虑使用心理疾病的筛查工具？）

最可能的诊断是什么？（抑郁障碍？心理问题躯体化表现？）

应该排除哪些疾病？（躯体原因：甲状腺疾病，贫血，其他代谢疾病；精神病早期发作：双向障碍，自杀意念和自杀危险）

患者转诊上级医院，诊断中度抑郁。制订治疗方案后转回社区。你怎样考虑对该患者的持续性管理？

根据诊断结果及患者当时的情况，与患者共同设计一套恰当的管理计划，尝试对问题的本质达成共识，然后决定如何去做（MA1、MB1）。使用清晰易懂的语言向患者解释你的看法，以患者能够理解的程度加以解释（MC）。

活动计划法：

第一周：让患者每日上午、下午各记录一项自己所做的事情，第二周复诊。

周一	周二	周三	周四	周五	周六	周日
上午	上午	上午	上午	上午	上午	上午
下午	下午	下午	下午	下午	下午	下午

第二周复诊：让患者每日上午、下午各记录两项自己所喜欢的事情，第三周复诊。

周一	周二	周三	周四	周五	周六	周日
上午	上午	上午	上午	上午	上午	上午
下午	下午	下午	下午	下午	下午	下午

第三周复诊：让患者每日上午、下午各记录三项自己所喜欢的事情。第四周复诊。

周一	周二	周三	周四	周五	周六	周日
上午	上午	上午	上午	上午	上午	上午
下午	下午	下午	下午	下午	下午	下午

……

患者喜欢的事情越来越多，逐步被激励，管理成功。

总结：本案例学习 LAP 中的 MA1、MB1、MC2、ME1。

应用 LAP 的教学培训本身不在于全科医生学到多少知识，而在于将全科思维及理念融入日常诊疗活动的每一个细节当中，全方位、多角度地提升全科医生的岗位胜任能力。同时逐步形成一套完善、系统的考核评价体系，对全科医生的应诊能力进行定期评估，培养更加优质的全科医生。

（葛彩英）

第八章 教学管理

教学管理是以教学的全过程为对象,依据一定的教育思想,遵循教学活动的客观规律,运用现代科学管理的理论、原则和方法,通过计划、组织、指挥与控制,协调教学系统的各个要素,实现教学工作有序、高效运行,最大限度地调动教师和学习者的积极性,以保证教育教学目标的实现。

第一节　教学管理概述

为了促进教学管理工作的科学化、规范化,提高教学管理水平、教学质量和办学效益,保证人才培养目标的实现,教育部于 1998 年和 2000 年先后印发了《高等学校教学管理要点》和《高等职业学校、高等专科学校和成人高等学校教学管理要点》,对教学管理提出了明确的要求。

一、教学管理的基本内容

教学管理一般包括教学计划管理、教学运行管理、教学质量管理与评价,以及学科、专业、课程、教材、实验室、实践教学基地、学风、教学队伍、教学管理制度等教学基本建设的管理。

二、教学管理的基本任务

教学管理的基本任务:研究教学及其管理规律,改进教学管理工作,提高教学管理水平;建立稳定的教学秩序,保证教学工作正常运行;研究并组织实施教学改革;努力调动教师和学生的教与学积极性。

三、教学管理的基本方法

从事教学管理,要以唯物辩证法等科学方法论为指导,注意综合运用科学合理的行政管理方法、思想教育方法,以及必要的经济管理手段等,避免依靠单一的行政手段。要注重现代管理方法在教学管理中的应用,努力推动教学管理的现代化。

四、教学管理的支持保障系统

教学管理的支持保障系统包括图书情报系统、后勤服务系统、卫生保健系统等。各个部门都要以培养社会主义事业需要的合格人才为中心,协调配合,认真落实"教书育人、服务育人、管理育人"。

第二节　教学管理原则

教学管理的原则是从事教学管理工作应遵循的行动准则和基本要求,贯穿于计划决策、组织指导、教育激励、控制反馈等教学管理工作的全过程。

一、整体性原则

把各种管理资源和管理对象及其与周围事物的联系作为一个整体加以控制,使其按系统、分层次地有序运行,以取得管理的最佳效应。教学是教育管理的中心工作,教学管理必须以教学为主,全面安排教学中的各项工作。管理人员和教师要把绝大部分时间和精力用于教学。在抓好教学的同时,做好其他各种教育活动,使各项工作同步协调。

二、民主性原则

在充分肯定个人价值和全面挖掘个体潜力的前提下,信任并积极调动全体成员参与管理活动,发挥全员的聪明才智,群策群力,集思广益,共同管理。要充分保障教职员工的民主参与权力,运行机制上要切实实现广大教职员工的民主管理权力。教学管理活动中民主化程度的高低往往决定了教学管理活动绩效的优劣。

三、科学性原则

自觉地按照教育规律和管理规律办事,坚持实事求是、一切从实际出发。建立、健全科学的管理规章制度,使各项工作紧密配合,提高管理的工作效率。做到组织结构合理化、职责分工明确化、工作秩序规范化、常规事务制度化、质量要求规格化、信息反馈灵敏化,事事有人管,人人在自己的职责氛围内发挥聪明才智,指导使各项工作运行井然有序。

四、动态性原则

用发展、变化的观点看问题,而不能静止地看问题。教学管理有静态的常规教学行政管理和动态的教学过程的管理,不管哪种管理,都要及时了解和掌握事物的发展和变化,认真分析产生的原因,找出影响因素,采取措施,进行有效的控制,保证教学管理工作在动态中保持稳定。

五、规范性原则

教学管理的各个环节要制订制度、流程、标准等,并严格执行,使教学管理统一协调地运转,进而实现教育培养目标。规范一旦形成,在一定时段内保持稳定,不能轻易改动。只有进行规范化管理,才能更好地整合各种资源,形成合力,从而保证教学管理的高效率。

六、有效性原则

要以效果最佳为目的,注重所采取的手段、方式、方法等,使人力、财力、物资、信息、时间等各要素通过组织管理,统一在系统目标之下产生出尽可能大的综合功能,尽量提高组织系统的工作效率和效益。

第三节　教学计划管理

教学计划是保证教学质量和人才培养规格的重要文件,是培养人才的总体设计和实施蓝图,是组织教学过程、安排教学任务、确定教学编制的基本依据。

一、制订教学计划

制订教学计划是一项系统工程。高等医学教育教学计划的制订必须从国家、社会和学校的整体出发,从宏观和微观层面进行综合考虑。要遵循国家的教育方针和专业培养目标,结合当代医学科学技术的发展动向及我国、本校的实际情况,适当借鉴国外医学院校教学计划的有益经验。教师的学术水平、学生的政治文化素质、教学用房、附属医院状况、教学设备等因素与编制教学计划直接相关。制订教学计划要符合实际,建立在人、财、物都有保证的基础上,使教学计划切实可行。

制订教学计划应遵循的原则:①与培养目标相一致;②体现理论结合实际,注重学生素质和创新能力的培养;③符合医学教学认知规律;④原则性与灵活性相结合;⑤相对稳定和适应时代发展变化。

教学计划的内容一般包括:专业培养目标、基本要求与专业方向,修业年限,课程设置(含课程性质、类型、学时或学分分配、教学方式、开课时间、实践环节安排等)。教学进程总体安排与必要的说明(含各类课程比例、必修选修安排、学分制或学年制等)。

制订教学计划的一般程序是:①广泛调查社会、经济和科技发展对人才的要求,论证专业培养目标和业务范围;②学习、理解上级相关文件精神及规定;③学校教务管理部门提出制订教学计划的实施意见及要求;④由系(院)主持制订教学计划方案,经系(院)教学工作委员会讨论审议,校教学工作委员会审定,主管校长审核签字后下发执行。教学计划要保持相对稳定,并根据需要,隔若干年进行一次全面修订。

二、实施教学计划

教学计划具有规定性和标准型,一经确定就必须遵照执行。为保证教学计划的正常运转,把它转变成实际的教学活动,在教学管理过程中,教学计划主要通过以下工作环节来实施。

(一)编制校历

校历以一个学年为界限,是每学年执行教学计划的时间进程表。校历是教学计划运行管理的先行环节,在时间上对全面安排教学计划的各项活动起保证作用。校历要确定两个学期的起运时间,按周排出年、月、日的具体日历表,确定寒暑假时间,编排出每个学期的周次进程表。校历还要有说明,内容包括新生、老生的开学、注册、上课时间,教学活动周数(含复习、考试周数及时间),军训劳动、校运动会、法定假日的时间以及寒暑假的起止时间等。

(二)制订开课计划

开课计划是教学计划在一个学期中具体执行的时间表,也是把一个学期教学计划中所规定的各项教学任务落实到人的一种教学管理活动。开课计划主要内容包括:课程门数、学时安排,各门课程教学环节的具体学时分配以及毕业实习、社会调查、毕业设计或毕业论文的时间安排等,同类课程合班上课的组合,实验课的分组,实习的地点和分组等等。

（三）编排课程表

课程表是教学过程的总调度表,目的是合理组织教学过程的时间、空间和人力。编制课程表应符合的原则:①要有利于提高学生的学习效率;②要有利于教学设备和条件的充分利用;③要有利于教学、医疗和科研工作的全面安排。课程表经初步排定后,要进行一次检查,并做必要的调整。

（四）组织教学

按照编排好的课程表维护教学过程正常运行的一种管理活动,主要是要随时了解教学信息,控制教学进度以及处理临时发生的一些故障。

（五）过程管理

根据每个学期开始、中间、后期的不同特点和工作重点,通过教学检查等手段,分阶段地做好教学全过程管理,保证教学计划顺利实施。

三、检查与修订教学计划

教学计划在组织实施过程中,由于各执行部门和人员对教学计划的认识差异和理解不同,在执行过程中可能会出现各种各样的变异。学校领导和教务部门要定期组织检查。通过检查,既可以发现问题,进行有效控制,又可以总结经验,推动教学工作。

教学计划在执行过程中,应对其进行全面深入的考察,注意随时收集教师、学生对教学计划的意见和建议。教学行政部门应对教学计划的执行情况进行分析研究,根据变化的条件,对在一定的时间内对教学计划进行必要的调整和修订。

第四节　教学大纲管理

教学大纲是根据教学计划以纲要形式编写的某一学科教学内容的教学指导性文件,规定了课程的教学目的和任务、知识和技术范围、教材的体系和深度、教学进度和教学法的基本要求,是编写教材和进行教学工作的依据。

一、制订教学大纲的基本原则

（一）符合教学计划的要求

教学大纲对教学内容的选定首先要考虑专业目标的要求和学科自身的特点。教学大纲以学科的科学体系为基础,保持学科体系自身的系统性与完整性,注重课程体系的目的性和特殊性。要在实现教学计划和培养目标的总前提下,辩证地处理好课程体系与学科体系的关系,注意教学计划中各门课程间的相互联系,既要相互衔接,又要避免遗漏和不必要的重复。

（二）具有高度的科学性、思想性和实践性

教学大纲应当贯彻知识教育与思想政治教育相结合的原则,教学大纲中的论点应符合客观规律,符合历史唯物主义,符合人类思维形式和规律;教学大纲应及时反映科学研究的最新的重要进展,贯彻理论联系实际的原则,重视理论知识在实践中的运用和技术训练;教学大纲还应重视我国医药卫生的实际,结合各地区的经济发展特点,提出不同的具体要求。

（三）统筹兼顾课程体系和教学原则

教学大纲的编制既要符合课程的科学体系，又要接受教学原则的制约，遵循由易到难、由简到繁、由浅入深、循序渐进的认识规律，并在此基础上科学合理地选择教材，编排授课顺序。

（四）符合学生的学习实际

教学大纲的编制应考虑学生的接受能力和学习负担，内容不宜过多，更不要将学生在一定时期内还难以接受的内容罗列在大纲中，尽量减轻学生的学习负担。

二、教学大纲的主要结构

教学大纲的主要结构一般分本文和说明两个部分。本文所指的教学大纲是以学科的科学体系为基础，根据教学法的特点，顺序地排列出该门课程教学内容的主题、分题和要点，保持该门课程严密的教学体系。大纲应规定该门课程教学内容的范围和分量、时间分配和进度，并在一定程度上反映该门课程的深度和学术论点，规定实验、实习，介绍各章节的教科书、参考书及有关参考资料，以及必要的教学设备等。大纲的说明部分主要是该门课程的教学目的和要求，教学内容的重点，教材的选编原则和依据，教学方法的提示，对教材中难点部分的教学建议。

教学大纲主要包括以下几方面内容：

1. 前言　阐述该门课程在教学计划中的地位和作用、教学方法和应达到的目的。

2. 讲课与见（实）习的学时分配　列表说明讲课内容、各章节理论课学时数、（实）习学时数。

3. 课程各章内容　①目的要求，注明本章应了解、熟悉、掌握的各部分内容；②学时分配，注明本章讲课、实验、见（实）习、社会实践的学时分配；③教学内容，包括讲课内容、实验内容和见（实）习内容；④预习要求，按讲课内容指出应重点预习的内容；⑤参考资料，注明参考用书。

第五节　教学质量管理

教学质量管理是以教学活动为管理对象的质量管理，以保证并提高教学质量为宗旨，对影响教学质量的有关因素采取的一系列管理方法。

一、教学质量标准

教学质量标准是衡量教学目标程度的基准或尺度，是教学质量评价和开展教学质量管理的依据。标准参照物可分为定量标准、定性标准、主观标准、相对标准、绝对标准和隶属度标准等。

（一）制订教学质量标准的原则

1. 全面全程　要以教学质量作为制订标准的出发点和落脚点，把教学质量标准的制订过程当作探讨和提高教学质量的过程，使教学质量标准服务于教学质量评价和教学质量控制；要树立全面的教学质量观，对教学工作实行全过程的质量控制。由于规定和影响教学质量形成的变量因素较多，所以应当从总体上把握教学要素的系统结构，在分析的基础上，分门别类地制订质量标准,实现对教学质量的调控。

2. 科学合理 要遵循教学基本规律,符合医学教育特点;要符合我国国情和教学管理工作的实际;要使各类标准协调一致,衔接配套,不能相互矛盾,脱节缺漏。

3. 简便可行 教学质量标准的形式和布局要层次清晰,内容简洁明了,具有可操作性,便于实行。语言表述要精练准确,要求的水平应切合实际,可以做到。

(二)制订教学质量标准的依据

1. 理论依据 以教育学(尤其是教学论和课程论)、教育心理学为理论基础,以系统理论(包括控制论、信息论和系统论)为方法论基础,以教育测量学和教育统计学为基础工具。

2. 法规依据 以国家有关部门制定颁布的保证我国高等医学教育质量的一系列教育行政法规和指导性文件为依据。

3. 实践依据 从我国高等医学教育的现状和教学管理工作的实际出发,实事求是。同时还要接受教学管理实践的检验,不断完善各项标准。

(三)制订教学质量标准的方法

1. 按教学管理范围制订教学质量标准 管理范围分为时间范围和空间范围。时间范围是指从招生入学到学生毕业;空间范围是指教室、图书馆、体育场馆、实验室和病房门诊等教学场所。在上述范围内,选择对教学质量有重大影响和决定意义的对象制订质量标准。

2. 按教学管理对象制订教学质量标准 教学管理对象包括人、物、事三方面。"人"主要是指教师、学生、教学管理人员、教学辅助人员等;"物"主要是指教材、仪器设备、教学设施等各种教学条件;"事"主要是指教学全过程中的各个教学环节和各项教学活动。

3. 按程序制订教学质量标准 应先选择主要事项,从易到难逐步建立一个全面、完备的教学质量标准体系。可先制订针对不同教学内容和教学形式的教师配备标准,然后再逐步制订实验实习条件、讲课和实验实习教师的教学质量标准等等。教学质量标准制订完成后,应组织有关方面教师和管理人员进行充分讨论,不断修订完善后再实行。

二、教学质量评价

教学质量评价是以教学活动为对象,以教学目标为参照,通过系统地搜集信息,对教学效果做出价值判断的有组织的活动。

(一)教学质量评价的模式

1. 泰勒模式 亦称"行为目标模式",是美国学者泰勒(Ralph.W.Tyler)在 20 世纪三十年代提出的一种以教学目标为评价的中心和依据的理论模式。按此模式,预定的教学目标决定了教学活动。教学质量评价就是判断实际教学活动达到预期目标的程度(靠近或偏离目标的程度),再通过信息反馈,改进教学工作,使之尽可能靠近目标。

2. CIPP 模式 是美国学者斯塔弗尔比姆(L.D.Stufflebeam)提出的以教学决策为中心的评价模式,将背景、输入、过程和结果四类评价结合起来,拓宽了评价的范围和内容,具有动态评价的特点,能较系统地反映评价对象的全貌。

3. 目的游离模式 是美国学者斯克里芬(Scriven)提出的一种不受预定活动目标影响的评价模式。评价者可根据自己的意图进行评价。评价活动从主要反映管理者的意图转向反映评价者的意图,能收集到教学活动非预期效果(副效应)的信息,使教学活动的预期效果和副效应得到全面评价。

4. 对手模式　亦称"反向评价模式"，是一种为揭示教学计划优劣得失而采用的准法律过程。主张允许持不同意见或相反观点的人作为评价者参与对教学计划和实际教学活动的评判，充分反映各方面的意见和情况，体现多类人员的"多元"价值观。

5. 应答模式　亦称"相互作用模式"，是斯塔克（R.E.Stake）提出的一种以所有与教学计划有关的人都关心的问题为中心的评价模式。评价者与多种有关人员接触，了解其愿望，对大多数人的意愿作出应答，使教学适应多种人的需求。

（二）获取教学质量评价信息的主要途径

1. 自我评价　按照教学质量评价指标体系和标准，各级教学管理部门对所承担各项工作如实地进行评价，为上级管理部门进行教学质量评价提供信息。

2. 学生评价　学生是教学过程的主体，学生对教学工作，尤其是对课程的评价，对诊断教学缺陷、改进教学工作具有重要意义。

3. 同行评价　由于同行比较熟悉业务情况，价值判断标准基本一致，具有信度高、失真小的特点。校外同行评价比校内同行评价更客观。

4. 领导评价　可分为校外领导评价和校内领导评价，要与其他评价方法相结合，其评价结果应在综合评价中体现出来。

5. 社会评价　教学质量的高低及其远期效果，最终必然要受到社会用人部门的检验。通过专家组评价、用人单位评价、毕业生自评等方式获得相应的教学质量评价信息。

三、教学质量分析

教学质量分析是指将教学质量评价获得的信息与教学质量标准相比较，分析现有教学质量的状态，发现影响教学质量的原因，为改进教学提供依据的管理方法。

（一）质量状态分析

1. 定量分析　将评价获得的数据做数量的对比和分析，从中发现问题，寻求解决的方法。

2. 特征分析　分析学生的知识掌握、能力发展等各方面的特征因素，以及教师教学能力和效果各方面的特征因素。从特征因素的分析中寻找教学存在问题的原因，以便有针对性地解决问题。

3. 对比分析　以现存的质量状况与某一质量水平进行比较，从其相对地位判断教学改进方向。

（二）因果分析

从制约教学质量的众多因素中，找出问题的关键所在，通常是从教师水平、学生素质、教学条件、管理水平等方面入手。还可以进一步把这几个方面分解为若干子系统和子因素。然后再用因果图来分析质量形成中的因果关系。在这种因果分析中，除列出各级因素外，还需要考虑各因素之间的相互作用，并将起主要作用的因素找出来，为教学质量的提高提出切实可行的措施。

四、教学质量控制

教学质量控制是指依据教学质量标准，在教学质量分析的基础上，对影响教学质量的因素施加干预，使教学质量向预期目标靠近，并最终达到提高教学质量的管理方法。

（一）教学质量控制的方法

1. 超前控制　在教学工作运行之前，对影响教学质量的各种因素进行事先控制，保证各项指标均能满足教学质量标准的要求，使教学工作处于预期的起始状态。

2. 过程控制　在教学工作运行后，对各教学环节中的各项教学活动实施控制，使教学全过程均能符合教学质量标准的要求。

3. 反馈控制　根据教学质量评价获得的信息，对偏离教学目标和质量标准的教学活动进行调节，使之逐步靠近教学目标和教学质量标准。

4. 教师管理　做好与教学工作相关的人员选配、工作评价、业务培训、奖惩等。

5. 物的控制　保证教学所需的各种物质条件的准备、维护、更新，使教学能够按时、保质量地进行。

6. 事的控制　提前做好教学计划的制订、教学大纲和教材的编写，使各阶段和各教学活动顺利实施。

（二）教学质量控制的管理措施

1. 实行任课教师聘任制　聘任制的核心是择优和审批。对择优聘任的任课教师要明确他的任务和责任，激励他尽职尽责，不断提高教学质量。审批体现了教师授课的严肃性和对教学质量的控制。

2. 制订并完善各教学环节的质量标准　教学质量标准是衡量教学质量的尺度，也是一种保证质量的管理手段。

3. 制订并完善各种教学管理制度　教学管理制度是教学行为的规范。没有规范的教学行为也就不能形成高质量的教学。

4. 定期进行教学检查和评价　通过教学检查和评价可获得教学运行状态的信息，为教学管理和调控提供依据，还可对教学工作起到导向、激励、鉴定等作用。

5. 信息反馈和总结交流　通过信息的及时反馈，适时进行教学工作总结和交流，能够及时调整教学策略和管理措施，进而提高教学质量。

第六节　教学档案管理

教学档案是在教学实践、教学研究和教学管理活动中直接形成的具有重要保存和研究价值的纸质、电子、实体以及声像载体等材料。教学档案真实记录和反映了教学实践、教学研究和教学管理活动的过程和成果，可为日后的教学工作提供重要的参考和历史凭证，为日常教学、教学改革、教学建设与教学管理工作服务。

一、教学档案的范围

上级主管部门及学校制订的有关教育教学建设和改革、校风、教风、学风建设的重大决策、决议、规章制度等文件；体现学校社会地位或学界声誉的有关教育教学活动、事件、成果等文件或实物（如个人、集体奖状等）；按各级政府领导机关出台的法律、法规、规章、制度及其他行政文件精神制订的进行教学、教学建设、教学改革等工作的学校文件，向政府部门或学校领导递交的重要请示、申报材料、工作报告以及相关成果、记录、备案文档；用于认定在校学生学业情况的重要文件，如试卷、学生课程成绩单、课程设计、实验报告、实习报告、毕业设计（论文）等。

二、教学档案的生成

教学档案主要产生于日常教学运行、教学建设和教学改革之中。

（一）教学运行档案

日常教育教学活动和教学管理工作产生的文件材料，具有数量大、种类多的特点，且有不同存档期限。

（二）教学建设档案

教育教学条件建设工作产生，具有史料性、凭证作用和重要的参考价值的文档材料。主要内容包括政府部门的指导文件和学校执行情况的文件，包括专业申报；培养计划制订与修订；教师奖励与处分；各类教学基地、实验教学示范中心、教学团队等评审、验收；课程、教材、成果评选等工作文件及其最终结果。

（三）教学改革档案

教育教学改革工作产生的文件材料，主要涉及教学管理工作，如教育教学制度改革，教学计划的调整，对教师考核标准或学生评价标准的变更等。

三、教学档案的管理

在日常教学管理工作中应有专人负责管理教学档案，做好各类具有保存价值的文件、制度、条例、决定、资料的收集、整理、保管工作。对某些残缺不全的总结资料，要及时催补，力争各项资料完整无缺。对某些借出的文件、资料要及时催还。每年结束教学工作后，要做好教学档案的归档立卷工作。教学档案根据其史料价值和使用价值的不同实施分级管理。仅具有短期使用价值的文档则存放在学院、系或教务处。对于短期使用的教学档案必须存放有序，取用方便，定期检查，及时剔除过时的档案。凡保存期15年以上的教学档案须交档案馆统一保管。

表 8-1　全科医学专业住院医师规范化培训科室轮转计划表

序号	姓名	性别	指导教师	九月	十月	十一月	十二月	一月	二月	三月	四月	五月	六月	七月	八月
1				心内	心内	肾内	老年病	老年病	呼吸	呼吸	神内	神内	急诊	急诊	急诊
2				心内	心内	肾内	呼吸	呼吸	老年病	老年病	急诊	急诊	急诊	急诊/皮肤	神内
3				精神	呼吸	呼吸	老年病	老年病	心内	心内	肾内	神内	神内	内分泌	儿科
4				呼吸	呼吸	心内	心内	肾内	神内	神内	老年病	老年病	外科	外科	内分泌
5				呼吸	呼吸	心内	心内	肾内	神内	神内	儿科	儿科	老年病	老年病	急诊
6				外科	外科	呼吸	呼吸	心内	心内	肾内	老年病	老年病	儿科	儿科	消化
7				肾内	肾内	神内	儿科	儿科	消化	消化	老年病	老年病	内分泌	心内	心内
8				神内	神内	内分泌	内分泌	老年病	急诊	急诊	急诊	急诊/皮肤	精神	心内	心内
9				外科	外科	精神	儿科	儿科	内分泌	心内	心内	呼吸	呼吸	消化	消化

序号	姓名	性别	指导教师	九月	十月	十一月	十二月	一月	二月	三月	四月	五月	六月	七月	八月
10				消化	消化	外科	外科	呼吸	呼吸	神内	神内	心内	心内	内分泌	老年病
11				消化	消化	内分泌	老年病	老年病	肾内	呼吸	呼吸	心内	心内	血液	风湿
12				肾内	神内	神内	血液	风湿	妇产	精神	呼吸	呼吸	老年病	老年病	外科
13				儿科	儿科	血液	风湿	妇产	耳鼻喉/眼	感染/康复	中医/影像	心内	心内	呼吸	呼吸
14				内分泌	老年病	老年病	呼吸	呼吸	神内	神内	外科	外科	社区	社区	社区
15				内分泌	老年病	老年病	呼吸	呼吸	神内	神内	外科	外科	社区	社区	社区

（毕晓明）

参考文献

1. 中共中央、国务院.关于深化医药卫生体制改革的意见.[EB/OL].(2009-03-17).http://www.gov.cn/test/2009-04/08/content_1280069.htm

2. 国务院.国务院关于建立全科医生制度的指导意见.[EB/OL].(2011-07-01).http://www.nhfpc.gov.cn/tigs/s8340/201309/5945282cda90433f8682e71fdd389127.shtml

3. 卫生部.全科医生规范化培养标准(试行).[EB/OL].(2012-07-02).http://www.nhfpc.gov.cn/zwgkzt/wsbysj/201207/55508.shtml

4. 卫生部办公厅、教育部办公厅、财政部办公厅、国家中医药局办公室.全科医学师资培训实施意见(试行).[EB/OL].(2012-12-19).http://www.nhfpc.gov.cn/zwgk/wtwj/201304/c3545f79a9ef4350b595bf8db3b018a4.shtml

5. 国家卫生计生委、中央编办、国家发展改革委、教育部、财政部、人力资源社会保障部、国家中医药管理局.关于建立住院医师规范化培训制度的指导意见.[EB/OL].(2013-12-31).http://www.nhfpc.gov.cn/qjjys/s3593/201401/032c8cdf2eb64a369cca4f9b76e8b059.shtml

6. 梁万年.全科学理论与实务.北京:人民卫生出版社,2012.

7. John Murtagh.全科医学.第4版.梁万年译.北京:人民军医出版社,2012.

8. 曾益新.全科医学.北京:人民军医出版社,2012.

9. 梁万年,郭爱民.全科医学基础.北京:人民卫生出版社,2008.

10. 梁万年.全科医学概论.北京:人民卫生出版社,2007.

11. 孙宝志.实用医学教育学.北京:人民卫生出版社,2011.

12. John A. Dent Ronald M. Harden.医学教师必读——使用教学指导.程伯基,译.第3版.北京:北京大学医学出版社,2010.

13. 彭旭光,黄晴岚,徐宁,等.新编全科医生实用手册.北京:中国科学技术出版社,2009.

14. Murtagh J.全科医学.梁万年,译.第4版.北京:人民军医出版社,2010.

15. 杨秉辉.全科医学概论.第3版.北京:人民卫生出版社,2008.

16. 杨秉辉,刘凤奎.全科医疗.北京:人民卫生出版社,2008.

17. Charles Boelen,CynthiaHaq,VincentHunt,et al.家庭医学工作指南:家庭医学对改革卫生系统的贡献.梁万年,崔树起,译.北京:中国协和医科大学出版社,2008.

18. 吕兆丰,郭爱民.全科医学概论.北京:高等教育出版社,2010.

19. 陈博文.国家基本公共卫生服务技术规范.第3版.北京:人民卫生出版社 2017.

20. 杜雪平,王家骥,席彪.全科医生基层实践.北京:人民卫生出版社,2012.

21. 傅树京.高等教育学.北京:首都师范大学出版社,2007.

22. 邢永富,吕秋芳.教师职业道德修养.北京:首都师范大学出版社,2007.

23. 沈渔邨.精神病学.第5版.北京:人民卫生出版社,2009.

24. 舒良.精神分裂症防治指南.北京:北京大学医学出版社,2007.

25. 吕秋云.社区常见精神障碍.北京:科学出版社,2011.

26. 杜玉开,张静.妇幼保健学.北京:人民卫生出版社,2009.

27. 秦怀金,陈博文.国家基本公共卫生服务技术规范.北京:人民卫生出版社,2012.

28. 黄亚玲.现代医学教育方法学.武汉:华中科技大学出版社,2009.

29. 何文茜,高振环. 现代教育技术. 北京:北京大学出版社,2009.

30. 佐藤正夫. 教学原理. 钟启泉,译. 北京:教育科学出版社,2001.

31. Zubair Amin,Khoo Hoon Eng. 医学教育精要. 施红,译. 北京:科学出版社,2008.

32. 孙宝志. 实用医学教育学. 北京:人民卫生出版社,2011.

33. Dent JA,Harden RM. 医学教师必读:实用教学指导. 第3版. 程伯基,译. 北京:北京大学医学出版社,2011.

34. 万学红,孙静. 现代医学模拟教学. 北京:北京大学医学出版社,2006.

35. 黄亚玲. 现代医学教育方法学. 武汉:华中科技大学出版社,2009.

36. 邹国英,黄玉珠,林玉华. PBL教学实务. 中国台湾:台湾辅仁大学出版社,2008.

37. 王革,台保军,黄翠,等. PBL教案的准备. 口腔医学研究,2007,23:341.

38. 何文茜,高振环. 现代教育技术. 北京:北京大学出版社,2009.

39. John A,Dent Ronald M,Harden,et al. 医学教师必读-实用教学指导. 第3版. 程伯基,主译. 北京:北京大学医学出版社,2012.

40. 刘玉村. 北京地区住院医师规范化培训-指导教师带教基本功培训-课堂教学规范. 北京:北京市毕业后医学教育委员会,北京市卫生局科教处,2011.

41. 燕颖军,陶红,刘莉,等. 加强临床技能教学六环节. 白求恩军医学院学报,2008,(4):239-240.

42. 胡吉富,赵建勤,罗志勇. 规范临床教学查房 提高实践教学质量. 大理学院学报,2007,(12):66-68.

43. 言红健,陈骅. 案例教学和情景式教学与多媒体教学相结合在内科学教学中的应用. 河北职工医学院学报,2008,(1):99-100.

44. 许兰香. 发挥讨论法教学优势培养学生历史思维能力. 吉林省教育学院学报(学科版),2011,(7):126-127.

45. 武文青. 以科学发展观指导完善临床带教体系. 青岛医药卫生,2011,(5):387-388.

46. 金龙玉,高琴. 医学临床技能模拟教学的体会. 实用预防医学,2008,(5):1619-1621.

47. 吴涛,黄亚芳,陈锐,等. 北京市全科医生转岗培训学员状况及培训需求调查. 首都医科大学学报,2012,(2):246-250.

48. 郭遂成. 全科医生临床培训基地师资队伍建设研究. 卫生职业教育,2013,(23):21-22.

49. 袁时芳,凌瑞,易军,等. 规范化临床教学查房的实践与思考. 西北医学教育,2010,(6):1229-1232.

50. 侯军,徐晓璐,王健民. 浅谈病例讨论课在临床教学中的作用与改进对策. 西北医学教育,2008,(2):403-404.

51. 肖湘,贺加,赵先英,等. 几种常见的医学教学方法. 西北医学教育,2007,15(4):612-614.

52. 肖文星,唐子美,刘学军,等. 以住院医师为主体的教学查房流程的设计与探讨. 医学信息(上旬刊),2011,(1):160-161.

53. 赵晨锋. 当前全科医学师资准入要素分析. 医药前沿,2016,6(19):380-381.

54. 郭祎,宋儒亮. 我国医学教育临床实习中存在的权利冲突及预防. 中共贵州省委党校学报,2010,(1):115-119.

55. 徐新. 建立有利于社区全科医生培养的三级医院师资队伍. 中国保健营养(下旬刊),2014,24(3):1790.

56. 于泳浩,张素品,纪言文,等. 模拟教学是医学教育的必然趋势. 中国高等医学教育,2009,(2):37-39.

57. 黄亚芳,沈沁,魏晓明,等. 中国高校全科医学专业师资现况分析. 中国公共卫生,2010,(4):437-438.

58. 陈丽芬,贾建国,路孝琴. 列斯特评估量表及其在全科医生应诊能力评价中的应用. 中国全科医学,2016,(4):447-450.

59. 陆媛,于德华,潘莹,等. 国内外全科医学师资标准现状及建设设想. 中国全科医学,2015,(21):2493-2497.

60. 杨辉,Shane T,Colette B. 提高全科医学教育者的质量. 中国全科医学,2009,(17):1567-1569.

61. 郭爱民. 我国全科专科医师培养现状与思考. 中国全科医学,2009,(7):527-528.

62. 罗晓红,朱敏,张勤. 以需求为导向的临床技能培训及评估实践研究. 中国卫生事业管理,2010,(9):

590-591.

63. 惠磊,任铭新.以病例为中心的讨论式教学在实习教学中的应用.中国现代药物应用,2010,(20):255-256.

64. 王磊,李晓玲,卿平,等.PBL如何进行学生学业成绩评价改革.中国循证医学杂志,2008,(3):214-216.

65. 马维红.基于模拟技术的全科医生临床技能培训的研究.中国医药导报,2011,(24):105-106.

66. 邹志康,孙金杰,吴颖超,等.住院医师规范化培训临床教学查房的实践与体会.中国医院管理,2014,(11):39-41.

67. 全科医师规范化培训师资标准建议专家组.关于建立全科医师规范化培训师资标准的建议.中华全科医师杂志,2016,15(11):835-838.

68. 寿涓,刘瑶,张向杰,等.全科医师规范化培训社区教学基地师资准入标准的研究.中华全科医师杂志,2014,13(8):634-638.

69. 国务院办公厅关于印发中国防治慢性病中长期规划(2017—2025年)的通知.中华人民共和国国务院公报,2017,(7):17-24.

70. 徐琼,邓文娟,凌均棨.临床小讲课对培养医学生临床思维能力的作用.中华医学教育杂志,2009,29(6):106-107.

71. 朱蓓,王艳霞.通过临床小讲课培养学生临床思维能力.中华医学教育杂志,2008,28(5):94-95.

72. 任学军,张益成,王京,等.重视临床教学查房 提高实习教学质量.中华医学教育杂志,2007,(6):95-96.

73. 刘隽,林勋.欧洲医学模拟医学教育分层应用概述及启示.复旦教育论坛,2010,8(5):92-96.

74. 刘明显.研究型与实践性教学探索.时代教育,2008,(10):1-2.

75. 国家卫生计生委办公厅,国家中医药管理局办公室.关于做好高血压、糖尿病分级诊疗试点工作的通知.http://www.nhfpc.gov.cn/yzygj/s3593g/201512/073b50bd7d2b4454872126f2bc830410.shtml.

76. 国家卫生计生委、中宣部、教育部、财政部等.关于加强健康促进与教育的指导意见.http://www.nhfpc.gov.cn/xcs/s7846/201611/05cd17fa96614ea5a9f02bd3f7b44a25.shtml.

77. 国家卫生计生委.国家卫生计生委关于印发全民健康素养促进行动规划(2014-2020年)的通知.http://www.nhfpc.gov.cn/xcs/s3581/201405/218e14e7aee6493bbca74acfd9bad20d.shtml.

78. 国家卫生计生委.国家卫生计生委办公厅关于印发住院医师规范化培训基地认定标准(试行)和住院医师规范化培训内容与标准(试行)的通知.http://www.nhfpc.gov.cn/qjjys/s3593/201408/946b17f463fa4e5dbcfb4f7c68834c41.shtml

79. 中华人民共和国教育部.关于印发《高等学校教学管理要点》的通知.http://www.bsuc.cn/html/special/pg/xzzq/2013101632799.html.

80. 王金国.简介小组讨论教学法.http://www1.pu.edu.tw/~ckwang/a%202000_01.pdf.2010-6-17.

81. 上海交通大学.上海交通大学本科教学档案管理办法.http://xxgk.sjtu.edu.cn/2012/1218/1173.html.

82. Yeh B. Evidence-based emergency medicine/rational clinical examination abstract. Does this adult patient have appendicitis? Ann Emerg Med,2008,52(3):301-303.

83. Hijazi M,Downing SM. Objective structured clinical examinations as an assessment method in residency training: practical considerations. Ann Saudi Med,2008,28(3):192-199.

84. Canal DF,Torbeck L,Djuricich AM. Practice-based learning and improvement: a curriculum in continuous quality improvement for surgery residents. Arch Surg,2007,142(5):479-482,482-483.

85. Palmer EJ,Devitt PG. Assessment of higher order cognitive skills in undergraduate education: modified essay or multiple choice questions? Research paper. BMC Med Educ,2007,7:49.

86. Koh GC,Khoo HE,Wong ML,Koh D. The effects of problem-based learning during medical school on physician competency: a systematic review. CMAJ,2008,178(1):34-41.

87. Bundy DG,Byerley JS,Liles EA,et al. Does this child have appendicitis? JAMA,2007,298(4):438-451.

88. Tarrant M,Ware J. Impact of item-writing flaws in multiple-choice questions on student achievement in high-stakes nursing assessments. Med Educ,2008,42(2):198-206.

中英文名词对照索引